U0933072

中国口腔医学年鉴

YEARBOOK OF CHINESE STOMATOLOGY

2018年卷

主　编　周学东

副主编　王　兴　俞光岩　张志愿
赵铱民　边　专　王松灵
凌均棨

四川科学技术出版社

图书在版编目(CIP)数据

中国口腔医学年鉴. 2018 年卷 / 周学东主编.
— 成都 : 四川科学技术出版社, 2019.9
ISBN 978 - 7 - 5364 - 9591 - 3

Ⅰ. ①中… Ⅱ. ①周… Ⅲ. ①口腔科学 - 中国 - 2018 - 年鉴 Ⅳ. ①R78 - 54

中国版本图书馆 CIP 数据核字(2019)第 204764 号

中国口腔医学年鉴 2018 年卷

主　　编　周学东
出 品 人　钱丹凝
责任编辑　任维丽
特约编辑　吴　婷
责任出版　欧晓春
出版发行　四川科学技术出版社
　　　　　成都市槐树街 2 号　邮政编码 610031
　　　　　官方微博:http://e.weibo.com/sckjcbs
　　　　　官方微信公众号:sckjcbs
　　　　　传真:028 - 87734039
成品尺寸　185mm × 260mm
　　　　　印张 17　字数 400 千
印　　刷　四川川印印刷有限公司
版　　次　2019 年 9 月第一版
印　　次　2019 年 9 月第一次印刷
全书定价　86.00 元
ISBN 978 - 7 - 5364 - 9591 - 3

《中国口腔医学年鉴》编辑委员会

李　伟　四川大学
李志强　西北民族大学
李秉琦　四川大学
李铁军　北京大学
李铁男　佳木斯大学
李新春　开封大学
李德华　空军军医大学
杨丕山　山东大学
杨　健　南昌大学
沈　刚　上海交通大学
沈国芳　上海交通大学
谷志远　浙江中医药大学
邱蔚六　上海交通大学
陆支越　北京医院
陈万涛　上海交通大学
陈文霞　广西医科大学
陈　刚　天津医科大学
陈　江　福建医科大学
陈吉华　空军军医大学
陈扬熙　四川大学
陈莉莉　华中科技大学
陈　智　武汉大学
陈谦明　四川大学
季　平　重庆医科大学
岳　林　北京大学
周永胜　北京大学
周延民　吉林大学
周学东　四川大学
周　洪　西安交通大学
周　健　安徽医科大学
周　诺　广西医科大学
周曾同　上海交通大学
郑家伟　上海交通大学
金　岩　空军军医大学
罗颂椒　四川大学
林　野　北京大学
易新竹　四川大学
赵士芳　浙江大学
赵　今　新疆医科大学
赵云凤　四川大学
赵守亮　同济大学
赵志河　四川大学
赵明东　滨州医学院
赵怡芳　武汉大学
赵　彬　山西医科大学
赵铱民　空军军医大学
俞光岩　北京大学
钟良军　浙江中医药大学
宫　苹　四川大学
胡　敏　解放军总医院
胡勤刚　南京大学
郭传瑸　北京大学
郭　斌　解放军总医院
栾文民　北京医院
倪龙兴　空军军医大学
徐礼鲜　空军军医大学
徐　江　石河子大学
徐　欣　山东大学
徐　艳　南京医科大学
凌均棨　中山大学
聂敏海　西南医科大学
唐瞻贵　中南大学
黄永清　宁夏医科大学
黄洪章　中山大学
黄桂林　遵义医学院
黄　跃　暨南大学
宿玉成　北京协和医学院
巢永烈　四川大学
康　宏　兰州大学
曹选平　郑州大学
麻健丰　温州医科大学
常晓峰　西安交通大学
梁景平　上海交通大学
章锦才　南方医科大学
温玉明　四川大学
谢志坚　浙江大学
蒋欣泉　上海交通大学
曾祥龙　北京大学
程祥荣　武汉大学
程　斌　中山大学
董福生　河北医科大学
路振富　中国医科大学
潘亚萍　中国医科大学
樊明文　武汉大学
翦新春　中南大学
魏奉才　山东大学

序　　言

《中国口腔医学年鉴》是中国口腔医学界史书性、综合性、实用性、资料密集性的连续出版物，每年出版一卷，自 1984 年创刊已连续出版了 26 卷。本卷为 2018 年卷，选材基础时限为 2018 年 1 月至 12 月。该卷的编纂出版旨在全面翔实、客观公正地介绍 2018 年度中国口腔医学界的发展与成就。本卷汇集了口腔医学的国家政策以及医院建设、医疗服务、学科发展、人才培养、科学研究、疾病预防等，是了解和研究中国口腔医学发展史的珍贵资料，也是中国口腔医学与国际口腔医学广泛交流的重要平台。

本卷主要包括"回顾与论坛""医疗工作""医学教育""科学研究""学会工作"和"人物"几大栏目。"回顾与论坛"栏目刊载了周永胜教授"中国口腔颌面修复学研究回顾与前沿"、张亚庆教授等"中国近年老年口腔医学研究回顾与展望"和王虎教授等"口腔放射学的发展与未来"。"医疗工作"栏目汇总了首个中国医师节、第四次全国口腔健康流行病学调查和 2018 年新发布的口腔医学相关规范与指南，刊载了突出的医院、医疗、医师等重要信息。"医学教育"栏目刊载了口腔医学技术专业本科认证标准指标体系(试行)，介绍了 2018 年中国高等学校口腔医学博士、硕士研究生及本科生招生培养简况，遴选了口腔医学相关的教育文献及重要资讯。"科学研究"栏目重点介绍了中国高等院校口腔医学院、口腔医院科技成果获奖和获得的科研基金资助项目；介绍了 2018 年公开出版发行的口腔医学专著、教材等。"学会工作"栏目刊载了 2018 年新成立或换届的中华口腔医学会及其口腔医学专业委员会与学组组织机构名录；记载了 2018 年度在中国召开的部分口腔学术会议、展会、学会简讯及院校新闻动态。"人物"栏目记录了 2018 年度第十一届中国医师奖获奖医师、国家民委教学名师、长江学者奖励计划特聘教授、国家自然科学基金杰出青年基金获得学者以及新增列口腔医学博士研究生导师等内容。

《中国口腔医学年鉴》在编纂出版过程中得到了全国口腔医学院(系)、口腔医院以及众多口腔医学专家们的鼎力支持和热心帮助，受到广大读者的厚爱和关心。出版单位与编委会保持着长期友好的合作关系，在此谨致衷心感谢。为了进一步办好《中国口腔医学年鉴》，不断丰富和充实内容，提高质量，欢迎广大读者提出宝贵的意见和建议。

《中国口腔医学年鉴》编辑委员会

2019 年 8 月

目　　次

回顾与论坛

中国口腔颌面修复学研究回顾与前沿

中华口腔医学会口腔颌面修复专业委员会
北京大学口腔医学院
周永胜

口腔颌面修复，又称颌面缺损修复、颌面赝复，是口腔修复学的一个重要组成部分，包括颌骨缺损修复和颜面部缺损修复两大部分。口腔颌面修复学是在一般口腔修复基本理论和方法的基础上，结合颌面部缺损特点，研究如何用人工材料修复患者难以用自体组织和外科手术方法修复的颌面部缺损的一门学科。由肿瘤、外伤以及某些先天性疾病导致的口腔颌面部缺损，不仅会造成咀嚼、语音、吞咽等功能的障碍，还会对面部容貌造成较大的影响，严重影响患者的生活质量，给患者带来不同程度的心理障碍。颌面缺损患者，一部分可以通过外科手段来进行修复，且随着颌面外科和整形外科技术的发展，越来越多的颌面缺损患者可以通过外科手术获得颌骨和容貌的恢复和重建，但也需要通过种植修复或可摘式赝复体修复来获得更好的咀嚼和语音等功能。同时，有很大一部分颌面缺损患者不适宜用外科手术进行重建，而需要利用人工材料制作颌面赝复体进行修复。

一、历史回顾

我国现代颌面缺损修复始于 20 世纪 50 年代初抗美援朝战争时期。战伤所致的大量颌面部缺损伤员需要救治和修复。在当时特定的历史时期，一批口腔修复医师投入到口腔颌面缺损修复的救治任务中。其中，欧阳官、周继林、孙廉、高元、樊森等为代表的口腔修复医师在该领域做出了卓越的贡献，成为我国口腔颌面修复学的早期实践者和奠基人。大量亟须修复治疗的颌面缺损患者极大地促进了我国颌面缺损修复技术的发展。

20 世纪 80 年代，陆续有学者针对赝复体的设计进行了相关报道。20 世纪 90 年代，我国颌面缺损修复技术进入快速发展时期。空军军医大学附属第三医院（原第四军医大学口腔医院）赵铱民教授、上海交通大学附属第九人民医院张富强教授、北京大学口腔医院洪流教授等学者及其团队为该学科的进一步发展做出了重要的贡献，使颌面缺损修复在结合了种植修复、数字化修复、颌面缺损修复新材料研发以及多学科协作等方面取得了长足的进步，使得我国在颌面缺损修复方面与国际发展同步。

2012 年，赵铱民教授领衔的"严重颜面战创伤缺损与畸形的形态修复和功能重建"项目，荣获国家科技进步一等奖，更是体现了我国在该学科领域的实力和研发能力。同时，在中国口腔颌面修复学的发展历程中，从 1962 年原北京医学院主编的《口腔矫形学》到第八版的全国统编教材《口腔修复学》，还有北京大学、四川大学等学校编写的《口腔修复学》教材中的口腔颌面修复章节为中国口腔颌面修复人才的培养提供了专业的理论指导。赵铱民教授主编的专著《颌面赝复学（上、下卷）》更是在中国口腔颌面修复学发展历史上是重要的里程碑，为促进本学科专业的发展做出了重要贡献。

进入新世纪，随着数字化技术、种植技术、组织工程技术以及材料学的发展，新技术、新材料在颌面缺损修复学中得到广泛和深入的应用,促进了口腔颌面修复学进一步快速发展。我国口腔颌面修复工作者积极走出国门,参加国际口腔颌面修复学大会,发表英文学术论文,并于 2014 年在西安由国际颌面修复学会(ISMR)和中华口腔医学会口腔颌面修复专业委员会联合主办了“2014 国际颌面修复大会”,学习国际先进技术,并向全世界展示了我国口腔颌面修复水平。同时,赵铱民教授在国际颌面修复学会先后担任理事、主席和荣誉主席,也代表了我国口腔颌面修复学科的成长在国际颌面修复学领域受到瞩目。

二、传统的口腔颌面修复技术

颌面缺损根据缺损部位的不同又可以分为颌骨缺损、颜面部缺损以及联合缺损。颌骨缺损的修复以恢复功能为主,颜面部缺损的修复以恢复容貌为主,或功能与容貌兼顾。颌面赝复技术包括印模技术,固位技术,赝复体制作技术等。

(一)印模技术

准确的印模是修复成功的基础。颌面部缺损,由于缺损组织多、瘢痕挛缩引起的张口受限或口裂过小、颌骨缺损健侧与缺损侧组织高低相差悬殊等特殊条件的限制,需采用一些特殊的印模方法才能获得准确的印模。颌骨缺损的印模方法有个别托盘印模法、分段印模法、分瓣印模法、分层印模法、分区印模法、可调式托盘印模法、注射印模法等。颜面部缺损,通常需要制取整个面部的印模,取印模时常无须托盘,采用直接灌注印模材的方法。如缺损区包含通气道或与通气道相连通,务必在取印模时保持患者通气道通畅,同时避免印模材的误吸。

(二)固位技术

良好的固位是口腔颌面修复成功的基础,也是口腔颌面修复要解决的首要问题。用于口腔颌面修复的固位技术包括卡环固位、组织倒凹固位、磁性固位、种植体固位、粘贴固位以及其他固位。卡环固位是口腔颌面缺损修复中最常用的固位方式。在颌骨缺损的赝复中,若余留颌骨上仍有余留牙存留,卡环起主要和可靠的固位作用。组织倒凹固位,此处指非牙倒凹的固位形式(因卡环也是利用牙的倒凹来实现固位)。颌面缺损修复,需利用一些特殊材料才能利用组织倒凹使赝复体获得固位。对于弹性较大的赝复材料(如硅橡胶、弹性基板材料),根据弹性的大小,进入相应的组织倒凹,起到固位的作用。对于一些非弹性材料,也可通过制作弹性臂或悬锁卡等方式,利用组织倒凹进行固位。磁性固位方式中,磁性附着体衔铁可设置于余留颌骨上余留牙的牙根上、分段式赝复体上、种植体支持的铸造支架上,利用磁体和衔铁间的吸引力,使赝复体获得固位。种植固位,是利用植入余留颌骨或颅骨并形成良好骨整合的种植体,通过附着体等方式和赝复体相连,使赝复体获得固位。粘贴固位是利用特殊的生物型粘贴剂将软质赝复体粘附在缺损区边缘的皮肤上,主要用于颜面部赝复体。其他固位方式,还包括眼镜架固位、鼻孔插管固位、软衬垫固位等方式,但固位效果均不太可靠,可作为辅助固位手段。

(三)赝复体制作技术

颌面部缺损的赝复体,因其缺损部位、范围、形态等不同,有多种特有的赝复体制作技术。对于我国最常见的一侧上颌骨缺损,常采用依靠余留基牙固位的中空式上颌赝复体修复,减少赝复体质量,提高患者戴用的舒适度。中空式阻塞器部分又为封闭式和开放式两种。硅橡胶阻塞器和上颌义齿组成的分段式上颌赝复体,也是上颌骨缺损赝复中的常用方法,主要用于无牙颌患者的上颌骨缺损,或上颌骨大部分缺损,余留牙少的患者。硅橡胶阻塞器和上颌义齿通过磁性附着体等方式连接。此外,硅橡胶阻塞器还可设计为充气式,阻塞器戴入口内后进行充气,充分占据缺损腔,特别是缺损腔的倒凹区,从而达到固位作用。

三、数字化技术在口腔颌面修复中的应用

口腔颌面缺损修复中,数字化技术先应用于颜面部缺损的修复。颜面部缺损数字化修复技术包括以下步骤:

(一)三维数据获取

可通过螺旋 CT、光学三维扫描等方式获取颜面部三维数据。随着三维扫描技术的发展,三维扫描获取的面部数据精度逐渐提高,已能满足颜面部赝复体的设计要求。

(二)计算机辅助设计

目前,颜面部赝复体的计算机辅助设计(computer - aided design, CAD)主要采用成熟的商用软件(如 geomagic、imageware 等)或在其基础上开发的专用软件。颜面部赝复体的数字化设计,分为对称器官(如眼、耳)和非对称器官(如鼻)的设计。对称器官,可采用镜像对称的方法进行设计;非对称器官,则需从相应的数据库中选择形态合适的器官数据进行设计。赝复体三维数据设计好后,还可再设计出赝复体装胶用的阴模,并根据开盒需要,把阴模分成多个部分。

(三)计算机辅助制作

计算机辅助制作技术(computer - aided manufacturing,CAM)包括数控切削技术和三维打印技术。对于颜面部赝复体,三维打印技术较为常用。用树脂、蜡等材料打印出颜面部赝复体,再通过包埋装胶的方式,制作硅橡胶赝复体,也可直接三维打印出赝复体的阴模,之后将硅橡胶注入阴模后,形成硅橡胶赝复体。

上颌骨缺损的赝复治疗中,数字化技术的应用尚处于初步应用阶段。对于阻塞器和上颌义齿分开的分段式上颌赝复体,早期采用螺旋 CT 扫描并重建出缺损腔模型,并用三维打印技术打印出树脂模型,在树脂模型上制作阻塞器,阻塞器戴入后再用传统方法制作上颌义齿。也可在螺旋 CT 扫描并重建出的缺损腔模型上,采用数字化方法设计阻塞器或阻塞器阴模,然后用三维打印技术打印出阻塞器包埋模型或阴模。对于一段式上颌赝复体,可在螺旋 CT 或 CBCT 数据基础上,数字化设计和制作个别托盘,用于制取终印模。周永胜课题组近年将螺旋 CT 扫描数据和口内扫描数据,通过多源数据融合配准技术,设计出上颌骨缺损精确三维数字模型,三维打印出树脂模型后,在模型上制作一段式上颌赝复体,或直接在三维数字模型上设计一段式上颌赝复体。

四、种植技术在口腔颌面修复中的应用

种植体具有良好的生物相容性,可植入患者颌骨或面部缺损部位骨组织中,为颌面部赝复体提供固位和支持。对于行放射治疗的颌面缺损患者,种植治疗时需充分考虑种植获得的受益和放射性骨坏死的风险,制定最适宜的治疗方案。颌面缺损患者,可在剩余颌骨、颧骨或其他缺损区邻近的适宜骨组织中,植入种植体,种植体和赝复体通过杆卡式附着体、磁附着体连接,因此赝复体或义齿多为可摘式。

近年来,随着口腔颌面外科和显微外科技术的发展,肿瘤、外伤、炎症等疾病造成的颌骨节段性缺损,大多可以通过一期或者二期的自体骨移植手术进行缺损区域的骨重建。根据是否为血管化骨块等因素,可在骨块上同期或二期植入种植体,制作种植体支持的固定或可摘式义齿,提高患者的咀嚼效率和舒适程度。数字化外科技术可贯穿于整个治疗,包括移植骨块、种植体的数目和方向的术前设计,以及使用骨移植手术导板和种植导板、手术导航技术精确指引手术实施等,大大提高了种植修复的成功率和应用效果。

五、中国口腔颌面修复学的展望

未来口腔颌面修复学的发展方向，主要有：

（1）多学科合作更加密切。口腔颌面外科、口腔种植、口腔修复、放疗等多个学科医师，应加强协作，在患者治疗的全周期中，紧密合作，设计合理的序列治疗方案，为患者提供更好的治疗和修复。

（2）数字化技术的广泛应用。虽然数字化技术已在颌面缺损修复中开展应用，但其应用的横向广度和纵向深度都还能再进一步提高，这还依赖于材料、设备等的共同发展和进步。

（3）种植技术的拓展应用。颌面缺损患者种植区的选择、种植时机和方式，数字种植技术等问题还需进一步探讨，这将使颌面缺损领域种植修复的成功率越来越高。

（4）赝复体功能的仿生化和智能化发展。颌面部器官如眼、耳、鼻均具有特殊的感觉功能，基于医学仿生学、电子信息学、生物学、人工智能学等学科的协作，实现上述赝复器官的仿生化和智能化是未来研究的方向。

（5）面部赝复材料的仿生化发展。面部赝复材料具有仿生功能是未来面部赝复材料的重要发展方向。

（6）组织工程技术。组织工程技术体现了复制或再生颌面“器官”的创新思维，实现缺损组织和器官的再生，必将为口腔颌面修复带来革命性的改变。

经过几十年的发展，我国口腔颌面缺损修复的技术和规模得到了快速发展。2014 年 9 月，中华口腔医学会口腔颌面修复专委会成立（简称“专委会”），赵铱民教授任首届专委会主任委员。2018 年 1 月，专委会换届，成立了中华口腔医学会第二届口腔颌面修复专委会。专委会的规模越来越大，中国颌面缺损的发展也进入了一个崭新的时期，越来越多年轻的口腔修复和口腔颌面外科医师或技师加入到口腔颌面修复的队伍中来。然而，我们还要清醒地认识到，我国在从事口腔颌面缺损赝复的医师人数和颌面缺损赝复技术上，与发达国家还有较大的差距。中国有着人数众多的颌面缺损患者，完成这些患者的治疗既需要颌面缺损修复技术的持续研发和进步，也需要一些社会公益组织的热心支持，更需要广大年轻的口腔颌面修复医师、技师和口腔颌面外科医师去学习掌握相关的知识和技能。我真心地希望，那些饱受病患折磨甚至于产生心理障碍的颌面缺损患者，能够接受到好的治疗，重新拥有一副正常的容貌，重拾对生活的信心。

［关键词］　口腔颌面修复；回顾与发展；传统技术；数字化技术；种植技术

中国近年老年口腔医学研究回顾与展望

中华口腔医学会老年口腔医学专业委员会
空军军医大学口腔医学院
张亚庆　蒋文凯　刘青　吕海鹏

随着科技的进步和卫生保健事业的发展，人的寿命普遍延长，老年人占全人口的比例逐步增长，人口老龄化已引起全球各国广泛的关注。在我国，根据《老年人权益保障法》规定，老年人的年龄起点标准是 60 周岁。老年的分期：45 ~ 59 岁为老年前期，60 ~ 89 岁为老年期，90 岁以上为长寿期，又称为超老年期。根据联合国的传统标准定义，一个地区 60 岁以上老年人达到总人口的 10%，新标准是 65 岁老年人占总人口的 7%，即该地区视为进入老龄化社会。目前，我国已经逐渐进入老龄化社会，截至 2014 年，60 岁以上老年人口达到 2.1 亿，占总人口比例的 15.5%，到 2020 年我国 65 岁以上老龄人口将达 1.67 亿人，约占全世界老龄人口 6.98 亿人的 24%，即全世界四个老年人中就有一个是中国老年人。据有关部门预测，到 2035 年，老年人口将达到 4 亿人，失能、半失能的老年人数量会进一步增多。随着老年人口数目的逐渐增多，老年临床医学迅速发展，老年口腔医学是老年临床医学的重要组成部分，同时也是口腔医学的重要组成部分，其在老年人口腔保健方面显得尤为重要。近年来，我国老年口腔医学取得了长足的进步，下面就老年口腔医学研究的发展进行简要的回顾和展望。

一、老年口腔医学发展史

(一) 老年口腔医学的定义

1987 年，美国牙科学院（校）协会（AADS）作出以下定义：老年口腔医学是口腔医学的一部分，是研究对老年人口腔医疗保健所需要的特殊知识、态度和技术。“老年人”一词在时序上无特别界定，是指成年人受到身体的、社会的、心理的、生理的或伴有衰老的生物学改变的影响，伴有或不伴有疾病。根据受损的程度可分为：①功能不受影响能独立生活；②虚弱；③功能受影响不能自理。

(二) 我国老年口腔医学发展史

我国老年口腔医学的发展基本上与国际同步。早在 20 世纪 70 年代就有了关于老年口腔疾病的论文报道，1981 年开始招收了关于专门研究老年口腔疾病的硕士研究生。在国际上，1984 年成立了老年牙科学会并召开了第一届国际老年牙科学术会议。在我国，中华医学会口腔科学会第一届全国老年口腔专题讨论会于 1986 年 12 月 1 至 4 日在武汉召开。这是我国首次召开有关老年口腔病的专业会议。中华医学会口腔科学会主任委员朱希涛教授等口腔学术界前辈出席会议并对我国老年口腔事业的发展给予了高度关注。同时日本城西齿科大学片山伊九右卫门教授也应邀出席了这次会议。到会代表共 172 人，来自全国除台湾省外的 29 个省、市、自治区。代表中有年逾古稀的老一辈专家学者，更多的是中青年医生，年龄在 50 岁以下的代表超过半数，充分体现出我国口腔医学事业的蓬勃发展形式。

1990 年召开了第二届老年口腔医学学术会议，展示的研究内容涉及老年口腔研究的各个领域。2000 年中华口腔医学会老年口腔医学专业委员会正式成立，同年我国第一本关于老年口腔医学专业杂志《中华老年口腔医学杂志》正式创刊。在这近 20 年里老年口腔医学的研究及相关治疗技术日新月异，许多口腔医院成立了老年口腔疾病的专科，针对老年口腔疾病的发病特点进行综合评估与治疗，很好地保证了老年人多种口腔疾病的同步治疗，减少了就诊次数，获得了老年人的欢迎。同时国内许多院校专科医院还专门开设了关于老年口腔疾病的相关研究生课程和研究课题，培养了大批专门从事老年口腔疾病研究的科研与临床型口腔医疗工作者，很大程度上促进了我国老年口腔医学事业的发展。

第十三次全国老年口腔医学学术年会于 2018 年在武汉召开，会议接受了上百篇中英文学术论文，包括老年人口腔疾病的流行病学调查、口腔颌面部肿瘤、牙体修复、牙髓病学、牙周病及黏膜病的防治、麻醉与拔牙、手术的有关问题探讨，老年人的牙体修复、牙髓尖周病治疗、口腔修复、种植与保健以及有关老年口腔基础研究等方面，内容丰富，具有较高的学术水平，充分展现了我国老年口腔医学研究的蓬勃现状。

二、老年口腔医学的学科内容

老年口腔医学的学科内容既包含了口腔医学的共性，又具有老年人这个特定年龄群体的特性，其主要包括老年口腔基础医学、老年口腔临床医学、老年口腔预防医学、老年口腔流行病学。

(一)老年口腔基础医学

老年口腔基础医学主要包括老年口腔解剖生理学和老年口腔组织病理学等内容，其主要特点是研究随着年龄增长老年人口腔各组织衰老的特性，研究领域主要包括以下方面：①衰老的生理学；②衰老的生物学；③衰老与免疫；④牙的衰老改变；⑤骨的衰老改变；⑥牙周与黏膜的衰老改变；⑦涎腺的衰老性改变；⑧衰老的心理学与行为学等。

(二)老年口腔临床医学

老年口腔临床医学主要包括老年牙体牙髓病学、老年牙周黏膜病学、老年口腔颌面外科学、老年口腔颌面修复学、老年种植学等内容，其主要特点是老年人口腔患病的独特性，老年人口腔增龄性生理及病理改变，老年人口腔疾病的早期诊断、制订综合性治疗计划以及治疗和修复的特殊性，老年人口腔疾病治疗过程中特殊的心理特点以及治疗后的康复与护理等。

(三)老年口腔疾病预防医学

老年口腔疾病预防医学主要研究老年人常见的口腔疾病，特别是龋病、牙周病和口腔癌的预防，以及老年人的口腔卫生宣教、口腔卫生保健，为老年制订口腔保健计划等内容。

(四)老年口腔流行病学

老年口腔流行病学主要是调查老年人群口腔健康状况以及老年人常见口腔疾病的发病情况、相关因素。应用流行病学的理论和方法对老年人口腔常见病进行流行病学调查，提出预防、干预措置。这些常见病主要包括老年人的龋病、牙周病、口腔黏膜病、牙缺失与缺损、口腔颌面肿瘤、颞下颌关节紊乱病。根据相关调查数据揭示老年人口腔常见病的流行或分布现状，找出致病原因并提出相应的预防和治疗规划及措施。

三、老年口腔医学的特点

(一)老年口腔基础研究特点

口腔衰老是老年口腔基础研究的最大特点。衰老是指机体对环境的生理和心理适应能力进行性降低、逐渐趋向死忙的现象，主要分为生理性衰老和病理性衰老。老年人随着年龄的增长，口腔各组织、器官发生明显的增龄性变化，逐步衰老。例如发生在骨组织，颌骨出现骨质疏松，牙槽骨吸收，骨密度逐渐减低，破骨大于成骨。发生在牙体组织的增龄性变化更为明显，牙由于长期的生理性(例如重度磨耗、楔状缺损等原因)或病理性(例如龋坏等)因素，引起牙解剖结构和组织学特性发生改变。

在解剖结构上，前牙髓腔随着年龄的变化主要表现为近远中向缩窄，而唇舌向变化不明显，使髓腔由圆变扁；磨牙由于继发性牙本质沉积，髓腔的形态由箱状变为浅碟形。在组织结构上，牙髓组织呈现一系列老化现象，表现为成纤维细胞、成牙本质细胞和牙髓干细胞等数量减少，成牙本质细胞形态由柱状变为扁平状，牙髓组织中的血管和神经数目减少，纤维结缔组织增加，尤其是在根管内，脂肪组织沉积、继发性牙本质和修复性牙本质沉积增加，牙髓腔空间减小。

发生在牙周组织的增龄性变化表现为牙周膜厚度随着年龄的增加逐渐变薄。发生在口腔软组织的增龄性变化表现为老年人因牙槽嵴骨的不断吸收，与其相连的口腔软组织的位置也发生相应的变化，如唇颊系带与牙槽嵴顶的距离变短，甚至与牙槽嵴顶平齐，唇颊沟的间隙变浅；因牙列缺失，唇颊部因失去硬组织的支撑，向内凹陷；上唇丰满度消失，面部皱褶增加，鼻唇沟加深，口角下陷，面部下 1/3 变短，面容明显出现衰老现象。发生在口腔黏膜的增龄性变化表现为唾液腺分泌减少，常表现为口腔黏膜色泽变淡、干燥；由于血管硬化和毛细血管的管腔变小，口腔黏膜上皮萎缩、变薄；口腔黏膜对外界刺激的抵抗力差，对义齿负重和摩擦的抵抗力也降低。黏膜处的小唾液腺发生明显萎缩，老年患者中常出现口干、黏膜烧灼感和味觉异常。发生在颞颌关节的增龄性改变表现为老年人颞颌关节常因咬合关系改变造成功能减退，关节盘变薄，关节结节钙化，颞颌关节韧带松弛度增加，咀嚼肌弹力失常，临床上易发生关节半脱位和脱位。这些增龄性的变化我们只观察到了其表面现象，而并未探索其内部的机制，是否可以通过调控相关的分子及信号通路从而逆转细胞及组织的衰老，需要我们进一步研究探索。

（二）老年口腔疾病因增龄性变化而引起治疗的特殊性

老年人口腔疾病的发病类型基本与中青年人相一致，但是却具有其自身的特点。例如老年人的龋病发病率高，成多发性特点，其中根面龋及颈部龋的发病率大幅度增加。老年人根管治疗，根管的狭小及阻塞率要明显高于中青年人，并且老年人的牙长期受到机械性刺激，例如前牙牙颈部的楔状缺损、磨牙的长期磨耗等，发生于前牙时使得患牙牙颈部反应性牙本质形成增多，患牙的冠方 1/3 形成阻塞。发生于磨牙时，磨耗达到牙本质层时，髓石发生率大幅度升高，多个小块髓石逐年融合聚集形成单个大块髓石，甚至充满整个髓室，阻塞根管口。此外长期的慢性病理性刺激如牙龈退缩、长期食物嵌塞形成的根面龋等因素，也可引起患牙反应性牙本质形成增加，造成髓室内髓石的形成及根管内弥漫性钙化，甚至整个根管阻塞不通。这些因素都极大地增加了老年人根管治疗的难度。老年人的牙列缺损与损失的修复，由于口腔内复杂的软硬组织情况，增加了修复的难度。老年人的种植牙由于骨质疏松，牙槽骨吸收等因素，将影响到人工种植牙的愈合和远期疗效。此外，老年人的颌面部肿瘤发病率高，颌面部的炎症、外伤均有其特殊性，老年人的颞下颌关节脱位的发病率较高，长时间的口腔治疗也需要将此因素考虑在内。

（三）老年口腔疾病因全身系统性疾病引起治疗的特殊性

老年人由于组织和器官的衰老常常伴有复杂的全身系统性疾病，例如心脏病、高血压、糖尿病等，这些疾病将影响口腔疾病治疗的过程和预后，增加治疗难度，因此需要在制订治疗计划时将系统性疾病及用药史考虑在内。例如糖尿病会影响免疫系统功能，在口腔中能引起并加重龋坏、牙周炎、干燥综合征等疾病，被认为是根尖周炎产生和发展的危险因素之一，并可能影响根管治疗的效果。流行病学研究显示，Ⅱ型糖尿病患者患根尖周病的比例明显高于正常人群。因此，对患有糖尿病的患者，应该更加注意控制感染，必要时在根管治疗过程中预防性给予抗生素。

此外，在对老年人进行根管治疗时，应当高度注意老年人的心脏及血压的情况。老年人是高血压、心脏病的高发人群，有调查表明口腔医生接诊的老年患者中，有很大一部分患有高血压但并不知情，之前诊断出高血压而服药的患者也有很多血压并未控制在正常水平。因此，在对老年患者进行治疗前先测量血压并了解心脏病史是非常重要的。在进行口腔治疗时，老年患者也常会因为紧张等因素出现暂时性血压升高，给治疗带来一定麻烦，这就要求医生通过严格的无痛技术，熟练的操作以及同病人的良好沟通增加患者的安全感，消除其紧张情绪。对于患有较严重心脏病的老年患者，应在心电监护下进行治疗。

（四）老年口腔疾病因特殊的心理因素及生理因素引起治疗的特殊性

有些老年人由于生理及环境因素，可能

导致认知能力较低、缺乏相关知识,对口腔治疗并不重视,不易接受口腔治疗等周期较长的系统化治疗;有些知识层次较高的老年患者如教授、老干部等,则可能自尊心理强,对医务人员言行极为敏感,尤其是对年轻医生持怀疑态度,甚至拒绝治疗。因此,要使老年患者接受恰当的治疗计划,需要更加耐心细致的沟通,用言行来取得老年患者的信任和配合。牙科焦虑症(dental anxiety)同样是关系患者病情以及疗效的重要因素。有研究表明虽然老年人牙科焦虑症的发生率并不高于其他成年人,但老年患者因为恐惧口腔治疗而长期拒绝就诊,导致的牙体、牙列损坏程度要比年轻人高,间接加大了治疗难度。另外,较为严重的牙科焦虑症患者在治疗中也更容易引发血压升高、呛咳等症状。

此外,老年患者可能出现行动不便、听力语言障碍所引起的交流困难、张口度较小操作不便、需治疗牙位较多等因素导致的根管治疗所需时间相对更多;另一方面,老年人耐受能力较差,医生操作时间不宜太长。这就要求医生制订合理的分次治疗计划,操作熟练,尽量减少单次就诊时间。

四、近年我国老年口腔医学的发展

近年来我国老年口腔医学取得了突飞猛进的发展,一些新技术、新业务广泛应用于老年口腔疾病的治疗,极大地提高了治疗效率和效果。例如在治疗老年人阻塞根管中,近年来随着牙科显微镜、显微超声技术及 CBCT 成熟应用于口腔医学领域,三者的结合应用成了阻塞根管治疗的主要技术,显著提高了阻塞根管的成功率。对于阻塞根管的病例,首先我们应在术前充分利用辅助手段,拍摄术前 X 线片、CBCT,对根管形状、走行、数目、根管口的位置、根管阻塞的程度、根尖周的情况等进行充分分析。在手术过程中,充分利用显微镜及显微超声技术,髓室内存在大块髓石时,可使用超声工作尖在显微镜下去除髓石,还可以精确切削钙化牙本质,暴露根管口,避免去除过多牙体组织。对于根管仅有冠方 1/3 阻塞的患牙可以使用超声工作尖结合 X 线片和 CBCT 按照根管走行的方向打通阻塞区域,但是这种方法存在一定局限性,特别是对于弯曲根管,容易造成根管内台阶形成、根管偏移,严重的甚至造成根管壁侧方穿孔等并发症,导致治疗失败。目前临床上由于可视化种植模拟软件及 3D 设计软件的成熟运用,结合 CBCT 的数据以及数字化三维口内扫描的数据,并且实现了 3D 打印技术,使得制作 3D 打印导板这项技术可应用于阻塞根管的治疗。通过 CBCT 扫描、三维口内扫描,结合软件可设计出数字化 3D 导板,通过 3D 打印技术获得实物导板,该方法具有定位方向和深度的优点,可以精确微创地根据根管走行进行疏通,大量保存牙体组织并且有效避免根管侧穿。在根尖 1/3 阻塞时,应当注意使用小号 K 挫(6 号或 8 号)配合根管润滑剂,小幅度寻找突破口,在遇到有轻微"夹持感"时,回退提拉,直到根管完全疏通。在整个机械预备过程中,应当反复使用 2.5% 次氯酸钠溶液和 17% 乙二胺四乙酸(ethylene diamine tetraacetic acid, EDTA)交替冲洗,充分溶解、去除碎屑和感染物。

在进行老年口腔修复时,国内已经报道了多例老年人无牙颌、部分无牙颌、上颌第一磨牙缺失、下牙槽骨严重吸收等病人的成功种植病例。从 1995 年以来,北京 301 医院刘洪臣教授团队为 80 岁以上老年人种植 102 例,90 岁以上 6 例,1 ~ 3 年成功率高达 100%,5 年成功率则达到 98%,所有高龄老年人均对种植牙很满意,反映对改善生活质量,健康长寿很有帮助。由此可见,老年人工种植牙可从生理和心理两方面满足高龄老年人的要求。针对全身系统性疾病或者口腔情况复杂的缺牙老年患者,也可以在适当的情况下选择人工种植牙。例如全身性的骨代谢异常引起牙槽骨的吸收,可以考虑采取局部骨挤压技术以及人工种植牙局部复合给药方式进行种植。血糖控制良好的 II 型糖尿病患者，可以采用种植体局部给药的方式也可达到较好的种植成功率。涎腺退行性改变与口干症的患者使用种植义齿能够避免传统义齿的基托对于黏膜的影响，唾液减少的病人患龋率往往升高，种植义齿因为致龋菌对其无作用是一有效的治疗措施。部分老年患者长期吸烟，采用的人工种植牙复合给药的方法，使吸烟者的人工种植牙成功率明显提高，使每天吸烟达到 60 支者也获得了成功但要求患者在术后 1 个月内不要吸烟，适当延长愈合期患者的戒烟也是十分重要的，如有可能，则建议患者都彻底戒烟。随着种植研究的发展，目前针对患有多种全身系统性疾病或者口腔情况复杂的缺牙老年患者，成功的种植义齿修复能极大提高了修复效果，进而提高了老年人的生活质量。

随着年龄的增长，老年人口腔黏膜逐渐变薄且表面光滑、弹性降低、通透性增强，或者唾液腺出现退行性病变，使唾液分泌减少，唾液的冲刷保护力减弱，因而更容易出现口腔黏膜病，包括口腔扁平苔藓（oral lichen planus，OLP）、灼口综合征（burning mouth syndrome，BMS）、口干症（xerostomia）等。

（一）口腔扁平苔藓

OLP 的病因尚不明确，但可能与遗传因素、自身免疫、感染、精神因素等相关。临床上，对于具有典型口腔黏膜损害或同时伴有典型皮肤或指（趾）甲损害的病例，主要依据病史及临床表现即可做出正确的诊断。对临床表现不典型或久治不愈或疑有恶变倾向的病例，则建议及时行组织活检。此外，有报道指出，线状 IgA 病、副肿瘤性天疱疮等疾病的口腔损害和病理表现均可能出现类似 OLP 的特点，需采用直接免疫荧光或间接免疫荧光等免疫病理技术进行鉴别，因此，除组织活检外，必要时需辅以免疫病理检查以明确诊断。OLP 病损多呈慢性迁延、反复波动的过程，目前尚无特效的治疗方法。现主要以缓解疼痛、治愈糜烂、降低癌变潜能为主要治疗目标，治疗方法包括药物治疗、手术治疗和光化学疗法等其他治疗手段。有研究者在回顾了大量关于青蒿素及其衍生物治疗 OLP 的研究文献后发现，青蒿素对不同亚型的免疫细胞均有调节作用，提示青蒿素可为治疗 OLP 的有效方法之一。此外，局部应用透明质酸可显著缓解 OLP 病损区的疼痛，减小病损范围，副作用小，安全性更高。光动力治疗在 OLP 中的应用也日益广泛。

（二）灼口综合征

原发性灼口综合征是指发生在口腔黏膜以烧灼样疼痛为主要表现并且无明显临床体征的一组综合征。原发性 BMS 的诊断主要是临床诊断，依赖于患者的主观症状。2013 年，国际头痛协会（international headache society，IHS）定义了原发性 BMS 的诊断标准：①每天症状持续 2h 以上，共超过 3 个月，疼痛特点为烧灼感和口腔黏膜干涩；②口腔黏膜正常外观和临床检查包括感觉测试是正常的；③根据头痛综合征国际分类 -3（the international classification of Headache disorders -3，ICHD -3）诊断标准没有更好的解释。

目前，这一新标准的可靠性和有效性还有待于大样本循证医学的检验。BMS 的治疗有药物治疗和非药物治疗方法，均有一定的效果。有研究表明，局部和全身联合应用氯硝西泮之后，有 80% 的 BMS 患者疼痛症状明显改善。非药物治疗方法中，最近一个小样本的随机对照实验使用重复经颅磁刺激治疗 BMS 取得了显著的疗效。Al - Maweri 等对光动力治疗 BMS 进行回顾综述表明，激光疗法可以有效地缓解 BMS 的疼痛。

（三）口干症

口干症为多种因素引起的口腔常见症状，它是一种自觉症状，而非一种独立性疾病。可分为唾液量减少引起的真性口干和无唾液量改变的假性口干两大类。

真性口干诊断：临床表现：唾液呈泡沫状、口底无唾液池、检查时口镜粘在颊黏膜或舌黏膜上、舌背丝状乳头萎缩、裂纹舌、牙颈部龋坏（>2 颗牙）等。正常人平均静态唾液流速为 0.3～0.4 mL/min，刺激性唾液流速为 1.5～2.0 mL/min，当刺激性唾液流速小于或等于 0.5～0.7mL/min，静态唾液流速小于或等于 0.1 mL/min 时，即可诊断为唾液腺功能减退，即真性口干。

引起口干的原因很多，包括药物、头颈部放疗、系统性疾病、年龄、精神因素等。最近的一项报道中，研究者采用高压氧来治疗放射引起的口干。结果显示：53% 的患者在高压氧治疗后其唾液体积都明显增多，且口腔的不适感明显减轻。因此，高压氧疗法为放射引起的口干患者提供了一种有效的治疗选择。另一项研究发现，1% 苹果酸能显著刺激唾液分泌，患者的静息唾液流速显著高于对照组。还有研究者在评价了毛果芸香碱和人工唾液对干燥综合征以及口干症患者的疗效差别后发现，毛果芸香碱能够更好地缓解口腔干燥症状，但对于老年患者，更需考虑其副作用。此外，口内神经刺激器作为一种物理治疗方法，可直接刺激唾液分泌，缓解口干症状，该方法疗效显著，副作用小，可为口干患者提供新的治疗选择。

老年口腔黏膜病患者常合并有其他系统性疾病，全身健康情况复杂，因此，医生应在考虑到药物副作用的同时，根据患者的具体情况制订个体化的治疗方案。

五、未来老年口腔医学展望

虽然我国老年口腔医学的研究和治疗技术迅速发展，然而由于我国的国情和人口数量，老年人口腔的现状仍然不容乐观。2001 年，世界卫生组织（WHO）就正式提出了“8020 计划”，即 80 岁的老年人至少应该有 20 颗功能牙，而所谓功能牙应当是能够正常咀嚼食物、不松动、无龋坏的牙，并且牙周情况良好。如果牙不足 20 颗，将会影响身体多个系统的功能。因此，“8020 计划”旨在保护老年人的牙，延长其使用寿命，更是在提高老年人的生活质量、保证老年人的身心健康等方面发挥着至关重要的作用。而目前中国老年人的牙远远没有达到“8020 计划”的标准。根据第四次全国口腔健康流行病学调查显示，我国 80 岁以上老年人拥有 20 颗功能牙者不足 35%，老年人口腔健康率不足 15%。其中，65～74 岁的老年人群，牙缺失比例更是高达 86.1%，10% 老年人全口无牙。因此，我国老年人口腔健康问题任重而道远。这也正是老年口腔医学存在的目的，秉承预防为主，防治结合的原则，勇于创新，真正地做到为老年人的口腔健康保驾护航，保护老年人的口腔组织结构，特别是牙体、牙周的完整性，完善口腔功能，促进身心健康，提高生活质量，从根本上给予老年人一个安详幸福的晚年。

［关键词］ 老年口腔医学；回顾与展望；学科内容；研究特点；治疗特性

口腔放射学的发展与未来

中华口腔医学会口腔颌面放射专业委员会
四川大学华西口腔医学院
王　虎　游　梦　任家银　刘媛媛　郑广宁

口腔放射学应该包含放射诊断学、放射技术学、以及放射治疗学三个方面的内容，其含义绝不仅仅是大众所认知的口腔照片。随着新的检查方式与手段进入口腔颌面诊疗领域,口腔放射学已经开始向口腔影像学发展。近几年来随着数字化技术、信息技术的革新,传统的“胶片”逐渐消失,取而代之的是数字化影像片以及高速便捷的图像存储与通信系统。基于数字化影像以及云存储的远程影像会诊在 10 年前还是停留在口头上的东西,10 年之后却成了未来已来,正在极大地改变着我们的医疗模式,留下的只有对胶片年代的思念。这种趋势不会因为观念而停止前进的步伐,尽管我们不得不面对中国口腔放射界目前的一些发展不均衡的现状,但也应该坚信随着社会经济的发展,各个口腔相关学科的需求和重视,口腔放射影像学也会迎来春天,迎来更好的春天。

一、牙片、全景片的数字化及口腔 CBCT 的普及

口腔放射技术的发展离不开口腔放射设备的更新迭代,在胶片逐渐消亡的时代,没有任何力量可以阻止数字化的进程,口腔影像的数字化不以人的意志为转移,以排山倒海之势遍及口腔医学,其优势在于图像存储方便高效;数据的完整性得到充分的保障;图像认知通过调整更加容易辨识;图像数据可前后对比、追踪,使医学循证更加可靠和真实;同时数字化的过程也相应地减少辐射剂量、减少了因冲洗胶片带来的环境污染情况,也减少了病人照片等待的时间,改善了相关的就医体验。

CBCT 的普及超出了我们的预期,近几年我国的 CBCT 保有量感觉已经像 N 年前的牙片机,许多牙科诊所都在购买和使用 CBCT,说明牙医们对于影像信息的需求逐渐在提升,要求学习 CBCT 知识的牙医们也在增加,尤其是对一些较热门专业的影像知识有更为强烈的需求。

除了拍片的日常工作,口腔影像学还有一个非常重要的工作就是辅助治疗。目前在临床上应用最多的就是颞下颌关节和涎腺疾病的辅助治疗,如为涎石症的内窥镜治疗以及口腔颌面部血管畸形的栓塞治疗等提供实时的影像学信息。另外口腔影像学还包括了超声、心电图的常规检查工作,所以这个也是为什么目前已经从“口腔放射”的传统名称到“口腔影像”转化的原因。

二、口腔影像诊断(阅片)能力有待提升

影像图像获得之后便需要进行认知、判读和解释,以及进一步合理指导临床诊疗工作。由于历史的原因,尽管口腔颌面影像诊断学是口腔医学本科教学大纲中的必修课,但并不是所有的学校都有足够的或者专门从事口腔影像专业的师资来给口腔医学生们系统的讲解该门课程,甚至对一些基本的常见病、多发病的影像知识授课都相对缺乏。因此,对于许多已执业的口腔医生来说,口腔影像学专业知识的碎片化和断层化依然存在着。在这样的现状下,如何给临床牙科医生做好口腔影像基本知识的培训,提供进阶性的继续教育机会,提升他们的影像阅片能力,进而助力其临床诊疗水平,更好地为临床病人服好务,是急需思考和开展的工作。

分析目前口腔颌面部影像诊断学在各级高校的教学情况以及执业医生们对口腔影像诊断知识的掌握情况,首先我们需要建立良好的口腔影像学习体系,贯穿大一至大五各个年级的本科教育,从通识到专业导论,从理论知识到实践应用,从日常诊断到技术前沿,不断完善口腔影像学的本科教育的完整性,体现以本为本的教学理念,从源头上培养有影像诊断能力的医学毕业生。其次,针对广大不同层级的执业口腔医师及相关从业人员,作为口腔影像人,我们应该责无旁贷地做好知识的传播,根据受众的不同,讲授内容有所侧重,并选择合适的交流方式,除了传统的课堂讲授,还应该利用新媒体时代的便利性,以多种线上方式进行知识的传播,以便全方位且高效的补充和提高临床医师的影像知识

结构和诊断水平。当然,口腔影像诊断是一门专业性较强的学科,诊断水平的提高也绝非一日之功,长期的大量的读片积累才能成就一名优秀的影像诊断医生,一些诊断难度较高的病例需要专业的口腔颌面部影像诊断医师给出诊断建议。因此,我们需要建立规范便捷的远程会诊通道,形成区域口腔影像诊断中心,并辐射到各级医院和诊所,作为分级诊疗的一环,做出应有的贡献,这一点我们将在第五部分重点阐述。

三、口腔 CBCT 的使用亟待规范

目前,口腔放射学科在某些方面仍然存在行业不规范的现象。由于历史及现行的原因,口腔放射和口腔病理的专业从业人员几乎是整个口腔领域里最稀缺的,导致其发展受到了非常严重的限制。随着经济的发展以及口腔医学的进步,CBCT 的应用在近几年得到了飞速的发展,全国每年的装机量都稳步上升,CBCT 品牌也越来越多样化,其中国产品牌作为后起之秀几乎占据了半壁江山。这对于我国口腔医学学科诊疗水平的发展无疑是起着积极正面的重要作用的,然而在实际的临床工作中我们发现,CBCT 在适应证选择、拍摄人员资质以及影像判读等方面存在很多不规范的现象。比如有的医疗机构滥用适应证,把 CBCT 当全景机来常规使用,明显违反了国家放射防护委员会(ICRP)的基本准则;另外还存在的问题是没有资质的人员进行操作;而更多的则是拍摄后对于获取的三维影像的解读能力欠缺,导致疾病误诊漏诊。基于以上行业内的不规范现状,是否有必要像大医学的螺旋 CT、磁共振一样,出台针对 CBCT 的必要的相关上岗考试的政策,规范 CBCT 的应用,以避免不必要的医疗纠纷,这是值得我们思考的问题。

四、口腔影像大数据的建立及应用

大数据作为国家层面的战略发展方向,已经融入我们工作和生活中的方方面面。口腔影像学作为口腔医学的桥梁学科以及口腔医疗数据中的主体,在大数据的口腔医疗应用中起着非常重要的作用。胶片的“消失”代表着历史的进步,每日获得的影像数据及相关病历资料可以被数字化的记录和保存起来,当我们需要的时候能方便地获取和使用,进行科学的分析、统计,并反过来指导临床医生治疗方案的设计、预测疾病的预后、评估治疗效果,以实现数据对客观世界应有的价值。“谁掌握了数据,谁就掌握了世界”,跳出医疗机构内部,在更高层面上,大数据的合理分析,可以引导出一些相应的口腔医学指南、专家共识、行业标准等的制定,并为卫生行政管理部门提供相应的医疗政策与决策的客观依据。

在现在的大数据时代,不会利用数据就会被时代所淘汰,为了避免口腔影像宝贵的数据资源沦为“dark data”,口腔影像大数据的建立势在必行。这项工作需要得到相关部门的支持和理解,需要有专业的人员进行艰苦不懈的工作,更需要多学科的协同才能得到较好的效果。在数据的规范化使用过程中,数据安全性是必须要考虑的前提,目前已有较成熟的数据脱敏方法来使数据隐私得到充分的保护,数据的规范化开放也是未来发展的必然,而各级数据使用的授权机制以及安全流程还有待进一步的明确与界定。目前我们业务系统中海量的医疗数据大多数仍然是非结构化的数据,这也是导致数据沉睡难以唤醒的另一个主要原因,如何实现数据格式的标准化与结构化,打破数据孤岛,实现数据应用的互联互通,是我们在大数据研究的底层设计中应该充分考虑的问题。人工智能的概念常常与大数据并行而提,无论是对 AI(人工智能)的初始训练还是对算法的验证和改进,数据都是核心依托。在获得高质量的数据集的基础上,才有可能在人工智能辅助诊断决策上获得可信的、有价值的成果。

五、区域化口腔影像中心建立的必要性

正如前文所述，目前口腔临床医生对于口腔影像知识的掌握并不是我们想象的那么美好，我们需要通过互联网手段将基本的口腔影像知识以及专家会诊服务高效和准确地传递给临床医生们。通过建立区域化口腔影像中心，我们能以有限的专家资源为更多的病人做好诊断服务，并在一定程度上解决开篇所讲的资源配置不均衡的现状，切实的将分级诊疗贯彻到我们专业的日常工作中。区域口腔影像中心的另外一个重要价值是实现各级医疗单位口腔影像数据的互联互通，患者的影像图像能随转诊而得到授权访问，这对于减少不必要的二次检查以及疾病的动态监控是必要的。

从大数据的角度来说，单个医疗机构产生的数据量有限，且缺乏随机性和全面性，难以反映整个区域的真实状态。数据的单打独斗不仅身心疲惫，而且价值有限。在中国口腔医疗数据日益壮大的今天，多中心医疗合作及共同研究有利于数据共享，有利于国家“大健康”工作的顺利开展，也有利于资源的整合。广大基层的口腔工作者们通过将他们在临床工作中遇到的影像问题以及影像图片汇集到区域口腔影像中心平台上，我们能构建覆盖面更广的口腔影像数据库，使基层的牙医们有更好地参与感与获得感。区域化口腔影像中心的建立，需要各级领导的大力支持，在现有的基础上逐步完善，协调各个医疗机构，有机搭建好口腔影像中心的基础平台，保障各个环节的通畅，使数据能够真正发挥能量。

六、口腔影像未来发展需要相关部门的支持和理解

一直以来，口腔影像学这门学科都处于一种尴尬的局面中。学科归属与从业人员资质问题都未得到明确，造成各地区各层级卫生执法部门认识的不统一。口腔影像与大医疗影像常常被混为一谈，而某些地区根本没有口腔影像医生，而以大医疗影像取而代之。一方面，大医疗的影像医生在医学教育阶段未进行过口腔专业学科的系统学习，往往缺乏口腔必要的基础知识和临床知识；另一方面，绝大多数口腔医生不愿意从事口腔影像工作，认为没有前途，没有临床医生明显的获得感。而从医疗管理角度来讲，部分地区行政管理部门的管理人员根据自己对文件的解读，认为口腔医生不能从事口腔影像工作，应该由医学影像学的医生来从事这项工作，这是对我们国家教育部已经认定的“学科代码”不知晓或者不予认同，这是完全不正确的理解。

口腔医学作为一级学科，与临床医学是平行的两个学科，其下分为口腔基础和口腔临床医学两个二级学科，而口腔放射学是在口腔临床医学下的一个分支学科，与口腔内科学、外科学、口腔修复学等学科是平行的。在口腔医学的规范化培训中，口腔放射学是作为 7 个培训专业之一而设定的，是中华口腔医学会下属的必修专业课。所以，口腔放射学是一个完全“合法”的学科，与大医疗的放射学应该是平行的学科，它们可以互相交叉，互相融合，而不是上下级的关系。同样口腔放射医生可以参加通过国家相关考试后，获得相关的如 CT 上岗证、MRI 上岗证、CDFI 上岗证等等，也应该可以从事相关的工作，而不需要都由大放射的医生来承担。当然，大型口腔医院由于病房的设置，需要拍摄口腔颌面部以外其他部位的影像片，口腔影像科的人员构成中，大影像的医生也是必备的，但他们更重要的工作是去筛查患者心、肝、脾、肺、肾等等的问题，为口腔颌面部疾病的手术治疗保驾护航。

目前，口腔专科医院口腔影像的相关检查大部分仍然按照大医学的规定和要求来进行，往往与我们专科工作的实际情况有所出

入。作为专业领域的医疗工作者，我们希望能与相关的卫生政策制定部门以及执法部门加强沟通与合作，进一步完善专科领域的行业规范，以促进口腔影像学的良性发展，更好地为百姓服务。另外，口腔影像学的发展离不开学会和各级院领导的大力支持，如何引进相关的口腔影像人才，扩大口腔影像研究生的招生数量，为国家培养更多的口腔影像学的精英们是我们应该思考和努力的方向。口腔影像专业人才的培养也应该朝着多元化的方向发展，除了影像技术、影像诊断能力的培养，大数据、信息网络、人工智能方面的培养能造就具有创造力的未来学科领军人物。他们必将为中国口腔影像学科甚至口腔医学未来的发展做出重要的贡献。

未来口腔影像学的发展应该是由口腔医生为主导（诊断）、口腔技术为辅助（技术）、口腔影像护士（院感管理）参与的发展模式，口腔影像学应该按照本身口腔行业的放射防护指导标准进行临床工作，接受相关部门的定期检查，而不是完全照搬大医疗的标准如同位素或者工业卫生的标准来要求口腔放射，如果口腔医疗单位具备大医疗的通用设备，可以按照国家的统一标准（如 GBZ130）来执行。同时我们自身也要努力工作，积极进行大范围的调研工作，在将来制定出符合口腔实际的口腔影像学的共识、指南、行业标准或者国家标准。

［关键词］ 口腔放射；口腔影像；大数据；区域中心；管理与发展

医疗工作

关于发布推荐性卫生行业标准《口腔颌面部 X 射线检查操作规范》的通告

国卫通[2018]9 号

现发布推荐性卫生行业标准《口腔颌面部 X 射线检查操作规范》,编号和名称如下:

WS/T 608 – 2018 口腔颌面部 X 射线检查操作规范

该标准自 2018 年 11 月 1 日起施行。

特此通告。

国家卫生健康委员会

二〇一八年五月十日

口腔颌面部 X 射线检查操作规范

Basic operation of oral and maxillofacial conventional X – ray practices

前 言

本标准按照 GB/T 1.1 – 2009 给出的规则起草。

本标准起草单位:中华口腔医学会口腔颌面放射专业委员会、北京大学口腔医学院、上海交通大学口腔医学院、四川大学华西口腔医院、武汉大学口腔医院、南京大学医学院附属口腔医院、空军军医大学口腔医院。

本标准主要起草人:张祖燕、马绪臣、李刚、余强、王虎、程勇、王铁梅、陈金武。

口腔颌面部 X 射线检查操作规范

1. 范围　本标准规定了口腔颌面部 X 射线摄影检查前准备、技术方法、程序及影像显示要求。本标准适用于全国各级医疗机构医务人员对受检者进行口腔颌面部 X 射线摄影检查。

2. 规范性引用文件　下列文件对于本文件的应用是必不可少的。凡是注日期的引用文件,仅注日期的版本适用于本文件。凡是不注日期的引用文件,其最新版本(包括所有的修改单)适用于本文件。

GBZ 179 医疗照射放射防护基本要求

WS/T 389 医学 X 线检查操作规程

3. 术语和定义　下列术语和定义适用于本文件。

3.1 X 射线摄影　radiography

以 X 射线作为载体,利用其穿透性和荧光作用对增感屏和(或)影像接收器系统进行曝光,以获取被照体信息影像的摄影方法。

3.2 X 射线影像接收器　X – ray image receptor

直接或间接地把 X 线影像转换成可见影像的装置。X 线影像接收器也有称 X 线影像器,包括屏/片系统、储存磷光板(IP)、平板探测器、电荷耦合元件(Charge - coupled Device, CCD)、互补金属氧化物半导体(Complementary Metal Oxide Semiconductor, CMOS)等。

3.3 X 射线遮线筒 collimator

根据 X 射线摄影部位的需求而制作的不同形态的 X 射线管遮线筒,以控制照射野。

3.4 中心线 central ray, CR

中心线是 X 线束中最中间的投影于摄影部分的射线。中心线的投射方向、角度、射入点均影响着解剖部位的显示以及影像的放大与变形的程度。

3.5 X 射线摄影体位 radiographic positioning

在 X 射线摄影中,为显示某一解剖部位或病变而进行的体位设计。

3.6 听眶线 infraorbitomeatal line, IOML

眶下缘与外耳孔上缘连线。

3.7 听口线 cheilion - meatal line, CML

口角与外耳孔上缘连线。

3.8 听鼻线 acanthiomeatal line, AML

鼻前嵴与外耳孔中点连线。

3.9 鼻翼耳屏线 ala - tragus line

鼻翼中点到同侧耳屏中点的连线。

3.10 矢状面 sagittal plane

矢状面将人体分为左右两部分的垂直平面;将人体分为对称相等的左、右两部分的垂直平面,称为正中矢状面。

3.11 唾液腺造影术 sialography

是将 X 线阻射的造影剂经主导管逆行注入腺体后拍摄 X 线片来显示腺体内部形态及功能的检查方法,多用于腮腺及下颌下腺。

3.12 颞下颌关节造影术 tempromandibular arthrography

通过向颞下颌关节腔内注射对比剂,显示关节内部结构的一种造影方法。

3.13 口腔颌面锥形束 CT cone beam computed tomography

口腔颌面锥形束 CT 采用锥形 X 线束和面积探测器,只需要围绕兴趣区旋转 360°,获取容积重建所需要的数据,由计算机重建出各向同性的高空间分辨率的三维图像。与传统的医用 CT 比较,具有空间分辨率高、辐射剂量相对较小等优点。

4. 医学 X 射线检查的辐射防护 X 射线辐射防护应符合 GBZ 179 的要求。

5. X 射线摄影

5.1 根尖片 X 射线摄影

5.1.1 摄影前准备

摄影前准备包括以下步骤:

a. 核对 X 射线摄影检查申请单,了解病情,明确检查目的和摄影部位;

b. 嘱患者摘掉被照视野内的眼镜、耳环等饰品及可摘局部义齿等阻射物品;

c. 为患者佩戴甲状腺铅领;

d. 根据检查部位、目的选择适宜的影像接收器;

e. 根据检查部位、患者年龄、组织厚度等选择适宜的曝光参数。

5.1.2 适应证

主要用于龋病,牙髓钙化,牙内吸收,根尖周病变,牙发育异常,牙周炎,牙外伤,牙根折裂,修复体,种植体及某些系统性疾病累及牙槽骨等的检查。

5.1.3 禁忌证

无特殊禁忌证,但重度开口困难患者、严重颅脑损伤及因严重系统性疾病或其他病情严重无法配合者,不宜拍摄。

5.1.4 操作程序及方法

5.1.4.1 患者体位

患者坐位,矢状面宜与地面垂直。投照上颌后牙时,鼻翼耳屏线宜与地面平行。投照上颌前牙时,上前牙的唇面宜与地面垂直。投照下颌后牙时,听口线宜与地面平行。投照下颌前牙时,头稍后仰,下前牙的唇面宜与地面垂直。

5.1.4.2 分角线投照

5.1.4.2.1 分角线投照技术要求

X 射线中心线与被检查牙长轴与影像接收器之间夹角的角平分线垂直。X 射线中心线应尽量与被检查牙的邻面切线平行。

5. 1. 4. 2. 2 影像接收器放置及固定

影像接收器放入口内应使影像接收器感光面紧靠被检查牙的舌(腭)侧面。投照前牙时,影像接收器竖放,边缘要高出切缘 7 mm 左右;投照后牙时,影像接收器横放。将影像接收器固定后投照。

5. 1. 4. 2. 3 X 射线中心线位置

投照根尖片时,X 线中心线需通过被检查牙根的中部,建议其在体表的位置如下:

a. 投照上颌牙时,以外耳道口上缘至鼻尖连线为假想连线,X 线中心线通过部位分别为:

(1)投照上中切牙通过鼻尖;

(2)投照上单侧中切牙及侧切牙时,通过鼻尖与投照侧鼻翼之连线的中点;

(3)投照上单尖牙时,通过投照侧鼻翼;

(4)投照上前磨牙及第一磨牙时,通过投照侧自瞳孔向下的垂直线与外耳道口上缘和鼻尖连线的交点,即颧骨前方;

(5)投照上第二磨牙和第三磨牙时,通过投照侧自外眦向下的垂线与外耳道口上缘和鼻尖连线的交点,即颧骨下缘;

b. 投照下颌牙时,X 线中心线均在沿下颌骨下缘上 10 mm 的假想连线上,然后对准被检查牙的部位射入。

5. 1. 4. 2. 4 影像显示根尖片影像应满足以下几点:①完整显示被照牙全长,包括牙釉质、牙本质、牙髓腔、骨硬板、牙周膜间隙等;②至少显示 2 mm 根尖周骨质;③图像清晰度、对比度好。

5. 1. 4. 2. 5 注意事项

X 线摄影时应注意以下几点:

a. 如果牙排列不整齐、颌骨畸形或口内有较大肿物妨碍将影像接收器放在拍摄正常位置时,可根据牙的长轴和影像接收器所处的位置改变 X 线中心线倾斜角度;

b. 如遇腭部较高或口底较深的患者,影像接收器在口内的位置较为垂直,X 线中心线倾斜的角度应减少;

c. 全口无牙、腭部低平、口底浅的患者,则影像接收器在口内放置的位置较平,X 线中心线倾斜的角度应增加;

d. 儿童因牙弓发育尚未完成,腭部低平,X 线中心线的垂直角度应酌情增加。

5. 1. 4. 3 平行投照

5. 1. 4. 3. 1 平行投照技术要求

X 射线呈水平投射被检查牙,X 射线发生器(球管)尽量远离被检查牙,投照时应使用长遮线筒。

5. 1. 4. 3. 2 投照技术

影像接收器的放置应使用持片夹和咬合垫。影像接收器的垂直面应与牙体长轴平行。投照上后牙时,影像接收器应尽量远离被照牙,其影像接收器的边缘位于或越过腭中缝;当投照下后牙时,影像接收器与被照牙接近;投照上前牙时,影像接收器的组织边缘放置于硬腭后份;投照下前牙时,影像接收器的组织边缘应放置于舌下。影像接收器的平面应与被照牙的长轴平行。通常持片夹口外部分有一定位圈,投照时球管对准定位圈,使 X 射线中心线垂直影像接收器(牙体长轴)并避免投照切空。

5. 1. 4. 3. 3 影像显示　同 5. 1. 4. 2. 4。

5. 1. 4. 3. 4 注意事项

X 射线的中心线应通过影像接收器的中心并覆盖整个影像接收器。

5. 2 殆翼片 X 射线摄影

5. 2. 1 摄影前准备　同 5. 1. 1。

5. 2. 2 适应证

主要用于检查邻面龋、髓石、牙髓腔、充填物边缘密合情况、牙槽嵴顶病变等。

5. 2. 3 禁忌证　同 5. 1. 3。

5. 2. 4 操作程序及方法

5. 2. 4. 1 患者体位

患者坐位,头的矢状面与地面垂直,听口

线与地面平行。

5. 2. 4. 2 影像接收器放置

将影像接收器短轴与磨牙长轴平行，置于下颌磨牙舌侧，将殆翼片的翼片放于被照牙咬合面上，然后请患者咬住翼片。

5. 2. 4. 3 X 射线中心线

以 +8°角对准影像接收器中心，通过上颌磨牙咬合面上方 0. 5 cm 射入，并使 X 线水平角度与被照牙邻面平行。

5. 2. 5 影像显示

显示上、下牙牙冠及相应的牙槽骨影像。

5. 3 上颌前部咬合片 X 射线摄影

5. 3. 1 摄影前准备　同 5. 1. 1。

5. 3. 2 适应证

主要用于观察上颌前部骨质病损及乳、恒牙的情况。

5. 3. 3 禁忌证　同 5. 1. 3。

5. 3. 4 操作程序及方法

5. 3. 4. 1 患者体位

患者坐位，头矢状面与地面垂直，听鼻线与地面平行。

5. 3. 4. 2 影像接收器放置

影像接收器长轴与头矢状面平行，放置于上、下颌牙之间，嘱患者于正中咬合位咬住影像接收器。

5. 3. 4. 3 X 射线中心线

以向足侧倾斜 65°角对准头矢状面，由鼻骨和鼻软骨交界处射入影像接收器中心。

5. 3. 5 影像显示

上颌前部咬合片影像应满足以下几点：①显示前部腭板、上颌窦前份及鼻中隔；②显示上前牙区牙列及牙槽骨。

5. 4 上颌后部咬合片 X 射线摄影

5. 4. 1 摄影前准备　同 5. 1. 1。

5. 4. 2 适应证

主要用于观察一侧上颌后部骨质病变。

5. 4. 3 禁忌证　同 5. 1. 3。

5. 4. 4 操作程序及方法

5. 4. 4. 1 患者体位

同上颌前部咬合片。

5. 4. 4. 2 影像接收器放置

将影像接收器置于上、下颌牙之间，尽量向后并向被检查侧放置。影像接收器长轴与头的矢状面平行，嘱患者于正中咬合位咬住影像接收器。

5. 4. 4. 3 X 射线中心线

向足侧倾斜 60°角，水平角度与被检查侧前磨牙邻面平行，对准被检侧眶下孔的外侧射入。

5. 4. 5 影像显示

上颌后部咬合片影像应满足以下几点：①显示投照侧象限的上颌牙列和牙槽骨；②显示对侧上颌侧切牙至投照侧第三磨牙及上颌结节；③显示投照侧上颌窦的外下份。

5. 4. 6 注意事项

避免 X 射线球管放置过于靠后，以防止颧弓影像与后牙影像重叠。

5. 5 下颌前部咬合片摄影

5. 5. 1 摄影前准备　同 5. 1. 1。

5. 5. 2 适应证

用于观察下颌颏部骨折及其他颏部骨质病变。

5. 5. 3 禁忌证　同 5. 1. 3。

5. 5. 4 操作程序及方法

5. 5. 4. 1 患者体位

患者坐位，头部后仰，矢状面与地面垂直，使影像接收器与地面呈 55°角。

5. 5. 4. 2 影像接收器放置

将影像接收器置于上下颌牙之间，尽量向后放置，影像接收器长轴与头矢状面平行，并使影像接收器长轴中线位于两下中切牙之间，嘱患者于正中咬合位咬住。

5. 5. 4. 3 X 射线中心线

以 0°角对准头矢状面，由颏部射入。

5. 5. 5 影像显示

下颌前部咬合片影像应满足以下几点：①显示下颌骨前部颌骨；②显示下前牙牙列；③显示下颌前部下缘骨皮质。

5.6 下颌横断咬合片 X 射线摄影

5.6.1 摄影前准备 同 5.1.1。

5.6.2 适应证

检查下颌骨体部骨质有无颊舌侧膨胀，下颌骨体骨折移位，异物及阻生牙定位和下颌下腺导管结石等。

5.6.3 禁忌证 同 5.1.3。

5.6.4 操作程序及方法

5.6.4.1 患者体位

患者坐位，头的矢状面与地面垂直。

5.6.4.2 影像接收器放置

大小及放置与下颌前部咬合片相同。

5.6.4.3 X 射线中心线

对准头矢状面，经两侧下颌第一磨牙连线中点垂直影像接收器射入。

5.6.5 影像显示

下颌横断咬合片影像应满足：①显示口底软组织轮廓；②显示下颌骨的颊舌侧骨板；③显示下颌骨和牙弓横断面。

5.6.6 注意事项

如果用于检查口底（如涎腺导管结石），曝光条件应选择软组织投照条件。

5.7 曲面体层 X 射线摄影

5.7.1 摄影前准备

摄影前准备包括以下步骤：①核对 X 射线摄影检查申请单，了解病情，明确检查目的和摄影部位；②嘱患者摘掉被照视野内的眼镜、耳环及可摘局部义齿等阻射物品；③根据患者年龄、组织厚度选择适宜的曝光参数。

5.7.2 适应证

曲面体层适用以下情况：①上下颌骨外伤、畸形、肿瘤、炎症及血管性病变等；②牙及牙周组织疾病，如阻生牙及牙周炎等；③观察牙发育及萌出状况；④错殆畸形；⑤颞下颌关节疾病；⑥其他颌面部病变的检查等。

5.7.3 禁忌证 无特殊禁忌证。

5.7.4 操作程序及方法

患者立位或坐位，颈椎呈垂直状态或稍向前倾斜，下颌颏部置于颏托正中，矢状面与地面垂直，听眶线与听鼻线的分角线与地面平行，用额托和头夹将头固定。

5.7.5 影像显示

显示双侧上、下颌骨、上颌窦、颞下颌关节及全口牙。

5.8 头影测量片 X 射线摄影

5.8.1 摄影前准备 同 5.7.1。

5.8.2 适应证

用于研究分析健康人及错殆畸形患者牙、颌、面形态结构，研究颅颌面生长发育及记录矫治前后牙、颌、面形态结构的变化。有时亦用于颅、颌、面异物的定位。

5.8.3 禁忌证 无特殊禁忌证。

5.8.4 操作程序及方法

5.8.4.1 头颅侧位头影测量片

5.8.4.1.1 患者体位

患者坐位或站位，将头颅定位架的耳塞调至与患者外耳道口平齐，将两侧耳塞分别放进外耳道口内。此时，头部矢状面与影像接收器平行。嘱患者咬在正中咬合位。

5.8.4.1.2 影像接收器放置

影像接收器与地面垂直。

5.8.4.1.3 X 射线中心线

对准外耳道口并且保证两侧外耳道口的影像相互重叠，X 线中心线垂直影像接收器投照。

5.8.4.2 头颅正位头影测量片

5.8.4.2.1 患者体位

患者坐位或站位，影像接收器位于患者的前面。将头颅定位架的耳塞调至与患者外耳道口平齐，将两侧耳塞分别放进外耳道口内。此时，头部矢状面与影像接收器垂直。使患者听眶线与地面平行，并与影像接收器垂直。嘱患者咬在正中咬合位。

5.8.4.2.2 影像接收器放置

影像接收器与地面垂直。

5.8.4.2.3 X 射线中心线

自患者后方穿过两侧外耳道口连线中点向前到达影像接收器，X 线中心线与影像接收器垂直。

5.9 颅面骨 X 射线摄影

5.9.1 摄影前准备

摄影前准备包括以下步骤：①核对 X 射线摄影检查申请单，了解病情，明确检查目的和摄影部位；②为患者佩戴铅防护；③嘱患者摘掉被照视野内的眼镜、耳环及可摘局部义齿等阻射物品；④根据患者年龄、组织厚度选择适宜的曝光参数。

5.9.2 华特位片 X 射线摄影

5.9.2.1 操作程序及方法

详情参见 WS/T 389。

5.9.2.2 图像显示

详情参见 WS/T 389。

5.9.2.3 注意事项

详情参见 WS/T 389。

5.9.3 颅底位片 X 射线摄影

5.9.3.1 适应证

主要用于检查颅底病变、上颌后部及颞下窝病变。

5.9.3.2 禁忌证　无特殊禁忌证。

5.9.3.3 操作程序及方法

5.9.3.3.1 患者体位

将颅底固位架置于摄影台上，使固位架中线对准摄影台中线。患者仰卧于固位架的斜面上，头部正中矢状面对固位架中线，头后仰。根据患者颈部长短的不同，调节暗盒架使头顶与影像接收器接触，使听眶线与影像接收器平行。影像接收器上缘超出前额部，下缘超出枕外隆凸。

5.9.3.3.2 影像接收器放置

影像接收器的长轴置于暗盒架中线上。

5.9.3.3.3 X 射线中心线

对准两侧下颌角连线中点与暗盒垂直射入胶片中心。焦点与影像接收器的距离为 100 cm。

5.9.3.4 影像显示

显示两侧上颌窦、鼻腔、蝶窦、卵圆孔、髁突等结构。

5.9.3.5 注意事项

投照时用遮线筒、滤线器。

5.9.4 颧弓位片 X 射线摄影

5.9.4.1 适应证

检查颧弓的形态及其周围组织结构，观察是否有颧弓骨折以及颧弓周围有无异物存在。

5.9.4.2 禁忌证　无特殊禁忌证。

5.9.4.3 操作程序及方法

5.9.4.3.1 患者体位

尽量使用颅底固定架，患者体位与颅底位相同。头部后仰，使听鼻线与影像接收器平行。头矢状面与影像接收器垂直。颧弓位于影像接收器中心。

5.9.4.3.2 X 射线中心线

对准颧弓中点，与影像接收器垂直射入其中心。焦点与影像接收器的距离为 100 cm。

5.9.4.4 影像显示

显示投照侧颧骨、颧弓的影像。

5.9.4.5 注意事项

使用遮线筒和滤线器。

5.9.5 下颌骨侧位片 X 射线摄影

5.9.5.1 适应证

检查下颌骨体部、下颌角以及下颌升支的病变。

5.9.5.2 禁忌证　无特殊禁忌证。

5.9.5.3 操作程序及方法

患者坐位，头部向患侧倾斜并将下颌向前伸，X 线中心线从对侧下颌角射入，从患侧下颌骨颊侧穿出。如需观察尖牙区下颌骨体（单尖牙位）时，可令患者头部稍旋转，使尖牙区紧贴影像接收器，使对侧下颌体影像向上、向前移开，X 线中心线通过下颌骨体的尖牙区。如需观察下颌角前后的骨质变化，可使患者下颌骨体紧贴影像接收器，X 线中心线通过患侧下颌骨体，称为下颌骨体位。如果需要观察髁突，可使患者转动头部将下颌支紧贴影像接收器，头矢状面与影像接收器平行，X

线中心线通过下颌升支中部，称为下颌升支侧位。焦点与影像接收器的距离为 40 cm ~ 100 cm。

5. 9. 5. 4 影像显示

显示下颌骨体磨牙区及下颌升支。

5. 9. 5. 5 注意事项

X 线摄影时应注意以下几点：①根据检查目的的不同，本片位的投照角度可以有一定程度的调整；②可以使用牙科 X 线机或其他较大功率的 X 线机。如果使用牙科 X 线机可以不使用滤线器。

5. 9. 6 下颌骨后前位片 X 射线摄影

5. 9. 6. 1 适应证

主要用于检查下颌骨升支内外侧骨质及上下颌颌间间隙情况。

5. 9. 6. 2 禁忌证　无特殊禁忌证。

5. 9. 6. 3 操作程序及方法

5. 9. 6. 3. 1 患者体位

患者面向影像接收器，头矢状面以及听眶线均与影像接收器垂直。前额和鼻尖紧靠影像接收器，上唇置于影像接收器中心。

5. 9. 6. 3. 2 X 射线中心线

自患者后方向前，对准上唇，与影像接收器垂直。焦点与影像接收器的距离俯卧位为 100 cm，坐位为 60 cm。

5. 9. 6. 4 影像显示

显示上、下颌骨后前位影像。

5. 9. 6. 5 注意事项

投照时用遮线筒、滤线器。

5. 9. 7 下颌骨开口后前位 X 射线摄影

5. 9. 7. 1 适应证

主要用于观察两侧髁突顶面及内外径向的病变。

5. 9. 7. 2 禁忌证　无特殊禁忌证。

5. 9. 7. 3 操作程序及方法

5. 9. 7. 3. 1 患者体位

患者面向影像接收器，头部矢状面对准影像接收器中线并与之垂直，前额和鼻尖紧靠影像接收器，鼻根部放于影像接收器中心。请患者尽量张大口，使髁突向前下滑动到关节前结节下方。

5. 9. 7. 3. 2 X 射线中心线

中心线沿矢状面自患者后方向前，向头侧倾斜 25°角，通过鼻根部射入影像接收器中心。焦点与影像接收器的距离为 60 cm ~ 100 cm。

5. 9. 7. 4 影像显示

显示双侧下颌骨开口后前位影像。

5. 9. 7. 5 注意事项

投照时使用遮线筒，滤线器。

5. 9. 8 下颌骨升支切线位 X 射线摄影

5. 9. 8. 1 适应证

主要用于观察下颌升支外侧密质骨有无膨出、增生及破坏。

5. 9. 8. 2 禁忌证　无特殊禁忌证。

5. 9. 8. 3 操作程序及方法

5. 9. 8. 3. 1 患者体位

患者面向影像接收器，前额鼻尖紧靠影像接收器，被检侧的下颌升支放于影像接收器中心，髁突应位于影像接收器上缘以下。使头部矢状面向对侧倾斜，被检侧升支颊侧骨板前后向与影像接收器垂直。

5. 9. 8. 3. 2 X 射线中心线

对准被检侧的下颌升支后缘中部，与影像接收器垂直射入其中心。焦点与影像接收器的距离为 60 cm ~ 100 cm。

5. 9. 8. 4 影像显示

显示一侧下颌升支后前切线位的影像。

5. 9. 8. 5 注意事项

投照时使用遮线筒，滤线器。

5. 9. 9 许勒位片 X 射线摄影

5. 9. 9. 1 适应证

主要用于观察颞下颌关节的关节窝、关节结节、髁突及关节间隙的病变，如髁突骨折、脱位、先天畸形及肿瘤等。

5. 9. 9. 2 禁忌证　无特殊禁忌证。

5. 9. 9. 3 操作程序及方法

5. 9. 9. 3. 1 患者体位

使用专用头颅固位架可以明显减少投照难度。将固位架板面之耳塞放进被检侧的外耳道口，再将另一侧耳杆下端的耳塞放于对侧的外耳道口，此时患者头矢状面与影像接收器平行，嘱患者上下旋转头部使听眶线与固位架板面短轴平行。

5.9.9.3.2 X 射线中心线

向足侧倾斜 25°角，对准对侧的外耳道口上方 5 cm 处射入。焦点与影像接收器距离为 75 cm。

5.9.9.4 影像显示

显示颞下颌关节外侧 1/3 侧斜位影像，可同时显示关节窝、关节结节、髁突及关节间隙。

5.9.9.5 注意事项

X 线摄影时应注意：①投照时使用遮线筒，滤线器；②拍摄闭口位时，应注意使患者保持在正中咬合位时拍摄，以便于观察关节间隙。

5.9.10 髁状突经咽侧位片 X 射线摄影

5.9.10.1 适应证

主要用于观察髁状突病变，如骨关节病、髁状突肿瘤及髁状突高位骨折等。

5.9.10.2 禁忌证　无特殊禁忌证。

5.9.10.3 操作程序及方法

5.9.10.3.1 患者体位

患者坐位，被照侧髁突贴近影像接收器，使外耳道口置于影像接收器中心向后向上各 1.5 cm 处。患者头部矢状面与影像接收器平行，听鼻线与地面平行，请患者半张口。

5.9.10.3.2 影像接收器放置

影像接收器横放，用铅板遮挡其 1/2，一侧曝光后用铅板遮挡已经曝光的一侧，再曝光另一侧。

5.9.10.3.3 X 射线中心线

从患者对侧乙状切迹处射入，向头侧、枕侧各倾斜 5°角，经患侧髁突穿出。

5.9.10.4 影像显示

显示髁突前后斜侧位影像。

5.9.10.5 注意事项

如果使用口腔科专用 X 线机，需将遮线筒口紧贴患侧皮肤。这时，焦点与影像接收器的距离为遮线筒长度（20 cm）加上患者面宽度。

5.10 涎腺造影

5.10.1 适应证

主要用于大涎腺（腮腺和下颌下腺）慢性炎症、舍格伦综合征、涎腺良性肥大、涎腺肿瘤、涎瘘及涎腺发育性畸形的检查；亦可用于观察涎腺邻近组织病变是否侵及涎腺。

5.10.2 禁忌证

涎腺急性炎症期、对比剂过敏者禁用。

5.10.3 造影前准备

造影前准备包括：

a. 核对造影检查申请单，了解病情，明确检查目的和摄影部位；

b. 准备对比剂 2 mL ~4 mL，对比剂注射前，应按药典规定进行必要处理；

c. 嘱患者摘掉被照视野内的眼镜、耳环及可摘局部义齿、项链等阻射物品；

d. 根据检查部位、患者年龄、组织厚度选择适宜的曝光参数。

5.10.4 操作程序及方法

5.10.4.1 腮腺造影

5.10.4.1.1 摄影体位

X 线摄影时应注意：

a. 腮腺造影侧位片投照，将影像接收器横放于摄片架上，使影像接收器与地面成 70°角。患者坐于椅上，转成侧位，被照侧靠影像接收器。头矢状面与影像接收器平行，颏前伸，使腺体位于影像接收器中心向后 2 cm 处。X 线中心线以 0°对准对侧下颌角下方 1 cm，再向枕侧倾斜 5° ~ 10°角射入腺体部，距离为 40 cm。

b. 照完侧位充盈片后如需拍后前位片者，应立即投照，影像接收器直放于摄片架上，影像接收器与地面垂直。患者坐于摄片架前，面向影像接收器。额、鼻紧靠影像接收器,使外耳道口上缘至眶下缘连线与影像接收器垂直。被检测下颌骨升支长轴置于影像接收器中线上,下颌角置于影像接收器中心,X 线中心线对准被检测下颌角与影像接收器中心垂直射入,距离为 60 cm。

c. 照完后前位片后需拍照功能片者,嘱患者吐出口内纱卷,口含柠檬酸棉签后重新摆位照腮腺侧位片。

5. 10. 4. 1. 2 操作程序

腮腺造影包括:

a. 检查腮腺局部情况,用口镜将颊部向外牵开,挤压腺体,观察导管口有无涎液流出,应注意其量及性质。

b. 导管口局部黏膜常规消毒后,用一钝头探针从导管口探入导管内,扩张导管口及导管,探知导管的走行方向。

c. 将对比剂经导管酌情推注。

d. 推注完毕,擦净外溢于口腔内对比剂,以免干扰造影影像。导管口处压以纱卷,立即拍照 X 线片。

5. 10. 4. 1. 3 影像显示

腮腺造影片影像应满足:①可以看到充盈良好的腮腺各级导管系统及腺泡影像;②影像无运动伪影;③腮腺腺体与周围组织有良好的对比。

5. 10. 4. 1. 4 注意事项

腮腺造影时应注意:

a. 在造影前挤压腺体,尽量排出涎液,减轻患者造影时的不适;

b. 可先推注少量对比剂,询问患者胀感明显的区域,以明确造影剂注入在导管系统内;

c. 摆位时嘱患者尽量将颏部前伸,避免腺体与下颌骨及颈椎影像重叠;

d. 推注对比剂后及时拍照;

e. 造影过程中出现对比剂过敏症状时,应立即终止检查,并进行对症治疗。

5. 10. 4. 2 下颌下腺造影

5. 10. 4. 2. 1 摄影体位

X 线摄影时应注意:

a. 应利用头颅定位仪,使两侧下颌骨影像重叠在一起。患者坐位或站位,被检侧腺体靠近影像接收器,调整耳塞与外耳道口平齐,将两侧耳塞放进外耳道内。头矢状面与影像接收器平行。颏前伸,下颌体长轴放于影像接收器长轴上。影像接收器上缘包括髁突,前缘包括颏部。X 线中心线对准对侧下颌角,垂直影像接收器投照,距离为 150 cm。

b. 需拍照功能片者,嘱患者吐出口内纱卷,口含柠檬酸后重新摆位照下颌下腺侧位片。

5. 10. 4. 2. 2 操作程序

下颌下腺造影包括:

a. 检查患侧下颌下腺情况,挤压腺体观察导管口有无涎液流出,应注意涎液量及性质;

b. 导管口局部黏膜常规消毒后,用钝头探针自下颌下腺导管口探入导管内使导管口及导管得以扩张;

c. 将对比剂经导管口酌情推注;

d. 推注完毕,擦净外溢于口腔内的对比剂。导管口处压以纱卷,立即拍照 X 线片。

5. 10. 4. 2. 3 影像显示

下颌下腺造影影像应满足:①可以看到充盈良好的下颌下腺各级导管系统及腺泡影像;②影像无运动伪影;③下颌下腺腺体与周围组织有良好的对比。

5. 10. 4. 2. 4 注意事项

下颌下腺造影时应注意:

a. 在造影前挤压腺体,尽量排出涎液,减轻患者造影时的不适;

b. 可先推注少量对比剂,询问患者胀感明显的区域,以明确造影剂注入在下颌下腺导管系统内;

c. 造影过程中出现对比剂过敏症状时,应立即终止检查,并进行对症治疗。

5. 11 颞下颌关节造影

5. 11. 1 适应证

颞下颌关节造影的适应证包括:①颞下颌关节骨质有改变,临床检查关节内有连续摩擦音而疑有关节盘穿孔;②颞下颌关节间隙有明显异常,临床检查关节有弹响、绞锁及髁突运动明显受限;③为进一步证实颞下颌关节内是否有占位性病变。

5.11.2 禁忌证

颞下颌关节造影的禁忌证包括:①关节区局部皮肤有感染者;②患者有出血性疾病;③正在使用抗凝血药物治疗疾病的患者;④局麻药过敏者;⑤对比剂过敏者。

5.11.3 造影前准备

X 摄影前准备包括:

a. 核对造影检查申请单,了解病情,明确检查目的和摄影部位;

b. 准备局麻药及对比剂,对比剂注射前,应按药典规定进行必要处理;

c. 嘱患者摘掉被照视野内的眼镜、耳环及可摘局部义齿、项链等阻射物品;

d. 根据检查部位、患者年龄、组织厚度选择适宜的曝光参数。

5.11.4 操作程序及方法

5.11.4.1 颞下颌关节上腔造影

5.11.4.1.1 摄影体位

可拍摄许勒位、关节开闭口体层及口腔颌面锥形束 CT,方法同相应平片、体层片及锥形束 CT。

5.11.4.1.2 操作程序

颞下颌关节上腔造影包括:

a. 消毒局部皮肤;

b. 嘱患者大开口,宜于髁突后垂直进针 1 cm,注入局麻药,然后退针至皮下,再将针尖斜向前、上、内抵达关节结节后斜面,有刺及软骨手感;

c. 将针尖退回少许注入约 0.1 mL ~ 0.2 mL 局麻药,如无阻力且能回吸,则确认针尖在关节腔内,吸出局麻药及部分关节液,更换盛有造影剂针管;

d. 酌情注入对比剂后立即拍照 X 线片开口位及闭口位,推荐剂量为 1.2 mL ~ 1.5 mL。

5.11.4.2 颞下颌关节下腔造影

5.11.4.2.1 摄影体位　同 5.11.4.1.1。

5.11.4.2.2 操作程序

颞下颌关节下腔造影包括:

a. 消毒局部皮肤;

b. 嘱患者半开口,做左侧相当于髁突后斜面 2 点处进针,做右侧相当于髁突后斜面 10 点处进针。

c. 于髁突后区垂直进针 1 cm 注入局麻药后,将针尖退回至皮下,再向前并稍向内直抵髁突后斜面,然后将针尖向上、内滑入下腔,注入局麻药约 0.1 mL ~ 0.2 mL,如无阻力且可回吸,则可确认针尖已在下腔内。

d. 换上盛有造影剂针管,酌情注入对比剂,推荐剂量为 0.8 mL ~ 1.0 mL。

5.11.5 注意事项

颞下颌关节造影时应注意:①操作时应注意患者情况,如有过敏、晕厥等,应终止检查并给予相应处理;②拔针后,如有局部出血及血肿形成应给予处理。

卫生部疾病预防控制专家委员会名单
慢性病防治分委会(口腔医学)

(按委员姓名笔画排序)

王　兴	中华口腔医学会/北京大学口腔医学院教授	副主任委员
边　专	武汉大学口腔医院教授	委员
孙　正	首都医科大学附属北京口腔医院教授/主任医师	委员
周学东	四川大学华西口腔医院教授	委员
俞光岩	北京大学口腔医学院教授	委员
胡德渝	四川大学华西口腔医学院教授	委员
赵铱民	第四军医大学口腔医院教授/主任医师	委员
凌均棨	中山大学光华口腔医学院教授	委员
徐　韬	北京大学口腔医学院教授	委员
章锦才	广东省口腔医院教授	委员

中华口腔医学会庆祝首个“中国医师节”的贺信

全国口腔医师:

值此首个“中国医师节”来临之际,中华口腔医学会向全国口腔医师致以节日的亲切问候!衷心感谢大家为保障人民口腔健康做出的重要贡献。

2017 年 11 月 3 日,国务院决定将每年的 8 月 19 日设为“中国医师节”,大力弘扬“敬佑生命、救死扶伤、甘于奉献、大爱无疆”的卫生健康崇高精神,充分体现了党和政府对广大医师和医务人员的关爱和厚望。

全国广大口腔医师一直奋斗在口腔医学事业的第一线,不辞辛劳,忘我奉献,为了人民口腔健康而努力。随着社会经济的发展,人民群众对口腔健康的需求不断提高,我们所肩负的使命将更加艰巨。希望全国口腔医师能够始终秉承“团结、勤奋、服务、奉献”的精神,凝心聚力,奋勇直前。中华口腔医学会是广大口腔医学科技工作者之家,将竭诚为口腔医师服务,积极发展中国口腔医学事业,做“健康中国”的推动者。

让我们共同努力,为建设健康中国和口腔强国谱写新篇章!

中华口腔医学会

二〇一八年八月十八日

背景:

2017 年 11 月 3 日,国务院批准,自 2018 年起,将每年 8 月 19 日设立为“中国医师节”,这是一件载入中国卫生史册、医师史册的大事,具有里程碑式的重要意义。2018 年 8 月 19 日,中国医师协会主办的首个“中国医师节”庆祝大会暨第十一届“中国医师奖”颁奖表彰大会在北京人民大会堂举行。此次共表彰评选出 80 名医师获奖者,首都医科大学附属北京口腔医院孙正教授获此殊荣。

中国医师协会与白求恩精神研究会还在全国医师中审核评选出 81 名医师授予“白求恩式好医生”称号；另有 112 名医师为“白求恩式好医生”提名奖获得者。北京大学口腔医学院高学军教授、南京医科大学王林教授、四川大学华西口腔医(学)院李龙江教授获得“白求恩式好医生”称号，浙江大学医学院附属口腔医院王慧明教授、中山大学附属口腔医院程斌教授两位教授获得“白求恩式好医生”提名奖获得者称号。颁奖大会于 8 月在北京举行。

中华口腔医学会第四次全国口腔健康流行病学调查项目总结

2018 年 4 月 4 日，中华口腔医学会第四次全国口腔健康流行病学调查项目(以下简称“项目”)总结表彰会在广州召开。本次会议由中华口腔医学会主办，上海交通大学医学院附属第九人民医院和南方医科大学口腔医院(广东省口腔医院)共同承办。国家卫生健康委员会吴良有处长、李晔副处长、中华口腔医学会俞光岩会长和南方医科大学口腔医院(广东省口腔医院)张玉润院长等领导出席开幕式并致辞。各位领导的致辞表达了以下三方面的信息和精神：

第一，第四次全国口腔健康流行病学调查项目对于制定和实施中国口腔健康战略具有重大意义，也是国家卫生健康委员会高度重视和大力支持的公益性行业科研专项。应认真总结经验，为后续的深入研究奠定基础，将中国居民口腔健康的数据库进行深入分析，为制定相关政策和策略提供科学依据。

第二，第四次全国口腔健康流行病学调查结果已于 2017 年 9 月经国家卫生健康委员会正式发布，项目能够提前顺利完成任务是在中华口腔医学会和中国疾病预防控制中心慢病中心的精诚合作下，在项目领导人和专家的精心组织设计下，各省项目人员的精确实施下取得的成果。国家卫生健康委员会和中华口腔医学会领导都对项目领导人、项目组专家、项目办公室和各省项目人员表达了感谢和祝贺。

第三，充分肯定了流调人展现出来的奋斗精神、科学精神和团结精神，应大力弘扬流调精神，为中国的口腔健康事业做出更大的贡献。

出席项目总结表彰会还有中国疾病预防控制中心慢病中心李志新书记，中华口腔医学会周诺副会长、路振富副会长、章锦才副会长、王松灵副会长、王林副会长和徐韬顾问，国家卫生健康委员会马莉莉，项目负责人王兴教授、技术负责人冯希平教授、督导组组长台保军教授、专家指导委员会组长胡德瑜教授等国家技术组专家。会议由国家项目办公室王渤主任主持。开幕式后，项目负责人王兴教授、冯希平教授和郑树国教授分别做工作报告、调查报告和人力资源调查报告。来自全国各省的项目负责人、技术负责人、流调队员、卫生行政主管人员和疾控人员 400 多名代表参加会议。会议报告后，中华口腔医学会王松灵副会长主持了颁奖仪式，对四次流调项目的 36 个先进集体和 206 位先进个人进行了隆重表彰。

第四次全国口腔健康流行病学调查先进个人

最佳执行者(49 人)

国家技术组、督导组、项目办(17 人)

王　兴　王　渤　冯希平
台保军　胡德渝　林焕彩
王伟健　荣文笙　王春晓
刘雪楠　司　燕　李志新
郑树国　陶丹英　杨桂珍
阎晓懿　阳　扬

31 个省(32 人)

王志峰　陈　晖　程睿波
何　健　沈家平　冯昭飞
马丽霞　谢莉莉　王翔宇
欧晓艳　李志革　王月辉
张　勇　程　敏　徐驷红
王　艳　闫翠翠　王　冰
田剑刚　张　辉　马　哲
陈文霞　景　强　李剑波
周　智　张　馨　尹　伟
韩晓兰　江　汉　苏柏华
王胜朝　胡　轶

先进工作者(157 人)

北京市(5 人)

韩永成　侯　玮　王　宇
石一谷　杜　红

天津市(5 人)

田宗蕊　胡　静　李翠翠
梁金杰　张　梁

河北省(5 人)

李　涛　刘　娜　任　建
赵　沙　翟京波

山西省(5 人)

赵　彬　张美枝　石学雪
曹　芸　毛秀东

内蒙古自治区(5 人)

纳木恒　钱永刚　肖泓毅
张宝彦　郭志兰

辽宁省(5 人)

路振富　张凯强　刘玮健
刘　洋　于连政

吉林省(5 人)

王　瑞　董　莉　张凤兰
曲　进　张晓东

黑龙江省(5 人)

李世才　李　岩　崔丽华
周　浩　戴震潮

上海市(5 人)

须华峰　张　颖　董　华
由江涛　江一巍

江苏省(5 人)

沈　红　刘怡然　王启善
周丹莉　侯书莹

浙江省(5 人)

周　娜　朱海华　陈亚栋
施琼玲　陈向宇

安徽省(5 人)

林　苇　崔娟娟　何凤祥
顾梦婕　刘士保

福建省(5 人)

丁林灿　林　挺　黄晓刚
赵爱梅　林曙光

江西省(5 人)

操秋阳　陈美华　闻健琼
杨美双　裘骆瑶

山东省(5 人)

熊世江　梁　伟　李传花
刘海伟　刘海燕

河南省(5 人)

杨汴生　刘宝盈　吉雅丽

王丽茹　于艳芬　张　丁

湖北省(5 人)

万　盼　杜民权　张晨峥

谢　思　潘敬菊

湖南省(5 人)

钟圣纯　陈文玉　潘文臻

陈媛媛　孙孝武

广东省(5 人)

黄少宏　张建明　李世轶

裴　烁　余德文

广西壮族自治区(5 人)

刘秋林　李民冬　吴敏琼

陈柏霖　孟　军

海南省(5 人)

谢　奇　郭冬梅　郭秋云

全　涛　黄丽菊

重庆市(6 人)

季　平　林居红　蒋　琳

何松霖　包蜜蜜　吕晓燕

四川省(5 人)

喻婷立　卓许婷　杜承彬

贵州省(5 人)

陈黎明　卢　虹　戴泰鸣

吴娟娟　童亦滨

云南省(5 人)

许　雯　储　雯　王誌璐

张一诺　车学继

西藏自治区(5 人)

郭　静　班晶浩　杨文晔

刘　芸　辛建平

陕西省(5 人)

黄瑞哲　贾明玉　樊晓宇

杨　杨　刘　峰

甘肃省(5 人)

胡亚琨　孙建云　康芬艳

张　瑞　王学锋

青海省(5 人)

周敏茹　冯秀娟　许志华

钟　霞　李　娟

宁夏回族自治区(4 人)

邹业君　王建华　吴欣星

吴亚楠

新疆维吾尔自治区(6 人)

聂　彬　马金兰　刘　娜

刘　毅　吴杰超　袁鲜艳

第四次全国口腔健康流行病学调查先进集体

最佳支持奖(5 个)

中国疾病预防控制中心慢性非传染性疾病预防控制中心

北京大学口腔医院

上海交通大学医学院附属第九人民医院

武汉大学口腔医院

中山大学附属口腔医院

最佳组织奖(5 个)

山东大学口腔医院

天津市口腔医院

甘肃省疾病预防控制中心

山西医科大学口腔医院

西安交通大学口腔医院

最佳效率奖(6 个)

河南省疾病预防控制中心

重庆医科大学附属口腔医院

武汉大学口腔医院

银川市口腔医院

四川大学华西口腔医院

湖南省人民医院

最佳现场奖(5 个)

上海市口腔病防治院

贵阳市口腔医院

安徽医科大学第一附属医院

南昌大学附属口腔医院

南方医科大学口腔医院(广东省口腔医院)

艰苦奋斗奖(5 个)

青海省疾病预防控制中心

黑龙江省口腔病防治院

云南省第二人民医院

乌鲁木齐市口腔医院

海南省人民医院

最佳宣传奖(4 个)

中国医科大学附属口腔医院

首都医科大学附属北京口腔医院

福建医科大学附属口腔医院

南京医科大学附属口腔医院

持筹握算奖(5 个)

浙江大学医学院附属口腔医院

吉林大学口腔医院

河北医科大学口腔医院

广西医科大学附属口腔医院

内蒙古综合疾病预防控制中心

特别贡献奖(1 个)

空军军医大学第三附属医院

空军军医大学口腔预防科团队被授予唯一的"特别贡献奖"。该口腔预防科团队在本课题中承担西藏自治区的口腔流调任务,从 2015 年 10 月至 2016 年 10 月,团队在王胜朝主任带领下,先后 4 次奔赴雪域高原,分别在海拔 4 500m 的那曲、海拔 4 100m 的日喀则、海拔 3 700m 的拉萨、海拔 2 900m 的林芝等四个地区,对居住地人群进行口腔卫生健康情况普查和调研。团队所属人员不畏艰难困苦,发扬人民军队敢打必胜精神,克服了缺氧、高反、高寒等重重阻碍,历时 56 天圆满完成项目任务,获得了自中华人民共和国成立以来首次西藏自治区人群的口腔健康数据,填补了口腔医学界的历史空白。

关于印发手足口病诊疗指南(2018 年版)的通知

国卫办医函[2018]327 号

各省、自治区、直辖市及新疆生产建设兵团卫生计生委:

为进一步指导医疗机构做好手足口病诊疗工作,根据手足口病诊疗进展,我委研究制定了《手足口病诊疗指南(2018 年版)》(可从国家卫生健康委员会官网下载)。现印发给你们,以指导医疗机构科学、有效地开展手足口病医疗救治工作。

附件:手足口病诊疗指南(2018 年版)

国家卫生健康委员会办公厅

二〇一八年五月十五日

手足口病诊疗指南(2018 年版)

手足口病(Hand foot and mouth disease, HFMD)是由肠道病毒(Enterovirus, EV)感染引起的一种儿童常见传染病,5 岁以下儿童多发。手足口病是全球性疾病,我国各地全年均有发生,发病率为 37.01/10 万 ~ 205.06/10 万,近年报告病死率在 6.46/10 万 ~

51.00/10 万之间。为进一步规范和加强手足口病的临床管理,降低重症手足口病病死率,有效推进手足口病诊疗工作,根据手足口病诊疗新进展制定本指南。《手足口病诊疗指南(2010 版)》和《肠道病毒 71 型(EV71)感染重症病例临床救治专家共识》同时废止。

一、病原学

肠道病毒属于小 RNA 病毒科肠道病毒属。手足口病由肠道病毒引起,主要致病血清型包括柯萨奇病毒(coxsackievirus,CV)A 组 4~7、9、10、16 型和 B 组 1~3、5 型,埃可病毒(Echovirus)的部分血清型和肠道病毒 71 型(Enterovirus A71,EV-A71)等,其中以 CV-A16 和 EV-A71 最为常见,重症及死亡病例多由 EV-A71 所致。近年部分地区 CV-A6、CV-A10 有增多趋势。肠道病毒各型之间无交叉免疫力。

二、流行病学

(一)传染源

患儿和隐性感染者为主要传染源,手足口病隐性感染率高。肠道病毒适合在湿、热的环境下生存,可通过感染者的粪便、咽喉分泌物、唾液和疱疹液等广泛传播。

(二)传播途径

密切接触是手足口病重要的传播方式,通过接触被病毒污染的手、毛巾、手绢、牙杯、玩具、食具、奶具以及床上用品、内衣等引起感染;还可通过呼吸道飞沫传播;饮用或食入被病毒污染的水和食物亦可感染。

(三)易感人群

婴幼儿和儿童普遍易感,5 岁以下儿童为主。

三、发病机制及病理改变

(一)发病机制

肠道病毒感染人体后,主要与咽部和肠道上皮细胞表面相应的病毒受体结合,其中 EV-A71 和 CV-A16 的主要病毒受体为人类清道夫受体 B2(human scavenger receptor class B2,SCARB2)和 P 选择素糖蛋白配体-1(P-selectin glycoprotein ligand-1,PSGL-1)等。病毒和受体结合后经细胞内吞作用进入细胞,病毒基因组在细胞浆内脱衣壳、转录、组装成病毒颗粒。肠道病毒主要在扁桃体、咽部和肠道的淋巴结大量复制后释放入血液,可进一步播散到皮肤及黏膜、神经系统、呼吸系统、心脏、肝脏、胰脏、肾上腺等,引起相应组织和器官发生一系列炎症反应,导致相应的临床表现。少数病例因神经系统受累导致血管舒缩功能紊乱及 IL-10、IL-13、IFN-γ 等炎性介质大量释放引起心肺衰竭。

神经源性肺水肿及循环衰竭是重症手足口病患儿的主要死因,病理生理过程复杂,是中枢神经系统受损后神经、体液和生物活性因子等多因素综合作用的结果。

(二)病理改变

死亡病例尸检和组织病理检查发现:淋巴细胞变性坏死,以胃肠道和肠系膜淋巴结病变为主;神经组织病理变化主要表现为脑干和脊髓上段有不同程度的炎性反应、嗜神经现象、神经细胞凋亡坏死、单核细胞及小胶质细胞结节状增生、血管套形成、脑水肿、小脑扁桃体疝;肺部主要表现为肺水肿、肺淤血、肺出血伴少量的炎细胞浸润;还可出现心肌断裂和水肿,坏死性肠炎,肾脏、肾上腺、脾脏和肝脏严重的变性坏死等。

四、临床表现

(一)潜伏期

多为 2~10 天,平均 3~5 天。

(二)临床症状体征

根据疾病的发生发展过程,将手足口病分期、分型为:

第 1 期(出疹期) 主要表现为发热,手、足、口、臀等部位出疹,可伴有咳嗽、流涕、食欲不振等症状。部分病例仅表现为皮疹或疱疹性咽峡炎，个别病例可无皮疹。典型皮疹表现为斑丘疹、丘疹、疱疹。皮疹周围有炎性红晕，疱疹内液体较少，不疼不痒，皮疹恢复时不结痂、不留疤。不典型皮疹通常小、厚、硬、少，有时可见瘀点、瘀斑。某些型别肠道病毒如 CV－A6 和 CV－A10 所致皮损严重，皮疹可表现为大疱样改变，伴疼痛及痒感，且不限于手、足、口部位。此期属于手足口病普通型，绝大多数在此期痊愈。

第 2 期（神经系统受累期）　少数病例可出现中枢神经系统损害，多发生在病程 1～5 天内，表现为精神差、嗜睡、吸吮无力、易惊、头痛、呕吐、烦躁、肢体抖动、肌无力、颈项强直等。此期属于手足口病重症病例重型，大多数可痊愈。

第 3 期（心肺功能衰竭前期）　多发生在病程 5 天内，表现为心率和呼吸增快、出冷汗、四肢末梢发凉、皮肤发花、血压升高。此期属于手足口病重症病例危重型。及时识别并正确治疗，是降低病死率的关键。

第 4 期（心肺功能衰竭期）　可在第 3 期的基础上迅速进入该期。临床表现为心动过速（个别患儿心动过缓）、呼吸急促、口唇紫绀、咳粉红色泡沫痰或血性液体、血压降低或休克。亦有病例以严重脑功能衰竭为主要表现，临床可见抽搐、严重意识障碍等。此期属于手足口病重症危重型，病死率较高。

第 5 期（恢复期）　体温逐渐恢复正常，对血管活性药物的依赖逐渐减少，神经系统受累症状和心肺功能逐渐恢复，少数可遗留神经系统后遗症。部分手足口病例（多见于 CV－A6、CV－A10 感染者）在病后 2～4 周有脱甲的症状，新甲于 1～2 月长出。大多数患儿预后良好，一般在 1 周内痊愈，无后遗症。少数患儿发病后迅速累及神经系统，表现为脑干脑炎、脑脊髓炎、脑脊髓膜炎等，发展为循环衰竭、神经源性肺水肿的患儿病死率高。

五、辅助检查

（一）实验室检查

1. 血常规及 C 反应蛋白（CRP）　多数病例白细胞计数正常，部分病例白细胞计数、中性粒细胞比例及 CRP 可升高。

2. 血生化　部分病例丙氨酸氨基转移酶（ALT）、天门冬氨酸氨基转移酶（AST）、肌酸激酶同工酶（CK－MB）轻度升高，病情危重者肌钙蛋白、血糖、乳酸升高。

3. 脑脊液　神经系统受累时，脑脊液符合病毒性脑膜炎和/或脑炎改变，表现为外观清亮，压力增高，白细胞计数增多，以单核细胞为主（早期以多核细胞升高为主），蛋白正常或轻度增多，糖和氯化物正常。

4. 血气分析　呼吸系统受累时或重症病例可有动脉血氧分压降低，血氧饱和度下降，二氧化碳分压升高，酸中毒等。

5. 病原学及血清学　临床样本（咽拭子、粪便或肛拭子、血液等标本）肠道病毒特异性核酸检测阳性或分离到肠道病毒。急性期血清相关病毒 IgM 抗体阳性。恢复期血清 CV－A16、EV－A71 或其他可引起手足口病的肠道病毒中和抗体比急性期有 4 倍及以上升高。

（二）影像学检查

1. 影像学　轻症患儿肺部无明显异常。重症及危重症患儿并发神经源性肺水肿时，两肺野透亮度减低，磨玻璃样改变，局限或广泛分布的斑片状、大片状阴影，进展迅速。

2. 颅脑 CT 和/或 MRI　颅脑 CT 检查可用于鉴别颅内出血、脑疝、颅内占位等病变。神经系统受累者 MRI 检查可出现异常改变，合并脑干脑炎者可表现为脑桥、延髓及中脑的斑点状或斑片状长 T1 长 T2 信号。并发急性弛缓性麻痹者可显示受累节段脊髓前角区的斑点状对称或不对称的长 T1 长 T2 信号。

（三）心电图

可见窦性心动过速或过缓，Q－T 间期延长，ST－T 改变。

（四）脑电图

神经系统受累者可表现为弥漫性慢波，少数可出现棘（尖）慢波。

(五) 超声心动图

重症患儿可出现心肌收缩和/或舒张功能减低，节段性室壁运动异常，射血分数降低等。

六、诊断标准

结合流行病学史、临床表现和病原学检查作出诊断。

(一) 临床诊断病例

1. 流行病学史　常见于学龄前儿童，婴幼儿多见。流行季节，当地托幼机构及周围人群有手足口病流行，发病前与手足口病患儿有直接或间接接触史。

2. 临床表现　符合上述临床表现。极少数病例皮疹不典型，部分病例仅表现为脑炎或脑膜炎等，诊断需结合病原学或血清学检查结果。

(二) 确诊病例

在临床诊断病例基础上，具有下列之一者即可确诊。

1. 肠道病毒(CV－A16、EV－A71 等)特异性核酸检查阳性。

2. 分离出肠道病毒，并鉴定为 CV－A16、EV－A71 或其他可引起手足口病的肠道病毒。

3. 急性期血清相关病毒 IgM 抗体阳性。

4. 恢复期血清相关肠道病毒的中和抗体比急性期有 4 倍及以上升高。

七、鉴别诊断

(一) 其他儿童出疹性疾病

手足口病普通病例需与儿童出疹性疾病，如丘疹性荨麻疹、沙土皮疹、水痘、不典型麻疹、幼儿急疹、带状疱疹、风疹以及川崎病等鉴别；CV－A6 或 CV－A10 所致大疱性皮疹需与水痘鉴别；口周出现皮疹时需与单纯疱疹鉴别。可依据病原学检查和血清学检查进行鉴别。

(二) 其他病毒所致脑炎或脑膜炎

由其他病毒引起的脑炎或脑膜炎如单纯疱疹病毒、巨细胞病毒、EB 病毒等，临床表现与手足口病合并中枢神经系统损害的重症病例表现相似。对皮疹不典型者，应当结合流行病学史并尽快留取标本，进行肠道病毒尤其是 EV－A71 的病毒学检查，结合病原学或血清学检查结果作出诊断。

(三) 脊髓灰质炎

重症病例合并急性弛缓性瘫痪时需与脊髓灰质炎鉴别，后者主要表现为双峰热，病程第 2 周退热前或退热过程中出现弛缓性瘫痪，病情多在热退后到达顶点，无皮疹。

(四) 肺炎

重症病例可发生神经源性肺水肿，应与肺炎鉴别。肺炎患儿一般无皮疹，胸片可见肺实变病灶、肺不张及胸腔积液等，病情加重或减轻呈逐渐演变的过程。

八、重症病例的早期识别

重症病例诊疗关键在于及时准确地识别第 2 期和第 3 期，阻止发展为第 4 期。年龄 3 岁以下、病程 3 天以内和 EV－A71 感染为重症高危因素，下列指标提示患儿可能发展为重症病例危重型：

1. 持续高热　体温大于 39℃，常规退热效果不佳；

2. 神经系统表现　出现精神萎靡、头痛、眼球震颤或上翻、呕吐、易惊、肢体抖动、吸吮无力、站立或坐立不稳等；

3. 呼吸异常　呼吸增快、减慢或节律不整，安静状态下呼吸频率超过 30～40 次/分；

4. 循环功能障碍　心率增快(＞160 次/分)、出冷汗、四肢末梢发凉、皮肤发花、血压升高、毛细血管再充盈时间延长(＞2 秒)；

5. 外周血白细胞计数升高　外周血白细胞计数 $\geq 15 \times 10^9/L$，除外其他感染因素；

6. 血糖升高　出现应激性高血糖，血糖＞8.3mmol/L；

7. 血乳酸升高 出现循环功能障碍时，通常血乳酸≥2.0mmol/L，其升高程度可作为判断预后的参考指标。

九、治疗

(一)一般治疗

普通病例门诊治疗。注意隔离,避免交叉感染;清淡饮食;做好口腔和皮肤护理。

积极控制高热。体温超过 38.5℃者,采用物理降温(温水擦浴、使用退热贴等)或应用退热药物治疗。常用药物有:布洛芬口服,5 ~ 10mg/(kg · 次);对乙酰氨基酚口服,10 ~ 15mg/(kg · 次);两次用药的最短间隔时间为 6 小时。

保持患儿安静。惊厥病例需要及时止惊,常用药物有:如无静脉通路可首选咪达唑仑肌肉注射,0.1 ~ 0.3mg/(kg · 次),体重 <40kg 者,最大剂量不超过 5mg/次,体重 >40kg 者,最大剂量不超过 10mg/次;地西泮缓慢静脉注射,0.3 ~ 0.5mg/(kg · 次),最大剂量不超过 10mg/次,注射速度 1 ~ 2mg/min。需严密监测生命体征,做好呼吸支持准备;也可使用水合氯醛灌肠抗惊厥;保持呼吸道通畅,必要时吸氧;注意营养支持,维持水、电解质平衡。

(二)病因治疗

目前尚无特效抗肠道病毒药物。研究显示,干扰素 α 喷雾或雾化、利巴韦林静脉滴注早期使用可有一定疗效,若使用利巴韦林应关注其不良反应和生殖毒性。不应使用阿昔洛韦、更昔洛韦、单磷酸阿糖腺苷等药物治疗。

(三)液体疗法

重症病例可出现脑水肿、肺水肿及心功能衰竭,应控制液体入量,给予生理需要量 60 ~ 80ml/(kg · d)(脱水剂不计算在内),建议匀速给予,即 2.5 ~ 3.3ml/(kg · h),注意维持血压稳定。休克病例在应用血管活性药物同时,给予生理盐水 5 ~ 10ml/(kg · 次)进行液体复苏,15 ~ 30 分钟内输入,此后酌情补液,避免短期内大量扩容。仍不能纠正者给予胶体液(如白蛋白或血浆)输注。

有条件的医疗机构可依据中心静脉压(CVP)、动脉血压(ABP)等指导补液。

(四)降颅压

常用甘露醇,剂量为 20% 甘露醇 0.25 ~ 1.0g/(kg · 次),每 4 ~ 8 小时 1 次,20 ~ 30min 快速静脉注射;严重颅内高压或脑疝时,可增加频次至每 2 ~ 4 小时 1 次。

严重颅内高压或低钠血症患儿可考虑联合使用高渗盐水(3% 氯化钠)。有心功能障碍者,可使用利尿剂,如呋塞米 1 ~ 2mg/kg 静脉注射。

(五)血管活性药物

第 3 期患儿血流动力学改变为高动力高阻力型,以使用扩血管药物为主。可使用米力农,负荷量 50 ~ 75μg/kg,15 分钟输注完毕,维持量从 0.25μg/(kg · min)起始,逐步调整剂量,最大可达 1μg/(kg · min),一般不超过 72h。高血压者应将血压控制在该年龄段严重高血压值以下,可用酚妥拉明 1 ~ 20μg/(kg · min),或硝普钠 0.5 ~ 5μg/(kg · min),由小剂量开始逐渐增加剂量,直至调整至合适剂量,期间密切监测血压等生命体征。

第 4 期血压下降时,可用正性肌力及升压药物治疗,如:多巴胺 5 ~ 20μg/(kg · min)、去甲肾上腺素 0.05 ~ 2μg/(kg · min)、肾上腺素 0.05 ~ 2μg/(kg · min)或多巴酚丁胺 2.5 ~ 20μg/(kg · min)等,从低剂量开始,以能维持接近正常血压的最小剂量为佳。

以上药物无效者可试用血管加压素或左西孟旦等药物治疗,血管加压素:20μg/kg,每 4 小时 1 次,静脉缓慢注射,用药时间视血流动力学改善情况而确定;左西孟旦负荷剂量 6 ~ 12μg/kg 静脉注射,维持量 0.1μg/(kg · min)。

(六)静脉丙种球蛋白

第 2 期不建议常规使用静脉丙种球蛋白。有脑脊髓炎和持续高热等表现者以及危重病例可酌情使用,剂量 1.0g/(kg · d),连用 2 天。

(七)糖皮质激素

有脑脊髓炎和持续高热等表现者以及危重病例酌情使用。可选用甲基泼尼松龙 1 ~

2mg/(kg · d),或氢化可的松 3 ~5mg/(kg · d),或地塞米松 0.2 ~ 0.5mg/(kg · d),一般疗程 3 ~5天。

(八)机械通气

1. 机械通气指征 出现以下表现之一者,可予气管插管机械通气:

(1)呼吸急促、减慢或节律改变;

(2)气道分泌物呈淡红色或血性;

(3)短期内肺部出现湿性啰音;

(4)胸部 X 线检查提示肺部明显渗出性病变;

(5)脉搏血氧饱和度(SpO_2)或动脉血氧分压(PaO_2)下降;

(6)面色苍白、紫绀、皮温低、皮肤发花、血压下降;

(7)频繁抽搐或昏迷。

2. 机械通气模式 常用压力控制通气,也可选用其他模式。有气漏或顽固性低氧血症者可考虑使用高频通气(HFV)。

3. 机械通气参数调节目标 维持动脉血氧分压(PaO_2)在 60 ~ 80mmHg 以上,动脉血氧饱和度(SaO_2)92% ~97%,控制肺水肿和肺出血。

对于出现肺水肿或肺出血者或仅有中枢性呼吸衰竭者,按照机械通气呼吸机初调参数表进行调节。

若肺出血未控制或血氧未改善,可每次增加 PEEP1 ~2cmH_2O,一般不超过 20cm H_2O,注意同时调节 PIP,以保证正常的氧合水平。肺水肿及出血控制以后,逐步下调呼吸机的参数。

4. 机械通气管理

(1)镇痛与镇静:气管插管前需要进行充分的镇静、镇痛处理。药物包括:咪达唑仑静脉泵注,0.1 ~0.3mg/(kg · h);芬太尼静脉注射,1 ~2μg/kg,注射时间 >60 秒;芬太尼静脉维持泵注:1 ~4μg/(kg · h)。

(2)机械通气过程中避免频繁、长时间吸痰造成气道压力降低,要保持气道通畅,防止血凝块堵塞气管导管。

5. 撤机指征

(1)自主呼吸恢复正常,咳嗽反射良好;

(2)氧合指数(PaO_2/FiO_2)≥200mmHg,PEEP <10cmH_2O 时,开始做撤机评估;

(3)血气分析好转,胸片肺部渗出与肺水肿好转;

(4)意识状态好转;

(5)循环稳定。

(九)其他

1. 血液净化 危重症患儿有条件时可开展床旁连续性血液净化治疗,目前尚无具体推荐建议。血液净化辅助治疗有助于降低"儿茶酚胺风暴",减轻炎症反应,协助液体平衡和替代肾功能等,适用于第 3 期和第 4 期患儿。

2. 体外生命支持 包括体外膜肺(ECMO)、体外左心支持(ECLVS)或 ECMO + 左心减压(LV vent)等。适用于常规治疗无效的合并心肺衰竭的危重型患儿,其中ECMO + 左心减压适用于合并严重肺水肿和左心衰竭的重症患儿。严重脑功能衰竭的患儿不建议使用。

(十)恢复期治疗

针对患儿恢复期症状进行康复治疗和护理,促进各脏器功能尤其是神经系统功能的早日恢复。

(十一)中医辨证论治

手足口病属于中医"瘟疫、温热夹湿"等范畴,传变特点具有"卫气营血"的规律,根据病症,分期辨证论治。

1. 出疹期 湿热蕴毒,郁结脾肺证。

(1)症状:手、足、口、臀部等部位出现斑丘疹、丘疹、疱疹,伴有发热或无发热,倦怠,流涎,咽痛,纳差,便秘。甚者可出现大疱、手指脱甲。

(2)舌象脉象指纹:舌质淡红或红,苔腻,脉数,指纹红紫。

(3)治法:清热解毒,化湿透邪。

(4)基本方:甘露消毒丹。

(5)常用药物:黄芩、茵陈、连翘、金银花、藿香、滑石、牛蒡子、白茅根、薄荷、射干。

(6)用法:口服,每日 1 剂,水煎 100 ~ 150ml,分 3 ~4 次口服。灌肠,煎煮取汁 50 ~ 100ml,日 1 剂灌肠。

(7)加减:持续发热、烦躁、口臭、口渴、大便秘结,加生石膏、酒大黄、大青叶。

(8)中成药:可选用具有清热解毒、化湿透疹功效且有治疗手足口病临床研究报道的药物。

2. 风动期　毒热内壅,肝热惊风证。

(1)症状:高热,易惊,肌肉瞤动,瘛疭,或抽搐,或肢体痿软无力,呕吐,嗜睡,甚则昏矇、昏迷。

(2)舌象脉象指纹:舌暗红或红绛,苔黄腻或黄燥,脉弦细数,指纹紫滞。

(3)治法:解毒清热,息风定惊。

(4)基本方:清瘟败毒饮合羚角钩藤汤。

(5)常用药物:生石膏、水牛角、银花、连翘、生大黄、黄连、丹皮、紫草、生地、钩藤,羚羊角粉。

(6)加减:高热持续,伴有神昏者加用安宫牛黄丸,伴有便秘者加用紫雪散。

(7)用法:口服,每日 1 剂,水煎 100 ~ 150ml,分 3 ~4 次口服。灌肠,煎煮取汁 50 ~ 100ml,日 1 剂灌肠。

(8)中成药:可选用具有解毒清热、息风定惊功效且有治疗手足口病临床研究报道的药物。

3. 喘脱期　邪闭心肺,气虚阳脱证。

(1)症状:壮热,喘促,神昏,手足厥冷,大汗淋漓,

面色苍白,口唇紫绀。

(2)舌象脉象指纹:舌质紫暗,脉细数或沉迟,或脉微欲绝,指纹紫暗。

(3)治法:固脱开窍,清热解毒。

(4)基本方:参附汤、生脉散合安宫牛黄丸。

(5)常用药物:人参、制附片、麦冬、山萸肉、人工牛黄、羚羊角粉、炒栀子、黄连、天竺黄、石菖蒲、郁金。

(6)用法:口服,每日 1 剂,水煎 100 ~ 150ml,分 3 ~4 次口服。灌肠,煎煮取汁 50 ~ 100ml,日 1 剂灌肠。

(7)中成药:可选用具有固脱开窍、清热解毒功效且有治疗相关病症临床研究报道的药物。

4. 恢复期　气阴不足,络脉不畅证。

(1)症状:乏力,纳差,或伴肢体痿软,或肢体麻木。

(2)舌象脉象指纹:舌淡红,苔薄腻,脉细,指纹色淡或青紫。

(3)治法:益气通络,养阴健脾。

(4)基本方:生脉散合七味白术散。

(5)常用药物:党参、五味子、麦冬、白术、茯苓、玉竹、藿香、木香、葛根。

(6)用法:每日 1 剂,水煎分 3 ~4 次口服。

(7)中成药:可选用具有益气、养阴、通络功效且有相关病症临床研究报道的药物。

(8)非药物治疗:针灸、推拿等可帮助功能恢复。

注:处方药物具体剂量应根据患儿年龄规范使用,只适用于病症的治疗,不适用于疾病的预防。

十、预防

(一)一般预防措施

保持良好的个人卫生习惯是预防手足口病的关键。勤洗手,不要让儿童喝生水,吃生冷食物。儿童玩具和常接触到的物品应当定期进行清洁消毒。避免儿童与患手足口病儿童密切接触。

(二)接种疫苗

EV – A71 型灭活疫苗可用于 6 月龄 ~5 岁儿童预防 EV – A71 感染所致的手足口病,基础免疫程序为 2 剂次,间隔 1 个月,鼓励在

12 月龄前完成接种。

(三)加强医院感染控制

医疗机构应当积极做好医院感染预防和控制工作。各级各类医疗机构要加强预检分诊,应当有专门诊室(台)接诊手足口病疑似病例;接诊手足口病病例时,采取标准预防措施,严格执行手卫生,加强诊疗区域环境和物品的消毒,选择中效或高效消毒剂如含氯(溴)消毒剂等进行消毒,75% 乙醇和 5% 来苏对肠道病毒无效。

关于为陈平等同志颁发卫生健康行业经济管理后备领军人才证书的通知

国卫财务函[2018]141 号

各省、自治区、直辖市及新疆生产建设兵团卫生计生委:

为贯彻落实人才强国战略和健康中国战略,提升卫生健康行业经济管理整体水平,依据《卫生计生行业经济管理后备领军人才培养计划实施方案》,我委于 2016 年启动第一期培养计划。陈平等 94 位同志顺利完成全部培训项目,经考核合格,颁发"卫生健康行业经济管理后备领军人才"证书。

各省级卫生计生行政部门要结合实际,进一步加强经济管理领军人才和后备领军人才的培养使用,研究制订激励措施,积极为人才成长和发挥作用搭建平台。希望第一期卫生健康行业经济管理后备领军人才立足本职岗位,紧扣卫生健康事业改革发展目标任务,充分发挥辐射带动作用,为推动健康中国建设做出应有贡献。

附件:国家卫生健康委第一期卫生健康行业经济管理后备领军人才毕业人员名单。

国家卫生健康委员会

二〇一八年七月六日

附件略。

国家卫生健康委第一期卫生健康行业经济管理后备领军人才毕业人员名单(口腔医学)

(按姓名首字母排序)

郝玉刚　徐州市口腔医院

黄锦峰　广西医科大学附属口腔医院

李慧娣　黑龙江省口腔病防治院

慕　昕　辽宁省中国医科大学附属口腔医院

苏　伟　江苏省口腔医院

关于 2017 年度资产决算工作的通报

国卫办财务函[2018]1135 号

委预算单位:

2017 年,在各单位共同努力下,我委行政事业单位国有资产报告、中央行政事业单位国有资产决算报告、行政事业单位经管资产报告及自然资源国有资产报告工作（以上统称资产决算工作）已顺利完成。根据《国家卫生健康委资产决算工作考核暂行办法》，我委对资产决算工作进行了综合考评，现将有关情况通报如下：

一、精心组织，资产决算工作取得积极成效

按照财政部、国管局和我委的统一部署和要求，各单位对资产决算工作高度重视、精心组织，有效推进资产决算工作开展。我委顺利完成了资产决算数据汇总、分析、上报工作，确保了资产决算工作的及时性、完整性、准确性，并获得财政部通报表扬。

二、查找不足，不断提升资产决算工作水平

2017 年度资产决算编报工作取得了较好成效，但也存在一些问题和不足：一是个别单位未按照规定时间修改完成资产决算，经反复催报、督促才完成修改上报工作，影响了数据汇总工作进度。二是个别单位把关不严，出现表间勾稽关系错误的情况，数据质量有待进一步提升。三是部分单位对资产管理工作重视不够，队伍建设、人力保障和组织协调等方面仍有待提升。四是部分单位对数据信息的分析利用不足，未能通过分析研究进一步保障数据质量、挖掘有效价值。

三、通报表扬，进一步做好资产决算工作

为鼓励和推动各单位进一步做好资产决算工作，我委从及时性、完整性、准确性、数据分析等方面组织专家对各单位进行了综合考评。现对工作组织得力、报表编制规范、数据真实可靠、材料报送及时等方面较为突出的吉林大学第一医院等 45 家先进单位按照一等、二等、三等 3 个等级进行通报表扬（名单详见附件）。

各单位要进一步提高思想认识，充分认识建立国务院向全国人大常委会报告国有资产管理情况制度的重要意义，充分认识资产决算工作在本单位财务管理和经济运行管理中的重要地位。加强和规范资产管理工作，夯实管理基础，完善内部控制机制，推进资产管理信息化建设，做好数据治理工作，确保资产数据真实、准确、完整。加强分析应用，加强对资产数据的挖掘、利用。以财务指标和相关统计指标为主要依据，对本年度资产存量、结构、变动、使用、处置、效用等情况进行全面、深入的分析，客观反映单位发展趋势及问题导向，以决算促管理，以管理促提高。

附件：国家卫生健康委 2017 年度资产决算工作通报表扬单位名单

国家卫生健康委办公厅

二〇一八年十二月十七日

附件略。

国家卫生健康委 2017 年度资产决算工作通报表扬单位名单（口腔医院）

一等（共 10 个，口腔医院 1 个）

四川大学华西口腔医院

二等（15 个，口腔医院 2 个）

北京大学口腔医院

吉林大学口腔医院

三等（20 个，口腔医院 2 个）

中山大学附属口腔医院

西安交通大学口腔医院

医学教育

2018—2022 年教育部高等学校口腔医学类专业教学指导委员会成立

2018 年 11 月 1 日,教育部在北京召开了 2018—2022 年教育部高等学校教学指导委员会(以下简称"教指委")成立大会。华西口腔医学院院长叶玲教授被聘为口腔医学类专业教学指导委员会主任委员,教务部部长张凌琳教授被聘为口腔医学类专业教学指导委员会秘书长。教育部教指委是教育部聘请并领导的专家组织,具有非常设学术机构的性质,接受教育部的委托,开展高等学校本科教学的研究、咨询、指导、评估、服务等工作。新一届教育部教指委规模大、覆盖全、水平高,集中了高等教育方面最权威的专家学者。华西口腔医学院叶玲教授当选为教育部高等学校教学指导委员会主任委员,是教育部对华西口腔医学院长期以来在人才培养,特别是本科教育领域取得成绩的充分肯定,也是对华西口腔医学院未来工作的激励。

新一届口腔医学类专业教学指导委员会的成立,对口腔医学专业人才培养体系的顶层设计以及教育教学的内涵提升具有重要意义,华西口腔医学院作为主任委员单位,也将全力支持教指委的工作,在工作中增强荣誉感、使命感、方位感和紧迫感,聚焦教育工作的"两个根本",认真落实党中央和国家对人才培养的时代新要求,履行好教指委的职责,促进我国口腔医学教育事业的发展。

2019 年 2 月 24 日,2018—2022 年教育部高等学校口腔医学类专业教学指导委员会(简称口腔教指委)工作会议在成都召开。教育部高等教育司王启明副司长、四川大学副校长张林教授、口腔教指委上届主任委员周学东教授以及来自全国 42 所高校的 44 名新一届口腔医学类专业教学指导委员会全体委员出席会议。教育部高等教育司王启明副司长向受聘担任本届教育部口腔医学类教学指导委员会的各位委员表示祝贺,希望各位委员牢记使命,认真履职尽责,为全面振兴本科教育贡献力量。他指出口腔教指委工作要以发展"新医科"和卓越医生培养计划为契机,践行"五个聚焦",一是聚焦学习研究,学深悟透重要会议和重要讲话精神;二是聚焦卓越计划 2.0 的实施,群策群力,做好谋划;三是聚焦一流专业建设;四是聚焦一流课程建设,着力打造"金课";五是聚焦教师教学能力提升,提升师资水平,加强师资力量培养为培养卓越口腔医学人才做出贡献。

张林副校长代表学校向参加会议的全体委员和嘉宾表示欢迎,对大家长期以来给予四川大学的支持和帮助表示感谢。上届主任委员周学东教授对上届口腔教指委工作从专业认证、教育教学改革等方面做了总结。主任委员叶玲教授做了题为"凝心聚力,引领我国口腔医学本科人才培养"的报告,提出本届教指委将继续坚持以"人才培养为本,以本科教育为根,以创新发展为魂",带动口腔医学建立一流专业、一流课程、培养一流教师、一流人才、推动一流认证,打响全面振兴本科教育攻坚战,为建设我国一流口腔医学本科教育、建设高等教育强国提供智力支撑,并对本届教指委的工作计划和重点任务进行了部署。委员们为本届教指委的工作建言献策。最后会议审议通过了《2018—2022 年教育部高等学校口腔医学类专业教学指导委员会工作规划》。

口腔医学技术专业本科认证标准指标体系(试行)

2018—2022 年教育部高等学校口腔医学类专业教学指导委员会

标准指标体系起草过程说明:为全面落实一本为本、四个回归、办世界一流口腔医学技术本科专业,确保我国口腔医学技术本科教育质量,进一步指导相关口腔院校办学,培养合格的口腔医学技术本科专业人才,教育部第二届口腔医学专业本科教学指导委员会以教育部医学教育有关政策及《口腔医学技术专业本科教育标准(试行)》为依据,参照《中国口腔医学专业认证标准指标体系》及《口腔修复工国家职业标准(试行)》制定要求,经过三年多的基层调研和论证,起草《口腔医学技术专业本科认证标准指标体系》的编制,以期推动今后我国口腔医学技术专业教育的规范化、标准化建设,赶超国际先进教育教学水平,切实提高口腔医学技术专业本科人才培养的质量。2018 年 1 月 19 日教育部第二届口腔医学专业本科教学指导委员会在深圳召开《口腔医学技术本科专业认证标准指标体系》审核会议,与会专家包括周学东、于海洋、季平、麻健丰、陶人川、岳莉、陶永青、胡书海、纪晴、王超朋、张倩倩。会后资料整理于海洋、张倩倩。

本指标体系以四年制口腔医学技术本科教育为主要适用对象,针对我国本科口腔医学技术专业认证提出最低要求。各高校可参照指标体系根据自身的定位和办学特色进行口腔医学技术专业建设,但不得低于本指标体系相关要求。本指标体系以《口腔医学技术专业本科教育标准(试行)》为依据,是各个院校进行口腔医学技术专业建设的必要基础,是本科口腔医学技术院校(系或专业)质量保证体系的重要参照依据,必将对口腔医学技术教育改革与发展起重要作用。本指标体系也将用于我国口腔医学技术教育的评价与认证,一般包括学校自评、现场考察、提出认证建议和发布认证结论等,不适用于高等院校的专业排序,并希望通过研讨不断修改,通过评估与认证实践不断得以检验和完善。

一、办学宗旨与目标(5 分)

1. 办学宗旨及培养目标(2 分)

检查内容:专业定位;办学理念;发展规划;培养目标;质量标准。检查方法:查阅相关学校文件、会议纪要等材料。评分标准:定位科学合理,办学理念明确;教育目标合适,并得到学校或上级主管部门的批准;相关信息全院师生知晓,并贯彻始终;注重学生创新创业能力培养。

2. 办学自治(1 分)

检查内容: 课程计划;人员聘用;资源配置。检查方法:查阅相关学校文件、会议纪要等材料。评分标准:制订课程计划及实施方案,合理规划人员聘用和教育资源配置。

3. 教育结果(1 分)

检查内容: 培养目标;教育计划。检查方法:查阅相关学校文件、会议纪要等材料。评分标准:制订合适的培养目标和教育计划。

4. 学制和学位(1 分)

检查方法:查阅相关学校文件、会议纪要等材料。评分标准:学制:四年;授予学位:理学学士学位。

二、教学计划(10 分)

1. 课程计划(1 分)

检查内容:课程计划;课程改革;个性特色。检查方法:查阅相关文件资料、课表、教改等。评分标准：课程设置合理，包括必修课程和选修课程、理论教学和实践教学；加强基础、培养能力、注重素质和发展学生个性（强化特色）；总学分不低于 160 学分，总学时不低于 2 400 学时。

2. 教学方法（2 分）

检查内容：教学方式；教学改革。检查方法：实地考察听课，查阅教改有关资料、教学课件等。评分标准：以“学生为中心”和“自主学习”为目标的教育方式和教学方法改革；引导式、问题式、交互式等的教学方法；小班、小组方式教学

3. 政治理论、思想道德修养教育和自然科学课程（0.5 分）

检查内容：政治理论、思想道德修养教育和自然科学课程。检查方法：查阅课程计划、课表等相关资料。评分标准：设置政治理论、思想道德修养教育和自然科学课程，自然科学课程通常包括数学、物理、化学、计算机等。

4. 基础医学课程（0.5 分）

检查内容：基础医学课程。检查方法：查阅课程计划、课表等相关资料。评分标准：设置适合该专业的系统解剖学和生理学等课程或相关课程的知识点。

5. 专业课程（2 分）

检查内容：专业课程。检查方法：查阅课程计划、课表等相关资料。评分标准：设置专业课程，包括口腔解剖生理学、口腔材料学、口腔修复学、口腔组织病理学、口腔修复工艺学［涵盖活动义齿、固定义齿、全口义齿、种植义齿、修复工艺学、口腔美学、口腔数字化人工智能技术］等相关课程。专业课程的教学时数不低于总教学时数的 30%（总教学时数不包括毕业实习和毕业论文）（0.5 分）。专业课程的实验课和理论课教学时数比例不低于 1∶1，实践环节占总学分的比例为 50%（1 分）；专业课程的实验课和理论课教学时数比例不低于 2∶1，实践环节占总学分的比例为 80%（1.5 分）。

6. 口腔临床医学课程（0.5 分）

检查内容：口腔临床医学课程；口腔临床见习。检查方法：查阅课程计划、课表等相关资料。评分标准：设置口腔科学，见习学分不少于 2 学分。

7. 创新创业教育课程（1 分）

检查内容：创新创业教学。检查方法：查阅课程计划、课表等相关资料。评分标准：学生参加各类创新创业实践。开设 1 门创新创业课程（必修或选修）（0.5 分）；开设 2 门创新创业课程（必修或选修）（1 分）。

8. 毕业实习（1 分）

检查内容：毕业实习大纲。检查方法：查阅课程计划、课表等、实习大纲等相关资料。评分标准：毕业实习不少于 40 周（0.5 分）；毕业实习不少于 48 周，其中在口腔临床见习不少于 32 个学时（1 分）。

9. 毕业论文（0.5 分）

检查内容：毕业论文。检查方法：查阅课程计划、课表等、学生毕业论文或综述等相关资料。评分标准：学生初步具备实验研究和撰写本科毕业论文的能力；每位指导教师指导毕业论文的学生人数不超过 5 名。

10. 课程计划管理（0.5 分）

检查内容：管理机构。检查方法：管理机构课程计划的制订与实施、意见信息反馈、规划调整等的相关资料及会议纪要。评分标准：具有专门的职能机构负责课程计划管理；课程计划管理体现尊重教师、学生和其他利益方代表的意见。

11. 与毕业后教育的衔接（0.5 分）

检查内容：教育计划。检查方法：查阅教育计划相关资料。评分标准：教育计划应考虑到与毕业后教育的有效衔接，并使毕业生具备接受和获得继续教育的能力。

三、学生成绩评定（10 分）

1. 学业成绩评定体系（3 分）

检查内容：教育计划；教育过程；教育结

果状况。检查方法:查阅成绩评定记录,包括平时成绩评价、课程结束考试、毕业考试等记录。评分标准:学生学业成绩评定覆盖各个教学环节,其重点是对教育计划、教育过程及教育结果状况的检测;开展包括课堂讨论、实验记录、查阅实习手册等的形成性评价,课程结束考试、毕业综合考试、毕业论文等终结性评价;平时成绩评价(1 分)、课程结束考试(1 分)、毕业考试(1 分)。

2. 考试和学习之间的关系(1 分)

检查内容:综合考试;考试方式和频次。检查方法:查阅考试相关文件资料。评分标准:进行综合考试;设置合理的考试方式和频次(1 分)。

3. 试结果分析与反馈(2 分)

检查内容:考试结果分析;反馈方式。检查方法:查阅考试结果分析资料等。评分标准:对考试结果进行基于教育测量学的分析(1 分)。分析结果以适当方式反馈给学生、教师和教学管理人员,并将其用于改进教与学(0.5 分)。考试分析包括整体结果、考试信度和效度、试题难度和区分度,以及专业内容分析等(0.5 分)。

4. 考试管理(2 分)

检查内容:管理机构设置;考试规章制度;考试理论培训。检查方法:查阅考试管理规章制度及考试管理培训记录等。评分标准:设置管理部门,负责制定有关考试具体的管理规章制度(1 分)。开展考试理论的培训,以提高命题、考试质量(1 分)。

四、学生(5 分)

1. 招生政策(2 分)

检查内容:招生细则;招生规模;招生章程。检查方法:查阅招生相关文件,搜索网页等。评分标准:制定招生的具体细则;招生规模设置合理;招生章程包括院校简介、专业介绍、招生计划、收费标准、奖学金等,并应向社会公布。

2. 新生录取(1 分)

检查内容:政策贯彻;学生群体构成。检查方法:阅学生名册相关资料文件。评分标准:贯彻国家的招生政策;保证招生质量的前提下,注意学生群体构成的多样性,不存有歧视和偏见。

3. 学生支持与咨询(2 分)

检查内容:机构设置;支持服务。检查方法:查阅支持服务机构人员名单、查看获取奖学金、贷学金、助学金、困难补助等学生名单、会议纪要。评分标准:建立机构,配备专门人员对学生提供必需的支持服务;服务内容涵盖课程选修、成绩评定、学习、心理、生活心理咨询,勤工助学、就业指导等;支持服务包括医疗卫生,为残障学生提供合理的住宿,认真执行奖学金、贷学金、助学金、困难补助等助学制度,为学生提供经济帮助和就业指导。

五、教师(15 分)

1. 聘任政策(4 分)

检查内容:师资政策;教师职责;评估检查。检查方法:查阅教师名册、业绩评估检查报告相关文件资料等。评分标准:实施教师资格认定制度和教师聘任制度(1 分);明确规定教师职责(1 分);被聘任教师必须具有良好的职业道德、教学能力和与其学术等级相符合的学术水平,胜任相应的课程和规定的教学任务(1 分);定期对教师的业绩进行评估检查,建立有学生对教师的评价体系(1 分)。

2. 师资队伍数量和结构要求(8 分)

检查内容:师资配比;年龄结构;学历结构;职称结构。检查方法:查阅有关资料、学位证书、职称证书等。评分标准:师资队伍规模适当、结构合理稳定、教师水平较高,生师比必须低于教育部本科教育教学评估所规定的合格标准。满足专业课教师数与本专业在校学生数(含毕业实习生)之比为 1∶6~1∶8;专业课教师中,本校专、兼职教师不少于 80%(2 分);教师职称结构合理;年龄结构合理,30~

55 岁的教师不少于总数的 2/3(2 分);教师中 35 周岁以下教师应具有本科及以上学历,35 周岁以下实验技术人员应具有大专及以上学历(1 分);专任教师应具有高校教师资格证书(2 分);应配专职学科专业带头人(负责人),由副高以上职称、具有研究生导师资质,并在口腔医学技术专业领域有一定知名度的专家担任(1 分)。

折合在校生数:普通本、专科(高职)学生数 + 硕士研究生数 ×1.5 + 博士生数 ×2 + 留学生数 ×3 + 预科生数 + 进修生数 + 成人脱产班学生数 + 业余(夜大)学生数 ×0.3 + 函授生数 ×0.1。

专任教师是指从事口腔医学技术专业教学的专任全职教师。为口腔医学技术专业承担物理、化学、思想政治理论、外国语、体育、通识教育等课程教学的教师,担任专职行政工作(辅导员、党政工作)的教师不计算在内。如果有兼职教师,计算教师总数时,每两名兼职教师折算成一名专任全职教师。

3. 师资政策及师资培养(3 分)

检查内容:师资政策;教师培养;师资交流。检查方法:查阅师资政策、教师培养、师资交流相关文件资料及相应财务支出等。评分标准:保障教师的合法权利和有效履行教师职责,具有明确的师资政策并能有效执行(0.5 分);建立教师直接参与教育计划制订和教育管理决策的机制,使教师理解教学内容和课程计划调整的意义(0.5 分);制订教师队伍建设计划,保证教师的培养、考核和交流,为教师提供专业发展的机会和平台(0.5 分);实施教师上岗制度、青年教师助教制度、青年教师任课试讲制度;实施青年教师培养计划,建立青年教师专业发展机制,使青年教师能够尽快掌握教学技能,传承学校优良教学传统(1 分)。师资交流包括教师在本学科领域内、学科领域间的交流以及校际、国际交流等(0.5 分)。

六、教育资源(20 分)

1. 教育预算与资源配置(4 分)

检查内容:经费投入;设备价值;财务管理。检查方法:查阅相关文件资料、财务支出及实地考察等。评分标准:具备足够的经济支持以满足人才培养之需要,生均年教学日常运行支出不低于 2 000 元,且教育经费投入应逐年稳步增长,确保教育教学计划完成(1 分);有一定的年度仪器设备维护费(1 分);新开办专业的仪器设备价值不低于 500 万元,且生均教学设备总值不低于 5 000 元(1 分);依法建立健全财务管理制度,明确教育教学预算和资源配置的责任与权利,严格管理教育经费,提高教育投资效益(1 分)。

【注释】

基本办学条件参照教育部《普通高等学校基本办学条件指标(试行)》规定的合格标准执行。教学科学研究仪器总值仅计算单价在 800 元及以上的仪器设备。学校收取的学费应当按照国家有关规定管理和使用,其中教学经费及其所占学校当年会计决算的比例必须达到国家有关规定的要求。教学经费预算视各院校或区域预算标准而定。鉴于口腔医学技术学学生成本较高,建议院校生均拨款额度高于其他专业。

2. 基础设施(2 分)

检查内容:设施数量;设施维护。检查方法:查阅相关文件资料、财务支出及实地考察等。评分标准:有足够的基础设施(如教室、多媒体设备、图书馆、文体活动场所、学生公寓、学生食堂等)供师生的教学活动使用,对基础设施定期进行更新及添加,确保教学计划得以完成。

【注释】

生均使用教学实验室面积不低于教育部本科教育教学评估所规定的合格标准。实验室消防安全符合国家标准。实验室生物安全符合国家标准。

3. 实验室建设(10分)

检查内容:实验室规模;实验仪器;实验课程;教学软件。检查方法:查阅相关文件资料、财务支出及实地考察等。评分标准:口腔医学技术实验室,其使用面积生均不少于1:16m^2(2分);技术综合操作台(俗称技工桌)与年级学生人数比例不低于1:1(2分);其他相关设备(如口腔显微及放大系统、打磨机、模型修整机、真空搅拌机、烤瓷炉、铸造机、喷砂机、实验室用CAD/CAM设备、3D打印设备等)配置应满足实验需要,并定期进行补充更新(4分);专业课的实验开出率,应达到教学计划和大纲规定的90%以上,课程安排合理全面(2分)。

4. 实习基地(2分)

检查内容:基地建设;基地数量;实习工作。检查方法:查阅相关文件资料,实地考察等。评分标准:有实习计划和实习大纲,实习大纲规定项目的完成率应达90%以上(0.5分);有实习管理组织和完善的实习管理制度并有专人负责实习工作(0.5分);有足够的口腔医学技术教学基地,满足教学所需。口腔医学技术的校外教学实践基地,应具备合法资质、能开展口腔医学技术全流程培训的大中型义齿加工企业(1分)。

5. 图书及信息服务(0.5分)

检查内容:图书馆网络信息设施。检查方法:查阅相关文件资料,实地考察等。评分标准:拥有并维护良好的图书馆和网络信息设施,必须建立相应的政策和制度,使现代信息和通信技术能有效地用于教学,使师生能够利用信息和通信技术进行自学、获得信息等;通过手册或网站等形式,提供本专业的培养方案、教学大纲、教学要求、考核要求等基本教学信息;建设专业基础课、专业必修课课程网站,提供一定数量的网络教学资源;提供主要的数字化专业文献资源、数据库和检索这些资源的工具并提供使用指导。

6. 教材及参考书(0.5分)

检查内容:教材使用;教材建设。检查方法:查阅相关文件资料、课表、教材等。评分标准:基础课、专业基础课、专业课使用国家规划或正式出版的教材应达到三分之二及以上。

7. 教育专家(0.5分)

检查方法:查阅相关文件资料、会议纪要等。评分标准:有教育专家参与教育的决策,参与人才培养方案的制定,参与教育计划的制订,参与教学方法的改革;建立与教育专家联系的有效途径,能证实在师资培养和口腔医学技术教育中发挥教育专家的作用。

【注释】

教育专家是院校研究医学教育问题、过程和实践的专门人才,包括具有医学教育研究经历的教师、管理专家、教育学家、心理学家和社会学家等。教育专家可由学校某一教育部门推荐,也可以从其他高校或机构聘请。

8. 教育交流(0.5分)

检查方法:查阅交流资料、财务支出等。评分标准:提供适当资源,促进教师和学生进行地区及国家间的交流。

七、教育评价(10分)

1. 教育评价机制(3分)

检查内容:评价体系;评价活动。检查方法:查阅教学档案、文件等有关资料。评分标准:建立教育评价体系,领导、行政管理人员、教师和学生参与教育评价活动,及时发现问题和解决问题;开展对教学计划、教学过程和教学结果状况的评定活动。

2. 教师和学生的反馈(4分)

检查内容:机构设置;反馈信息。检查方法:查阅教学档案、文件等有关资料,随机抽取学生、教师进行访谈。评分标准:确定相应机构,收集和分析教师与学生的反馈意见,为改进教学工作提供决策依据。

3. 毕业生质量(3分)

检查内容:质量调查;工作改进。检查方法:查阅试卷、教学档案、奖学金、课外活动、教案、课件、出勤情况等资料，随机抽取学生进行口腔医学技术专业的操作考核。评分标准：建立毕业生质量调查制度，从毕业生工作环境中收集改进教育质量的反馈信息；具有学生成绩评定体系及考试结果的反馈程序；毕业生就业率及用人单位意见反馈良好。

八、科学研究(15 分)

1. 教学与科学研究的关系(5 分)

检查内容：科研管理体系；科研条件；教改项目；教改论著；教学获奖。检查方法：查阅 5 年内有关资料。评分标准：设立相应管理体系，制定积极的科研政策、发展规划和管理办法；为教师提供基本的科学研究条件和平台；培养学生的科学思维、科学方法和科学精神。国家级项目 1.5 分，部(省)级项目 1 分，校级 0.5 分；主编教材建设 2 分，参编教材 1 分，教改文章 0.5 分；教学获奖国家级 2 分，部(省)级 1 分，校级 0.5 分；以上分数可累加但不超过 5 分。

2. 教师科学研究(5 分)

检查内容：科研项目；科研文章；发明成果。检查方法：查阅 5 年内有关资料。评分标准：教师应当具有一定的科学研究能力，承担相应的科研项目，取得相应的科学研究成果。科学研究项目、科学研究成果包括国家级，省(市)部级、厅局级以及校级项目与成果、教学研究项目与成果。辅导学生获得国家级及以上(4 分)、省级(2 分)、校级(1 分)的创新创业比赛及技能大赛；每项发明专利 2 分，新型实用专利 1 分，外观设计专利 0.5 分。以上分数累计不超过 5 分。

3. 学生科研(5 分)

检查内容：科研活动参与；科研课程计划；科研能力。检查方法：查阅 5 年内有关资料。评分标准：为学生创造参与科学研究的机会与条件；课程计划中安排适当的综合性、设计性实验。为学生开设学术讲座、组织科研小组等，积极开展有利于培养学生科学研究能力的活动；设置科研训练和能力培养的必修课程。学生获得国家级及以上(4 分)、省级(2 分)、校级(1 分)的创新创业比赛及技能大赛；每项发明专利 2 分，新型实用专利 1 分，外观设计专利 0.5 分；以上分数累计不超过 5 分。

九、管理和行政(5 分)

1. 管理(2 分)

检查内容：管理建设；管理制度；管理队伍。检查方法：查阅有关资料文件。评分标准：具有口腔医学教育管理机构，明确其职能及在学校中的地位；具有健全完善的教学档案文件；具有科学的管理制度及操作程序；具有完善的教学质量保障体系；教学督导及管理队伍构建合理，职责明确。

2. 院校领导(1 分)

检查内容：管理职责。检查方法：查阅有关资料文件。评分标准：明确主管教学的领导在组织制定和实施教育计划、合理调配教育资源方面的权利。

3. 行政管理人员(1 分)

检查内容：管理建设；管理制度；管理队伍。检查方法：查阅有关资料文件。评分标准：建立结构合理的行政管理队伍，行政管理人员承担相应的岗位职责，执行相应的管理制度，确保教学计划及其他教学活动的顺利实施。

4. 与卫生部门的关系(1 分)

检查内容：联系与交流；支持培养。检查方法：查阅有关资料文件。评分标准：院校必须主动与社会、政府卫生管理机构相关职能部门加强联系和交流，争取各方对人才培养的支持。

十、改革与发展(5 分)

1. 发展规划(3 分)

检查内容：定期回顾；发展规划。检查方法：查阅教学档案、文件等有关资料。评分标准:定期总结教学工作和检查发展规划;能不断进行教学、科研、医疗的改革;定期制定教学未来发展规划。

2. 持续改革(2 分)

检查内容:教学改革。检查方法:查阅教学档案、文件等有关资料。评分标准:定期审查和修订学校既定的政策、制度、规划等,不断完善学校管理体制;定期调整培养目标、教育计划、课程结构、教学内容和方法,完善考核方法,以适应不断变化的社会需求;定期调整招生规模,使口腔医学技术专业的招生数量保持在适宜的范围之内。

全国首次专业学位水平评估结果

专业学位水平评估是受国务院教育督导委员会办公室委托,由教育部学位与研究生教育发展中心(简称"学位中心")以第三方方式组织实施,按专业学位类别进行的水平评估项目。全国首次专业学位水平评估试点工作于 2016 年 4 月启动,根据"先试点、后推广"的原则,选取部分设置时间较早、社会关注度较高的法律、教育、临床医学(不含中医)、口腔医学、工商管理、公共管理、会计、艺术(音乐)等 8 个专业学位类别进行试点评估。全国符合条件的 293 个单位的 650 个专业学位授权点全部参评。

学位中心经广泛调研,听取各方面意见,形成具有中国特色的专业学位水平评估标准和体系。评估信息以公共数据、单位填报、调查信息采集等多方式获取;评估方法采用客观评价与主观评价相结合的方式进行;评估结果通过精准计算,按"分档"呈现,具体方法是按"专业学位整体水平得分"的位次百分位,将每个专业学位类别前 75% 的参评单位分 9 档公布:前 2%(或前 2 名)为 A+,2% ~ 7% 为 A(不含 2%,下同),7% ~15% 为 A-,15% ~25% 为 B+,25% ~35% 为 B,35% ~45% 为 B-,45% ~55% 为 C+,55% ~65% 为 C,65% ~75% 为 C-。

公布评估结果旨为在帮助学位授予单位了解专业学位培养现状,发现自身优势与不足,促进专业学位研究生教育内涵式发展和质量全面提升提供客观信息;满足社会对专业学位学生培养质量的知情需求,为学生择校和人才流动等提供参考,也便于社会各界了解我国专业学位建设状况情况与成效。

教育部学位与研究生教育发展中心

二〇一八年七月二十六日

表 1　口腔医学评估结果(C-及以上)

评估结果	学校代码	学校名称	评估结果	学校代码	学校名称
A+	10001	北京大学	A+	10610	四川大学
A-	10486	武汉大学	B+	10025	首都医科大学
B	10248	上海交通大学	B	10558	中山大学
B-	10159	中国医科大学	B-	10533	中南大学
C+	10631	重庆医科大学	C	10226	哈尔滨医科大学
C	12121	南方医科大学	C-	10089	河北医科大学
C-	10161	大连医科大学			

注: 以上评估档次相同的学校排序不分先后,按学校代码排列。本专业学位类别中,授权单位共计 70 所,符合参评条件且参评的授权单位共计 17 所。

四川大学华西口腔医学院口腔医学学位授权点合格评估

2018 年 9 月 1 日，华西口腔医学院举行学位授权点合格评估专家评估会。参与评估的学位授权点包括：口腔医学一级学科博士学位授权点和口腔医学博士专业学位授权点。

武汉大学口腔医学院副院长陈智教授，空军军医大学研究生院院长陈吉华教授，上海交通大学附属第九人民医院党委书记、上海交通大学口腔医学院院长沈国芳教授，北京大学口腔医学院副院长李铁军教授，中山大学光华口腔医学院院长程斌教授担任评审专家，陈智教授担任专家组组长。四川大学副校长许唯临教授，“双一流”建设与质量评估办公室、学位授权点相关负责人，华西口腔医学院全体院领导、各职能部门负责人及师生代表参加评估会。华西口腔医学院常务副院长陈谦明教授主持会议。许唯临教授首先代表学校致欢迎词，对专家们的长期支持表示衷心感谢，并恳请专家组多提宝贵意见，促进口腔医学学科进一步发展。随后，华西口腔医学院院长叶玲教授就学位授权点建设的总体情况、发展现状及未来规划进行了汇报。

在认真听取了上述内容后，专家组仔细审阅了学位授权点自评报告、查阅相关支撑资料、现场考察培养基地、召开研究生导师和研究生座谈会，经讨论专家组一致认为学位授权点人才培养目标明确，定位合理，过程规范，经过多年发展已形成了具有明显华西特色的研究生培养模式。口腔医学一级学科博士学位授权点和口腔医学博士专业学位授权点评估结果均合格。

空军军医大学口腔医学院口腔医学学位授权点合格评估

2018 年 11 月 14 日，口腔医学一级学科学位授权点评估会在空军军医大学口腔医学院召开。依照国务院学位委员会办公室《关于学位授权点合格评估有关事项的通知》和学校自评工作要求，天津医科大学附属口腔医院高平院长、中国医科大学附属口腔医院孙宏晨院长、西北大学生命科学院陈富林院长、西安交通大学口腔医学研究中心李昂主任和解放军 518 医院潘景光院长组成专家评审组，来院进行了现场评议。

学校研究生院和口腔医院相关领导参加了见面会。会上，研究生院蔡志华副院长介绍了评审专家以及参会人员的相关情况，研究生院陈吉华院长代表学校对评估组专家的到来表示感谢，并希望评估专家以问题为导向，指出不足之处，多提意见和建议。随后，由专家组组长高平院长主持评估会，空军军医大学口腔医学院邓中荣院长汇报了学位授权点建设概况，专家组认真听取了自评汇报，并召开教师及学生代表座谈会，审阅相关资料，进行现场考察。

经过认真讨论，专家组一致认为该学位授权点定位和培养目标明确，并形成了自身的特色和优势；师资队伍力量雄厚、结构合理，教学理念先进，培养方案科学，教学计划完善，研究设施完备；培养了一批科学研究素养好、创新能力强、学术成果突出的优秀研究生。同时，专家们还就研究生招生规模、青年师资队伍建设、高层次人才引进等方面问题提出了宝贵建议。

中华医学会Ⅰ类学分继续医学教育项目（口腔医学）

表 2　2018 年中华口腔医学会Ⅰ类学分继续医学教育项目

项目编号	项目名称	主办单位	项目负责人	批次
口继教字 2018－003	重度低龄儿童龋病舒适化微创治疗学习班	山东省口腔医学会、中华口腔医学会继教部	邵林琴	第一批
口继教字 2018－004	儿童口腔科护理管理与操作技能培训班	北京大学口腔医院、中华口腔医学会继教部	夏　斌	第一批
口继教字 2018－006	微创理念下的儿童口腔治疗	四川大学华西口腔医院、中华口腔医学会继教部	邹　静	第一批
口继教字 2018－008	CBCT 诊断设计及数字化种植学习班	北京大学口腔医院、中华口腔医学会继教部	张祖燕	第一批
口继教字 2018－013	阻生牙拔除设计与操作技巧	北京大学口腔医院、中华口腔医学会继教部	崔念晖	第一批
口继教字 2018－014	面部数字化外科技术应用与操作学习班	陕西省口腔医学会、中华口腔医学会继教部	赵晋龙	第一批
口继教字 2018－016	四手操作护理配合实践操作培训班	北京大学口腔医院、中华口腔医学会继教部	王春丽	第一批
口继教字 2018－018	消毒供应中心管理与感染控制研修班	北京大学口腔医院、中华口腔医学会继教部	李秀娥	第一批
口继教字 2018－019	青年教师授课技能培训班	北京大学口腔医院、中华口腔医学会继教部	王春丽	第一批
口继教字 2018－020	口腔器械消毒灭菌技术操作规范解读	中华口腔医学会口腔护理专业委员会	刘东玲	第一批
口继教字 2018－021	规范化四手操作技术培训班	中华口腔医学会口腔护理专业委员会	徐佑兰	第一批
口继教字 2018－025	口腔种植手术护理配合及患者管理培训班	烟台市口腔医院、中华口腔医学会继教部	赵树红	第一批
口继教字 2018－026	中华口腔医学会口腔激光医学专业委员会第三次全国学术年会	中华口腔医学会口腔激光医学专业委员会	赵继志	第一批
口继教字 2018－027	口腔激光应用规范化培训	中国医学科学院北京协和医院、中华口腔医学会继教部	赵继志	第一批
口继教字 2018－029	药物临床试验机构第一次医疗器械临床试验新政解读及应对现场核查专题研讨会	中华口腔医学会口腔急诊专业委员会	王晓娟	第一批
口继教字 2018－030	笑气镇静培训	中华口腔医学会口腔麻醉学专业委员会	张　惠	第一批
口继教字 2018－032	数字化技术应用于口腔美学多学科治疗	山东省口腔医学会、中华口腔医学会继教部	柳忠豪	第一批

续表

项目编号	项目名称	主办单位	项目负责人	批次
口继教字 2018 - 033	山东省口腔美学学术研讨会	山东省口腔医学会、中华口腔医学会继教部	杜　毅	第一批
口继教字 2018 - 034	口腔白斑病的诊疗新进展	四川大学华西口腔医院、中华口腔医学会继教部	陈谦明	第一批
口继教字 2018 - 037	第十二次全国口腔修复学术年会	中华口腔医学会口腔修复学专业委员会	刘洪臣	第一批
口继教字 2018 - 038	规范化全口义齿修复学习班	北京大学口腔医院、中华口腔医学会继教部	周团锋	第一批
口继教字 2018 - 039	磁性附着体临床应用学习班	北京口腔医学会、中华口医学会继教部	牛光良	第一批
口继教字 2018 - 040	无预备及微预备贴面技术学习班	北京大学口腔医院、中华口腔医学会继教部	刘　峰	第一批
口继教字 2018 - 041	规范化无牙颌种植修复培训班	空军军医大学第三附属医院、中华口腔医学会继教部	马楚凡	第一批
口继教字 2018 - 043	可摘局部义齿规范化诊疗学习班	陕西省口腔医学会、中华口腔医学会继教部	张少锋	第一批
口继教字 2018 - 046	口腔医学教育院系帮扶项目临床教学培训	中华口腔医学会口腔医学教育专业委员会	边　专	第一批
口继教字 2018 - 047	口腔医学住院医师规范化培训师资培训班	四川大学华西口腔医院、中华口腔医学会继教部	华成舸	第一批
口继教字 2018 - 048	数字化口腔设备器材临床应用与发展	中华口腔医学会口腔医学设备器材分会	郭传瑸	第一批
口继教字 2018 - 049	第四届山东省口腔医学会口腔正畸分会年会暨齐鲁国际正畸高峰论坛	山东省口腔医学会、中华口腔医学会继教部	郭　泾	第一批
口继教字 2018 - 050	复杂错殆畸形的多学科联合治疗	空军军医大学第三附属医院、中华口腔医学会继教部	金作林	第一批
口继教字 2018 - 053	隐形矫治技术基层推广与系统培训	重庆医科大学附属口腔医院、中华口腔医学会继教部	郑雷蕾	第一批
口继教字 2018 - 055	PRF 在口腔种植领域的创新应用与推广	吉林大学口腔医院、中华口腔医学会继教部	周延民	第一批
口继教字 2018 - 057	口腔种植规范化培训(中级班)	山东大学口腔医院、中华口腔医学会继教部	徐　欣	第一批
口继教字 2018 - 058	口腔种植基础理论学习班	北京大学口腔医院、中华口腔医学会继教部	张　晓	第一批
口继教字 2018 - 059	口腔种植骨增量技术学习班	陕西省口腔医学会、中华口腔医学会继教部	李德华	第一批
口继教字 2018 - 060	口腔种植学全球研讨会——新的机遇与挑战	北京大学口腔医院、中华口腔医学会继教部	林　野	第一批

续表

项目编号	项目名称	主办单位	项目负责人	批次
口继教字 2018－062	牙种植修复的风险防控及数字化技术在牙种植中的应用培训班	烟台市口腔医院、中华口腔医学会继教部	柳忠豪	第一批
口继教字 2018－063	口腔种植软硬组织美学重建	北京大学口腔医院、中华口腔医学会继教部	刘　峰	第一批
口继教字 2018－064	中华口腔医学会第十一次民营口腔医疗分会学术年会	中华口腔医学会民营口腔医疗分会	卢海平	第一批
口继教字 2018－065	中华口腔医学会民营口腔医疗分会西部继续教育活动	中华口腔医学会民营口腔医疗分会	卢海平	第一批
口继教字 2018－069	中原口腔健康促进项目实训班	河南省口腔医学会、中华口腔医学会继教部	曹选平	第一批
口继教字 2018－070	数字化口腔医学与规范诊疗	山东省口腔医学会、中华口腔医学会继教部	徐　欣	第一批
口继教字 2018－071	口腔医学新进展	中国医科大学附属口腔医院、中华口腔医学会继教部	卢　利	第一批
口继教字 2018－072	口腔全科诊疗理念及技术培训学习班	中华口腔医学会全科口腔医学专业委员会	王　霄	第一批
口继教字 2018－073	江苏省口腔医学会学术会议	江苏省口腔医学会、中华口腔医学会继教部	王　林	第一批
口继教字 2018－074	现代根管治疗新理念	吉林大学口腔医院、中华口腔医学会继教部	张志民	第一批
口继教字 2018－076	牙体牙髓规范治疗与前沿进展	重庆市口腔医学会、中华口腔医学会继教部	杨德琴	第一批
口继教字 2018－077	显微镜根管治疗及显微根尖手术	河南省口腔医学会、中华口腔医学会继教部	刘学军	第一批
口继教字 2018－082	龋病风险评估与管理学习班	重庆医科大学附属口腔医院、中华口腔医学会继教部	周　智	第一批
口继教字 2018－083	口腔舒适化诊疗策略及操作培训班	烟台市口腔医院、中华口腔医学会继教部	杜平功	第一批
口继教字 2018－086	唇腭裂正畸治疗培训班	北京大学口腔医院、中华口腔医学会继教部	李巍然	第一批
口继教字 2018－087	2018 年中华口腔医学会唇腭裂诊治联盟论坛暨第 12 次全国唇腭裂学术大会	中华口腔医学会唇腭裂诊治联盟	石　冰	第一批
口继教字 2018－088	口腔住院医师规范化培训师资培训班	中华口腔医学会口腔医疗事业部	刘宏伟	第一批
口继教字 2018－089	规范化口腔健康教育培训班	中华口腔医学会科普部	荣文笙	第一批
口继教字 2018－091	口腔正畸学专题讲座	中华口腔医学会	许天民	第一批
口继教字 2018－092	口腔种植学专题讲座	中华口腔医学会	王　兴	第一批

续表

项目编号	项目名称	主办单位	项目负责人	批次
口继教字 2018－093	牙周病学专题讲座	中华口腔医学会	欧阳翔英	第一批
口继教字 2018－094	口腔修复学专题讲座	中华口腔医学会	谭建国	第一批
口继教字 2018－095	儿童口腔医学专题讲座	中华口腔医学会	秦　满	第一批
口继教字 2018－096	口腔颌面外科专题讲座	中华口腔医学会	王恩博	第一批
口继教字 2018－097	牙体牙髓专题讲座	中华口腔医学会	侯本祥	第一批
口继教字 2018－101	2018 年中华口腔医学会第九次儿童口腔医学学术会议	中华口腔医学会儿童口腔医学专业委员会	夏　斌	第二批
口继教字 2018－102	第 11 届亚洲儿童牙科学术会议	中华口腔医学会儿童口腔医学专业委员会	秦　满	第二批
口继教字 2018－103	混合牙列期的咬合诱导	滨州医学院附属医院、中华口腔医学会继教部	高玉光	第二批
口继教字 2018－104	口腔疾病诊疗中多学科交叉联合应用	四川大学华西口腔医院、中华口腔医学会继教部	郭维华	第二批
口继教字 2018－105	口腔颌面头颈部肉瘤诊治及基础研究新进展继续教育学习班	中华口腔医学会口腔颌面外科专业委员会	季　彤	第二批
口继教字 2018－106	颜面美学医疗新技术学习班	山东大学口腔医院、中华口腔医学会继教部	王旭霞	第二批
口继教字 2018－107	颅颌面部缺损畸形的数字化修复技术论坛	重庆医科大学附属口腔医院、中华口腔医学会继教部	李　勇	第二批
口继教字 2018－108	规范化正颌外科技术学习班	陕西省口腔医学会、中华口腔医学会继教部	赵晋龙	第二批
口继教字 2018－109	护士长管理与口腔种植修复护理技术研修班	北京大学口腔医院、中华口腔医学会继教部	杨　悦	第二批
口继教字 2018－110	正颌正畸联合治疗牙颌面畸形护理管理和护理技术新进展	四川大学华西口腔医院、中华口腔医学会继教部	邓立梅	第二批
口继教字 2018－111	口腔颌面外科护理新技术及精准护理	四川大学华西口腔医院、中华口腔医学会继教部	毕小琴	第二批
口继教字 2018－112	牙槽外科护理风险评估及控制的新进展学习班	四川大学华西口腔医院、中华口腔医学会继教部	廖学娟	第二批
口继教字 2018－113	2018 年中华口腔医学会口腔急诊专业委员会第三次学术年会暨第二次病例展评学术活动	中华口腔医学会口腔急诊专业委员会	陈永进	第二批
口继教字 2018－114	口腔微创美学修复	济南市口腔医院、中华口腔医学会继教部	刘晓华	第二批
口继教字 2018－115	2018 年中华口腔医学会第 8 次全国口腔生物医学年会	中华口腔医学会口腔生物医学专业委员会	金　岩	第二批

续表

项目编号	项目名称	主办单位	项目负责人	批次
口继教字 2018－116	2018 年全国口腔修复工艺学学术大会	中华口腔医学会口腔修复工艺学专业委员会	张春宝	第二批
口继教字 2018－117	修复导向的多学科交叉治疗理念及新进展	四川大学华西口腔医院、中华口腔医学会继教部	万乾炳	第二批
口继教字 2018－118	第七次全国口腔药学学术会议	中华口腔医学会口腔药学专业委员会	郑利光	第二批
口继教字 2018－119	2018 年全国口腔医学教育学术年会	中华口腔医学会口腔医学教育专业委员会	边　专	第二批
口继教字 2018－120	隐形矫治技术新进展	江西省口腔医学会、中华口腔医学会继教部	李志华	第二批
口继教字 2018－121	数字化正畸高峰论坛	重庆医科大学附属口腔医院、中华口腔医学会继教部	宋锦璘	第二批
口继教字 2018－122	咬合发育管理的临床理论与新技术	四川大学华西口腔医院、中华口腔医学会继教部	李小兵	第二批
口继教字 2018－123	2018 全国口腔种植学术会议浦江论坛	中华口腔医学会口腔种植专业委员会	王佐林	第二批
口继教字 2018－124	颞下颌关节退行性病变的发病机理、诊断与治疗	中华口腔医学会颞下颌关节病学专业委员会	龙　星	第二批
口继教字 2018－125	咬合诊治理论与技术Ⅱ期学习班	空军军医大学第三附属医院、中华口腔医学会继教部	王美青	第二批
口继教字 2018－126	2018 年中华口腔医学会第九次全科口腔医学学术会议	中华口腔医学会全科口腔医学专业委员会	徐宝华	第二批
口继教字 2018－127	根管治疗难度评估标准在牙髓根尖周疾病中的临床应用	四川大学华西口腔医院、中华口腔医学会继教部	黄定明	第二批
口继教字 2018－128	重度牙周炎种植修复技术新进展	济南市口腔医院、中华口腔医学会继教部	杜　毅	第二批
口继教字 2018－129	牙周手术治疗的策略与技术	温州医科大学附属口腔医院、中华口腔医学会继教部	邓　辉	第二批
口继教字 2018－130	牙周规范化治疗(基础治疗及切除性手术治疗)培训班	烟台市口腔医院、中华口腔医学会继教部	刘树泰	第二批
口继教字 2018－131	2018 年全国口腔预防医学学术年会	中华口腔医学会口腔预防医学专业委员会	台保军	第二批
口继教字 2018－132	口腔门诊无痛治疗新技术	重庆医科大学附属口腔医院、中华口腔医学会继教部	张　青	第二批
口继教字 2018－133	无痛牙科治疗技术及牙科镇静技术培训班	北京口腔医学会、中华口腔医学会继教部	万　阔	第二批
口继教字 2018－134	口腔健康教育技能培训班	中华口腔医学会科普部	荣文笙	第二批
口继教字 2018－135	中西医结合口腔黏膜病诊断治疗培训班	青岛市口腔医院、中华口腔医学会继教部	王万春	第二批

续表

项目编号	项目名称	主办单位	项目负责人	批次
口继教字 2018－136	2018 年中华口腔医学会口腔麻醉学全国年会	中华口腔医学会口腔麻醉学专业委员会	张　惠	第二批
口继教字 2018－137	龋病管理临床难度评估	四川大学华西口腔医院、中华口腔医学会继教部	程　磊	第二批
口继教字 2018－138	儿童口腔医学新技术学习班	重庆医科大学附属口腔医院、中华口腔医学会继教部	林居红	第二批
口继教字 2018－139	口腔颌面部锥形束 CT 的实操、影像诊断及鉴别诊断	武汉大学口腔医院、中华口腔医学会继教部	程　勇	第二批
口继教字 2018－140	规范化自体牙移植术及其多学科应用	中国人民解放军空军军医大学口腔医院、中华口腔医学会继教部	周宏志	第二批
口继教字 2018－141	口腔颌面修复新技术学习班	中华口腔医学会口腔颌面修复专委会	周永胜	第二批
口继教字 2018－142	高效四手操作与口腔精准感控实践班	武汉大学口腔医院、中华口腔医学会继教部	徐佑兰	第二批
口继教字 2018－143	口腔护理专业技能高级研修班	山东省口腔医学会、中华口腔医学会继教部	吕艾芹	第二批
口继教字 2018－144	口腔种植护理培训班	北京大学口腔医院、中华口腔医学会继教部	杨　悦	第二批
口继教字 2018－145	口腔黏膜病的诊断与规范化的治疗	西安交通大学口腔医院、中华口腔医学会继教部	苗群爱	第二批
口继教字 2018－146	中美口腔院际高峰论坛	重庆医科大学附属口腔医院、中华口腔医学会继教部	季　平	第二批
口继教字 2018－147	规范性可摘局部义齿学习班	北京大学口腔医院、中华口腔医学会继教部	周团锋	第二批
口继教字 2018－148	2018 年全国口腔职业教育论坛	开封大学医学部、中华口腔医学会继教部	马惠萍	第二批
口继教字 2018－149	2018 年中华口腔医学会第三次口腔医学科研管理分会学术年会	中华口腔医学会口腔医学科研管理分会	陈谦明	第二批
口继教字 2018－150	2018 年口腔医学多学科临床新进展学术论坛及病例展评	重庆市口腔医学会、中华口腔医学会继教部	戴红卫	第二批
口继教字 2018－151	数字化技术在口腔正畸中的应用	武汉大学口腔医院、中华口腔医学会继教部	韩光丽	第二批
口继教字 2018－152	种植术后并发症处理及数字化应用	烟台市口腔医院、中华口腔医学会继教部	杜平功	第二批
口继教字 2018－153	数字化牙种植技术理论和操作培训班	北京大学口腔医院、中华口腔医学会继教部	李良忠	第二批
口继教字 2018－154	口腔种植手术护理配合流程	西安交通大学口腔医院、中华口腔医学会继教部	常晓峰	第二批
口继教字 2018－155	多学科携手共创齐鲁口腔医学新未来	山东省口腔医学会、中华口腔医学会继教部	赵华强	第二批

续表

项目编号	项目名称	主办单位	项目负责人	批次
口继教字 2018 – 156	2018 年中华口腔医学会第十一次全国牙体牙髓病学学术大会	中华口腔医学会牙体牙髓病学专业委员会	边　专	第二批
口继教字 2018 – 157	“冠根一体化”显微治疗培训班	武汉大学口腔医院、中华口腔医学会继教部	孟柳燕	第二批
口继教字 2018 – 158	显微根管治疗与牙体牙髓一体化治疗新技术	重庆市口腔医学会、中华口腔医学会继教部	杨德琴	第二批
口继教字 2018 – 159	牙体牙髓科规范化四手操作技术	北京大学口腔医院、中华口腔医学会继教部	王祖华	第二批
口继教字 2018 – 160	牙周病治疗的牙菌斑控制与管理	哈尔滨医科大学附属第四医院、中华口腔医学会继教部	毕良佳	第二批
口继教字 2018 – 161	牙周病诊疗的新理念、新策略学习班	西安交通大学口腔医院、中华口腔医学会继教部	王宝彦	第二批
口继教字 2018 – 162	口腔科普与健康促进实训班	河南省口腔医学会、中华口腔医学会继教部	曹选平	第二批
口继教字 2018 – 163	口腔门诊镇静镇痛的策略及规范化管理学习班	重庆市口腔医学会、中华口腔医学会继教部	李　勇	第二批
口继教字 2018 – 164	2018 年中华口腔医学会镇静镇痛专业委员会学术年会	中华口腔医学会镇静镇痛专业委员会	徐礼鲜	第二批
口继教字 2018 – 165	口腔卫生士在职培训师资培训班	中华口腔医学会	刘宏伟	第二批
口继教字 2018 – 166	数字化时代口腔微创种植与风险防范研修班	中华口腔医学会编辑部	吴大怡	第二批

注：摘自 2018 年中华口腔医学会 Ⅰ 类学分继续医学教育项目（第一批）（网上公布）、2018 年中华口腔医学会 Ⅰ 类学分继续医学教育项目（第二批）（网上公布）。

教育部关于开展国家虚拟仿真实验教学项目建设工作的通知

教高函［2018］5 号

各省、自治区、直辖市教育厅（教委），新疆生产建设兵团教育局，有关部门（单位）教育司（局），部属各高等学校、部省合建各高等学校：

为学习贯彻党的十九大精神，适应信息化条件下知识获取方式和传授方式、教和学关系等发生革命性变化的要求，写好教育“奋进之笔”，深化信息技术与教育教学深度融合，经研究，决定开展国 7 家虚拟仿真实验教学项目建设工作。

国家虚拟仿真实验教学项目是示范性虚拟仿真实验教学项目建设工作的深化和拓展，坚持立德树人，强化以能力为先的人才培养理念，坚持“学生中心、产出导向、持续改进”的原则，突出应用驱动、资源共享，将实验教学信息化作为高等教育系统性变革的内生变量,以高质量实验教学助推高等教育教学质量变轨超车,助力高等教育强国建设。

国家虚拟仿真实验教学项目是推进现代信息技术融入实验教学项目、拓展实验教学内容广度和深度、延伸实验教学时间和空间、提升实验教学质量和水平的重要举措。要突出以学生为中心的实验教学理念、准确适宜的实验教学内容、创新多样的教学方式方法、先进可靠的实验研发技术、稳定安全的开放运行模式、敬业专业的实验教学队伍、持续改进的实验评价体系和显著示范的实验教学效果。我部将按照先建设应用、后评价认定、持续监测评估的方式,按建设规划分年度认定国家虚拟仿真实验教学项目。

请各省级教育行政部门、有关部门(单位)教育司(局)和高校高度重视此项工作,根据本通知要求,结合本地区、部门(单位)、学校实际情况,科学规划,加强领导,精心组织,做好国家虚拟仿真实验教学项目建设工作。

中华人民共和国教育部

二〇一八年五月三十日

关于公布首批国家虚拟仿真实验教学项目认定结果的通知

教高函[2018]6 号

各省、自治区、直辖市教育厅(教委),新疆生产建设兵团教育局,有关部门(单位)教育司(局),部属各高等学校、部省合建各高等学校:

根据《教育部关于开展国家虚拟仿真实验教学项目建设工作的通知》(教高函[2018]5 号)精神,在各省级教育行政部门推荐基础上,经综合评议和公示,我部决定认定 105 个虚拟仿真实验教学项目为首批国家虚拟仿真实验教学项目。

各省级教育行政部门和高等学校要加强对虚拟仿真实验教学项目建设工作的领导,加大建设力度,加快机制创新,推进广泛应用,持续提高实践教学质量,促进高等教育内涵式发展。

国家虚拟仿真实验教学项目相关高校要加大经费投入,继续建设与完善。中央部委所属高校要将国家虚拟仿真实验教学项目纳入“十三五”期间中央高校教育教学改革专项的重要内容,予以重点支持。军队和地方所属高校也要采取相应措施予以支持。相关高校要确保项目被认定后 1 年内面向高校和社会免费开放并提供教学服务,1 年后至 3 年内免费开放服务内容不少于 50%,3 年后免费开放服务内容不少于 30%。

我部将依托国家虚拟仿真实验教学项目共享平台(实验空间,www. ilab - x. com),对国家虚拟仿真实验教学项目的对外联通和服务情况进行持续监管,对每半年联通测试出现 10 次以上不能联通或免费开放服务内容未达标的实验教学项目,经相关高校整改仍无改进的,取消国家虚拟仿真实验教学项目资格。

附件:首批国家虚拟仿真实验教学项目名单

中华人民共和国教育部

二〇一八年五月三十一日

附件略。

表 3 首批国家虚拟仿真实验教学项目名单(临床医学类)*

年度	序号	省份	学校名称	实验教学项目名称	负责人
2017	72	北京	北京大学	视听触多感觉反馈口腔虚拟仿真系统在牙周操作培训中的应用	侯建霞
2017	75	福建	福建医科大学	牙髓再生术虚拟仿真教学项目	陈　江
2017	80	陕西	空军军医大学	口腔颌面部缺损形态修复与功能重建	赵铱民
2017	83	江苏	南京医科大学	口腔医学交互式虚拟仿真实训系统	王　林
2017	94	重庆	重庆医科大学	CAD/CAM 可摘局部义齿制作工艺	宋锦璘

注:* 摘自“首批国家虚拟仿真实验教学项目名单”。

教育部关于公布 2018 年国家精品在线开放课程认定结果的通知

教高函［2019］1 号

各省、自治区、直辖市教育厅(教委),新疆生产建设兵团教育局,有关部门(单位)教育司(局),部属各高等学校,有关课程平台单位:

根据《教育部关于加强高等学校在线开放课程建设应用与管理的意见》(教高［2015］3 号)精神和《教育部办公厅关于开展 2018 年国家精品在线开放课程认定工作的通知》(教高厅函［2018］44 号)要求,经省级教育行政部门、有关部门(单位)教育司(局)、部属高等学校申报推荐,并经专家评议与公示,教育部决定认定北京大学“慕课问道”等 801 门课程为 2018 年国家精品在线开放课程,现予以公布。

2018 年国家精品在线开放课程认定是教育部全面贯彻全国教育大会精神,落实《教育部关于加快建设高水平本科教育 全面提高人才培养能力的意见》《教师教育振兴行动计划(2018—2022 年)》《高等职业教育创新发展计划(2015—2018 年)》《新时代高校思想政治理论课教学工作基本要求》和《教育部关于加强新时代高校“形势与政策”课建设的若干意见》精神,坚持立德树人根本任务,推动高等教育教学改革,提高高等教育教学质量,推进教育公平的重要行动,也是打造“金课”,实施一流课程“双万计划”的重要内容。教育部将以在线开放课程建、用、学、管共享为抓手,深入推进信息技术与教育教学深度融合的课程内容、教学模式与教学方法改革,实现我国高等教育教学质量的“变轨超车”。

各省级教育行政部门和高校要继续加强在线开放课程的建设,着力打造具有高阶性、创新性和挑战度的“金课”。坚持以学生发展为中心,推进省级、校级配套政策出台,结合一流课程“双万计划”的实施,创新在线开放课程的多模式应用,因地制宜、因校制宜、因课制宜,开展线上线下混合式教学,切实提高教育教学质量,推进高等教育内涵式发展。

课程平台单位应确保平台按期备案,信息安全等级保护认证符合国家有关规定。要做好国家精品在线开放课程的持续运营、服务、宣传推广和网络安全保障,不断提升技术服务水平和服务力度,确保线上课程稳定运行。要充分运用大数据等信息技术手段,配合课程团队开展教育教学研究,为高校、广大师生和社会学习者提供更优质的服务。

认定为“国家精品在线开放课程”的课程，自认定结果公布始，应面向高校和社会学习者开放，并提供教学服务不少于5年。高校要为课程团队提供政策、经费等方面的支持。中央部门所属高校被认定为“国家精品在线开放课程”的课程，要作为“十三五”期间实施中央高校教育教学改革专项的一部分，由高校予以支持。地方高校的课程，省级教育行政部门和有关高校应采取相应措施予以支持。

教育部将通过使用评价、定期检查等方式，对国家精品在线开放课程的在线运行、教学服务、实际应用、教学效果等进行跟踪监督和管理。对于未能达到持续更新和运行要求的课程，将取消国家精品在线开放课程资格。

附件：2018 年国家精品在线开放课程名单

中华人民共和国教育部

二〇一九年一月八日

附件略。

表4　2018 年国家精品在线开放本科教育课程名单(口腔医学)*

序号	课程名称	课程负责人	课程团队其他主要成员	主要建设单位	主要开课平台
349	口腔修复学	陈亚明	章非敏　汤春波 张怀勤　胡　建	南京医科大学	爱课程(中国大学 MOOC)
350	口腔正畸学	王　林	严　斌　陈文静 赵春洋　张卫兵	南京医科大学	爱课程(中国大学 MOOC)
653	口腔解剖生理学	孙慧玲	-	西安交通大学	爱课程(中国大学 MOOC)

注：* 摘自教育部教高函［2019］1 号文件之附件。

关于公布首届人卫慕课在线开放课程建设比赛评奖结果的函

中华医教技函字 2018［001］

各参赛院校：

首届人卫慕课在线开放课程建设比赛由人民卫生出版社与中华医学会教育技术分会联合举办。

比赛于 2018 年 4 月启动，8 月底截止报名。本次比赛共收到来自 71 所院校(其中本科院校 53 所，中高职院校 18 所)的参赛作品 675 个，其中课程设计作品 186 个，微课 489 个。

经资料审查，专家评分与综合评议，共评出获奖作品 257 份。现将获奖名单向社会公布。

附件：首届人卫慕课在线开放课程建设比赛评奖结果一览表

人民卫生出版社有限公司

中华医学会教育技术分会

二〇一八年十月二十七日

附件略。

表 5　人卫慕课在线开放获奖课程——微课比赛作品(口腔医学)

组别	奖别	学校	作品名称	负责人
本科	一等奖	四川大学	龋病学概述	周学东
	一等奖	南京医科大学	“含”着牙的“囊”	钟　滴
	一等奖	上海健康医学院	全口义齿的固位原理	周　璟
	一等奖	上海交通大学	数字时代的颌骨重建	王　磊
中高职	二等奖	白城医学高等专科学校	窝沟封闭	陈　贺
	三等奖	黑龙江护理高等专科学校	根管预备	夏德薇

表 6　人卫慕课在线开放获奖课程——课程设计作品(口腔医学)

组别	奖别	学校	作品名称	负责人
本科	一等奖	南京医科大学	一步步掌握口腔医学核心技能	王　林
	一等奖	四川大学	齿时齿课——家族口腔卫士养成课	孙建勋
	三等奖	滨州医学院	口腔医学导论——私人牙医	高月华
中高职	二等奖	黑龙江护理高等专科学校	口腔内科学	马玉宏
	二等奖	南阳医学高等专科学校	眼耳鼻咽喉口腔科护理	范　真
	三等奖	白城医学高等专科学校	高职高专《口腔组织病理学》知识模块链条式的教学设计	孙晓宇

教育部关于公布 2018 年度普通高等学校本科专业备案和审批结果的通知

教高函[2019]7 号

各省、自治区、直辖市教育厅(教委),新疆生产建设兵团教育局,有关部门(单位)教育司(局),部属各高等学校、部省合建各高等学校:

根据《普通高等学校本科专业设置管理规定》(教高[2012]9 号),我部组织开展了 2018 年度普通高等学校本科专业设置和调整工作。经申报、公示、审核等程序,根据普通高等学校专业设置与教学指导委员会评议结果,并征求有关部门意见,确定了同意设置的备案专业、国家控制布点专业和新增目录外专业点名单。现将 2018 年度普通高等学校本科专业备案和审批结果予以公布。

请各地各高校加强新设专业建设,以经济社会发展需求为导向,合理控制招生规模,调整优化人才培养结构;以本科专业类教学质量国家标准为依据,不断提升专业内涵,突出专业特色,加强专业认证,切实保证人才培养质量,提升教育服务经济社会发展能力。

附件:2018 年度普通高等学校本科专业备案和审批结果

中华人民共和国教育部

二〇一九年三月二十一日

附件略。

表 7　2018 年度普通高等学校新增备案本科专业名单*

学校名称	专业代码	专业名称	修业年限	学位授予门类
上海健康医学院	口腔医学技术	101006	四年	理学
厦门医学院	口腔医学技术	101006	四年	理学
江西中医药大学科技学院	口腔医学技术	101006	四年	理学

注：*摘自教育部教高函[2019]7 号文件之附件。

表 8　2018 年度普通高等学校新增审批本科专业名单*

学校名称	专业代码	专业名称	修业年限	学位授予门类
杭州医学院	口腔医学	100301K	五年	医学
齐鲁医药学院	口腔医学	100301K	五年	医学
广东药科大学	口腔医学	100301K	五年	医学

注：*摘自教育部教高函[2019]7 号文件之附件。

中国高等学校口腔医学专业招生和培养简况

资料由我国高等学校口腔医学院系提供（尚有部分院系未提供），中国香港、澳门特别行政区和台湾省口腔医学专业招生培养简况未统计在内。统计时限从 2018 年 1 月至 2018 年 12 月。

表 9　2018 年度中国口腔医学本科生招生培养简况

单位	在校生人数			招生人数			毕业人数		
	8 年制	7 年制(5+3)*	5 年制	8 年制	7 年制(5+3)*	5 年制	8 年制	7 年制	5 年制
四川大学华西口腔医学院	238	39	930	30	–	183	28	–	123
北京大学口腔医学院	221	–	62	41	–	44	36	–	6
上海交通大学口腔医学院	72	106	66	28	–	23	–	28	3
空军军医大学口腔医学院	105	–	114	35	–	34	10	–	11
武汉大学口腔医学院	127	64	220	14	12	39	7	–	45
首都医科大学口腔医学院	–	164	86	–	29	22	–	19	28
南开大学口腔医学院	–	–	121	–	–	33	–	–	14
天津医科大学口腔医学院	–	310	4	–	50	–	–	2	1

续表

单位	在校生人数			招生人数			毕业人数		
	8 年制	7 年制（5+3）*	5 年制	8 年制	7 年制（5+3）*	5 年制	8 年制	7 年制	5 年制
河北医科大学口腔医学院	–	–	359	–	–	68	–	–	50
华北理工大学口腔医学院	–	–	313	–	–	75	–	–	60
河北北方学院	–	–	329	–	–	60	–	–	64
山西医科大学口腔医学院	–	–	442	–	–	97	–	–	93
赤峰学院	–	–	382	–	–	60	–	–	68
中国医科大学口腔医学院	–	–	320	–	–	60	–	–	56
大连医科大学口腔医学院	–	–	251	–	–	85	–	–	93
吉林大学口腔医学院	–	183	209	–	39	41	–	28	28
佳木斯大学口腔医学院	–	–	303	–	–	58	–	–	68
哈尔滨医科大学口腔医学院	–	–	234	–	–	46	–	–	49
牡丹江医学院	–	–	305	–	–	90	–	–	29
同济大学口腔医学院	–	–	208	–	–	50	–	–	39
南京大学口腔医学院	10	100	40	10	–	20	–	20	–
南京医科大学口腔医学院	–	158	332	–	30	65	–	25	69
浙江大学口腔医学院	–	361	–	–	50	–	–	19	–
温州医科大学口腔医学院	–	–	252	–	–	59	–	–	26
浙江中医药大学口腔医学院	–	–	501	–	–	91	–	–	98
湖州师范学院医学院	–	–	219	–	–	40	–	–	49
安徽医科大学口腔医学院	–	–	305	–	–	59	–	–	57
皖南医学院	–	–	614	–	–	151	–	–	122
福建医科大学口腔医学院	–	–	515	–	–	–	–	–	105

续表

单位	在校生人数			招生人数			毕业人数		
	8 年制	7 年制（5 +3）*	5 年制	8 年制	7 年制（5 +3）*	5 年制	8 年制	7 年制	5 年制
厦门医学院	–	–	192	–	–	64	–	–	–
南昌大学口腔医学院	–	–	251	–	–	50	–	–	40
井冈山大学口腔医学院	–	–	322	–	–	60	–	–	74
山东大学口腔医学院	–	145	254	–	30	45	–	–	76
青岛大学口腔医学院	–	–	210	–	–	46	–	–	35
潍坊医学院	–	–	504	–	–	90	–	–	104
滨州医学院	–	–	677	–	–	159	–	–	125
郑州大学口腔医学院	–	–	454	–	–	90	–	–	81
华中科技大学口腔医学院	–	–	148	–	–	30	–	–	38
湖北科技学院	–	–	536	–	–	64	–	–	112
中南大学口腔医学院	–	50	–	–	50	–	–	–	66
湖南中医药大学口腔医学院	–	–	592	–	–	90	–	–	126
中山大学口腔医学院	–	258	341	–	50	67	–	30	58
暨南大学口腔医学院	–	–	297	–	–	69	–	–	55
佛山科学技术学院	–	–	481	–	–	105	–	–	80
广西医科大学口腔医学院	–	–	252	–	–	49	–	–	40
桂林医学院	–	–	310	–	–	78	–	–	50
右江民族医学院	–	–	269	–	–	47	–	–	54
海南医学院	–	–	372	–	–	75	–	–	95
重庆医科大学口腔医学院	–	–	397	–	–	80	–	–	96
西南医科大学口腔医学院	–	–	49	–	–	88	–	–	80
川北医学院	–	–	625	–	–	168	–	–	85
贵州医科大学口腔医学院	–	–	954	–	–	143	–	–	124
遵义医学院	–	–	624	–	–	162	–	–	163

续表

单位	在校生人数			招生人数			毕业人数		
	8 年制	7 年制（5+3）*	5 年制	8 年制	7 年制（5+3）*	5 年制	8 年制	7 年制	5 年制
昆明医科大学口腔医学院	–	–	445	–	–	129	–	–	83
西安交通大学口腔医学院	–	77	266	–	–	–	–	16	25
西安医学院	–	–	514	–	–	100	–	–	51
兰州大学口腔医学院	–	–	401	–	–	–	–	–	75
西北民族大学口腔医学院	–	–	401	–	–	60	–	–	73
宁夏医科大学口腔医学院	–	–	311	–	–	69	–	–	35
石河子大学口腔医学院	–	–	–	–	–	64	–	–	70
新疆医科大学口腔医学院	–	–	464	–	–	75	–	–	70

注：* 表示因政策指导，从 2015 年开始全国不再招生 7 年制口腔医学生，故 7 年制下备注“（5+3）”，特指过渡阶段的招生状态。

表 10　2018 年度中国口腔医学硕士研究生（不含 7 年制）招生培养简况

硕士学位授予单位	学科专业	指导教师人数	在读硕士生人数	招生人数	毕业人数
四川大学					
	口腔临床医学	15	27	11	8
	口腔基础医学	55	480	198	122
北京大学					
	口腔基础医学	1	2	1	–
	口腔临床医学	69	184	64	19
上海交通大学					
	口腔基础医学	4	13	7	2
	口腔临床医学	39	181	55	51
空军军医大学					
	口腔基础医学	4	2	4	1
	口腔临床医学	17	26	9	27
	口腔医学	30	41	19	14
武汉大学					
	口腔基础医学	2	2	1	–
	口腔临床医学	43	69	24	25
	口腔医学	73	200	69	48

续表

硕士学位授予单位	学科专业	指导教师人数	在读硕士生人数	招生人数	毕业人数
首都医科大学					
	口腔基础医学	7	15	6	3
	口腔临床医学	53	81	30	28
解放军医学院					
	口腔临床医学	18	24	9	9
复旦大学					
	口腔临床医学	3	13	5	–
南开大学					
	口腔临床医学	24	58	26	12
天津医科大学					
	口腔基础医学	2	6	1	–
	口腔临床医学	32	84	31	28
	口腔医学	17	132	46	35
山西医科大学					
	口腔临床医学	35	172	63	50
河北医科大学					
	口腔基础医学	3	4	1	1
	口腔临床医学	48	82	43	40
华北理工大学					
	口腔基础医学	32	78	20	32
中国医科大学					
	口腔基础医学	6	13	2	6
	口腔临床医学	46	283	79	62
大连医科大学					
	口腔基础医学	6	29	11	5
	口腔临床医学	7	39	14	1
吉林大学					
	口腔基础医学	2	6	2	1
	口腔临床医学	27	91	18	25
	口腔医学	32	248	75	57
佳木斯大学					
	口腔基础医学	–	69	20	–
	口腔临床医学	–	45	–	110
哈尔滨医科大学					
	口腔临床医学	36	87	34	50
哈尔滨医科大学附四院					
	口腔基础医学	5	1	1	–
	口腔临床医学	5	14	10	8

续表

硕士学位授予单位	学科专业	指导教师人数	在读硕士生人数	招生人数	毕业人数
同济大学					
	口腔基础医学	3	19	4	3
	口腔临床医学	18	91	25	22
南京大学					
	口腔基础医学	36	90	30	30
南京医科大学					
	口腔基础医学	1	3	1	1
	口腔临床医学	62	233	87	45
浙江大学					
	口腔基础医学	3	2	–	–
	口腔临床医学	21	49	16	17
浙江中医药大学					
	口腔临床医学	10	40	20	6
温州医科大学					
	口腔临床医学	20	58	20	18
安徽医科大学					
	口腔基础医学	4	8	3	1
	口腔临床医学	9	52	19	11
	口腔医学	10	27	12	19
皖南医学院					
	口腔医学	7	22	12	12
福建医科大学					
	口腔基础医学	22	5	1	4
	口腔临床医学	22	81	23	28
	口腔医学	29	108	35	21
南昌大学					
	口腔基础医学	6	4	2	2
	口腔临床医学	43	127	51	46
山东大学					
	口腔基础医学	3	3	3	–
	口腔临床医学	13	62	18	20
青岛大学					
	口腔基础医学	1	3	–	1
	口腔临床医学	47	137	45	49
潍坊医学院					
	口腔临床医学		37	12	14
	口腔医学	41	28	14	6
滨州医学院					
	口腔临床医学	19	43	19	18

续表

硕士学位授予单位	学科专业	指导教师人数	在读硕士生人数	招生人数	毕业人数
郑州大学					
	口腔基础医学	2	2	–	2
	口腔临床医学	3	20	7	6
	口腔医学	47	111	30	33
华中科技大学					
	口腔临床医学	20	32	11	10
中南大学					
	口腔基础医学	1	6	2	1
	口腔临床医学	36	147	46	38
湖南中医药大学					
	口腔临床医学	13	18	8	4
中山大学					
	口腔基础医学	14	4	1	–
	口腔临床医学	216	261	94	86
暨南大学					
	口腔临床医学	–	1	–	2
	口腔医学	40	87	43	28
南方医科大学					
	口腔临床医学	31	44	16	7
广西医科大学					
	口腔基础医学	2	3	–	2
	口腔临床医学	19	106	31	44
	口腔医学	12	28	15	9
右江民族医学院					
	口腔临床医学	8	20	8	6
海南医学院					
	口腔临床医学	2	3	1	1
重庆医科大学					
	口腔基础医学	35	3	–	1
	口腔临床医学	43	73	17	22
	口腔医学	47	161	34	34
西南医科大学					
	口腔临床医学	21	113	35	38
川北医学院					
	口腔临床医学	2	8	3	2
贵州医科大学					
	口腔基础医学	6	7	1	6
	口腔临床医学	11	16	4	2
	口腔医学	18	65	17	15

续表

硕士学位授予单位	学科专业	指导教师人数	在读硕士生人数	招生人数	毕业人数
遵义医学院					
	口腔基础医学	7	3	2	2
	口腔临床医学	32	119	52	36
昆明医科大学					
	口腔基础医学	1	4	–	2
	口腔临床医学	28	48	13	15
	口腔医学	28	103	29	22
西安交通大学					
	口腔基础医学	6	5	2	–
	口腔临床医学	22	127	34	24
兰州大学					
	口腔临床医学	17	107	29	24
	口腔医学	31	62	2	32
宁夏医科大学					
	口腔临床医学	21	49	13	14
石河子大学					
	口腔临床医学	8	19	12	–
新疆医科大学					
	口腔基础医学	4	–	–	–
	口腔临床医学	21	144	44	26

表 11 2018 年度中国口腔医学博士研究生(不含 8 年制)招生培养简况

博士学位授予单位	学科专业	指导教师人数	在读博士生人数	招生人数	毕业人数
四川大学					
	口腔临床医学	5	18	15	4
	口腔基础医学	52	173	71	60
北京大学					
	口腔基础医学	3	4	2	–
	口腔临床医学	63	157	66	39
上海交通大学					
	口腔基础医学	5	13	3	3
	口腔临床医学	40	86	26	20
空军军医大学					
	口腔基础医学	2	7	1	4
	口腔临床医学	19	30	9	13
	口腔医学	15	30	7	10
武汉大学					
	口腔基础医学	2	2	1	–

续表

博士学位授予单位	学科专业	指导教师人数	在读博士生人数	招生人数	毕业人数
	口腔临床医学	14	47	13	8
	牙体牙髓病学	7	31	9	7
	口腔颌面外科学	5	22	6	5
首都医科大学					
	口腔基础医学	5	3	3	–
	口腔临床医学	18	24	17	8
解放军医学院					
	口腔临床医学	8	9	3	2
复旦大学					
	口腔临床医学	2	4	2	–
天津医科大学					
	口腔医学	7	9	5	1
河北医科大学					
	病理学与病理生物学*	1	4	–	–
中国医科大学					
	口腔基础医学	3	4	1	2
	口腔临床医学	15	43	12	7
吉林大学					
	口腔临床医学	8	46	5	10
	口腔医学	8	5	3	–
哈尔滨医科大学					
	口腔临床医学	3	11	2	2
哈尔滨医科大学附四院					
	口腔基础医学	1	11	1	–
同济大学					
	口腔基础医学	2	11	3	1
	口腔临床医学	7	33	10	3
南京大学					
	口腔临床医学	7	21	7	2
南京医科大学					
	口腔基础医学	1	–	–	–
	口腔临床医学	14	67	14	10
浙江大学					
	口腔基础医学	1	4	1	–
	口腔临床医学	9	15	5	5
福建医科大学					
	口腔基础医学	9	–	–	–

续表

博士学位授予单位	学科专业	指导教师人数	在读博士生人数	招生人数	毕业人数
	口腔临床医学	8	10	4	2
	口腔医学	8	5	5	–
山东大学					
	口腔基础医学	3	3	3	–
	口腔临床医学	13	62	18	20
南昌大学					
	牙医学*	2	1	1	–
青岛大学					
	口腔临床医学	8	–	–	–
郑州大学					
	临床口腔医学*	3	4	–	–
	外科学*	1	3	1	–
华中科技大学					
	口腔临床医学	7	10	3	1
中南大学					
	口腔整形美容学	5	14	9	3
中山大学					
	口腔基础医学	9	7	–	2
	口腔临床医学	53	85	31	32
南方医科大学					
	外科学*	4	15	–	2
广西医科大学					
	口腔临床医学	5	19	6	–
重庆医科大学					
	口腔临床医学	10	2	–	–
	牙医学	–	3	1	–
	口腔医学	6	–	–	–
西南医科大学					
	口腔基础医学	1	–	–	–
昆明医科大学					
	耳鼻咽喉科学*	8	11	1	–
西安交通大学					
	口腔基础医学	6	5	3	–
	口腔临床医学	6	8	1	1
新疆医科大学					
	口腔临床医学	5	11	7	1

注：* 均为口腔医学专业教师挂靠有关博士学科点招生。

表 12 2018 年度中国口腔医学博士研究生(不含 8 年制)毕业生一览表

博士学位授予单位	姓 名	性别	出生年月	获学位年月	所授学位专业	指导教师	毕业论文题目
四川大学							
	吕洪垟	男	1987.03	2018.06	口腔医学	叶 玲	Wnt7b 在牙本质形成中的作用机制研究
	曹昊天	男	1987.06	2018.06	口腔医学	郑 谦	Costello 综合征 H – ras(G12V)C57B/6J 模型小鼠的颅底生长板发育研究
	苟永超	男	1988.11	2018.06	口腔医学	王 军	精氨酸 N – 甲基转移酶 PRMT1 调控腭和颅颌面骨发育
	李星瀚	男	1989.11	2018.06	口腔医学	田卫东	小鼠钟状末期牙胚冻存后萌出及发育的研究
	徐 珏	女	1989.03	2018.06	口腔医学	胡 涛	Shox2 调控硬腭成骨和模式化发育的机制研究
	阳 婵	女	1986.05	2018.06	口腔医学	曾 昕	P1 对变异链球菌和白色念珠菌共生生物膜的调节作用研究
	方善宝	男	1985.08	2018.06	口腔医学	王 军	粗化处理的牙本质基质构建及其对牙囊干细胞生物学行为的影响
	苟雅萍	女	1988.08	2018.06	口腔医学	李继遥	特异性吸附 HA 的 SSP – PAMAM – NH2 的制备及其长效抗菌性能的研究
	廖 莹	女	1988.12	2018.06	口腔医学	李继遥	变异链球菌耐氟性及其分子机制研究
	罗 锋	男	1988.01	2018.06	口腔医学	万乾炳	纳米锆材料表面成骨细胞的吸附和分化机制的研究
	罗晶晶	女	1988.06	2018.06	口腔医学	周红梅	口腔癌相关成纤维细胞对癌干细胞生物学特性的影响及机制研究
	苏乃川	男	1988.12	2018.06	口腔医学	王 航	颞下颌关节紊乱病患者身心健康,治疗及预后的流行病学研究
	杨 涛	男	1989.01	2018.06	口腔医学	朱智敏	可注射性类编织骨水凝胶的制备及其在拔牙位点保存中的应用
	杨文宾	男	1988.02	2018.06	口腔医学	李龙江	Cathepsin K 基因在口腔癌肿瘤免疫中的作用机制研究
	陈 骏	男	1978.08	2018.06	口腔医学	王 敏	LOXs 在糖尿病大鼠牙周膜、关节软骨和肾脏中表达的研究
	AHMED, ABDULLAH SHERF HEMADI	男	1982.01	2018.06	口腔医学	邹 静	低龄儿童龋相关唾液生物标志物蛋白组学研究
	杜 文	男	1989.06	2018.06	口腔医学	于海洋	牙源性上皮细胞迁移影响磨牙早期定位及形态发生的机制研究
	王天璐	女	1990.04	2018.06	口腔医学	宫 苹	α 型降钙素基因相关肽对种植体周围血管的形成影响探究

续表

博士学位授予单位	姓　名	性别	出生年月	获学位年月	所授学位专业	指导教师	毕业论文题目
	袁晓燕	女	1990.03	2018.06	口腔医学	龙　洁	antimiR－26a－5p/ADSCs/BCP 组织工程骨修复大鼠股骨缺损的实验研究
	杨娴睿	女	1990.07	2018.06	口腔医学	白　丁	受体酪氨酸激酶 FGFR2LTM 介导胞外蛋白磷酸化作用初探
	赵雪峰	男	1988.02	2018.06	口腔医学	白　丁	骨纤维结构不良小鼠模型的建立及 G[alpha]s 调控骨重建机制的研究
	程兴群	女	1988.06	2018.06	口腔医学	周学东	酸性环境调控常见口腔链球菌过氧化氢合成的机制研究
	陈　曦	女	1989.01	2018.06	口腔医学	于海洋	PEEK 与 PTFE 涂层对牙种植体中央螺丝螺纹副稳定性影响的机制研究
	陈西文	男	1989.03	2018.06	口腔医学	朱智敏	CircRNAs 及其靶 miRNAs 在人脐带间充质干细胞成骨分化过程中的作用初探
	杜　玮	女	1990.02	2018.06	口腔医学	周学东	YAP/TAZ 调控牙上皮干细胞增殖及分化的研究
	高　攀	男	1989.02	2018.06	口腔医学	王晓毅	DNA 甲基化和组蛋白修饰调控 RalGAPa2 对口腔鳞癌恶性进程影响的研究
	经　典	女	1990.01	2018.06	口腔医学	赵志河	生理咬合力对牙周膜干细胞的影响效应及其调控机制研究
	梁　丹	女	1991.07	2018.06	口腔医学	吴红崑	牙龈卟啉单胞菌对阿尔兹海默病相关 Tau 蛋白磷酸化的作用及机制
	刘蔚晴	女	1989.08	2018.06	口腔医学	梁　星	生长分化因子 11 调控骨改建的研究
	李业平	男	1988.02	2018.06	口腔医学	郑　谦	单侧完全性唇鼻裂新旋转推进法初期整复的效果评价与分析
	罗小波	男	1989.07	2018.06	口腔医学	陈谦明	LncRNA ORAOV1－B 的发现及其在口腔鳞状细胞癌侵袭转移中的作用研究
	毛梦莹	女	1990.08	2018.06	口腔医学	胡　涛	rnc 基因转录后水平调控变异链球菌致龋性的机制研究
	庞骁霄	男	1989.12	2018.06	口腔医学	石　冰	β－catenin 在腭突间充质中调节小鼠腭发育的机制研究
	任　智	男	1989.05	2018.06	口腔医学	李继遥	基质降解－抗菌联合抗牙菌斑生物膜途径的应用及机制研究

续表

博士学位授予单位	姓　名	性别	出生年月	获学位年月	所授学位专业	指导教师	毕业论文题目
	生苏睿	男	1989.09	2018.06	口腔医学	梁新华	LncRNA SAA3P 在 HPV 相关口腔鳞癌中的临床意义及作用机制研究
	孙海滨	男	1989.04	2018.06	口腔医学	李龙江	神经酰胺调控涎腺腺样囊性癌细胞内质网应激反应的机制研究
	索　来	男	1988.07	2018.06	口腔医学	万乾炳	氧化石墨烯/壳聚糖/羟基磷灰石涂层钛对骨结合影响的研究
	唐　琦	女	1990.02	2018.06	口腔医学	田卫东	基于 Wnt5a 探讨肥胖初期脂肪组织生物学改变和相关机制的研究
	王素苹	女	1988.06	2018.06	口腔医学	程　磊	季铵盐作用下微生物组成及抗药性研究
	吴芳龙	男	1987.10	2018.06	口腔医学	周红梅	肿瘤相关巨噬细胞对 Smad4 缺失型头颈部鳞癌模型的影响及机制研究
	薛昌越	男	1987.11	2018.06	口腔医学	林云锋	JAK/STAT3 通路和基质硬度对组织工程血管化调控作用的研究
	杨靖梅	女	1988.12	2018.06	口腔医学	吴亚菲	表面蛋白抗原 P1 差异与变异链球菌黏附相关性的研究
	曾　维	男	1987.11	2018.06	口腔医学	汤　炜	数字化虚拟咬合关系定量化分析及其临床应用
	张　玲	女	1989.10	2018.06	口腔医学	于海洋	Cyclophilin D 对牙周组织氧化损伤中线粒体功能变化的调控及机制研究
	张士文	男	1987.12	2018.06	口腔医学	袁　泉	PEGASOS 组织透明化技术在牙和骨研究中的应用
	郑小菲	女	1988.05	2018.06	口腔医学	袁　泉	免疫抑制剂 FK506 对种植体骨结合和骨缺损修复的影响
	郑　欣	男	1989.12	2018.06	口腔医学	周学东	牙周孤化学感官细胞生物学特性的研究
	周陈晨	男	1989.10	2018.06	口腔医学	邹淑娟	AFF1/AFF4 差异调控人骨髓间充质干细胞成骨分化的研究
	周　维	男	1990.02	2018.06	口腔医学	黄定明	MicroRNA－21 在牙周炎宿主免疫中的作用及机制研究
	朱骏飞	男	1990.02	2018.06	口腔医学	于海洋	缺氧条件下瘦素对牙周膜细胞凋亡及细胞因子分泌调控的研究

续表

博士学位授予单位	姓　名	性别	出生年月	获学位年月	所授学位专业	指导教师	毕业论文题目
	李　涛	男	1983.02	2018.06	口腔医学	祝颂松	SOX9/RUNX2 转录调控对髁突软骨干细胞特性改变的机制研究
	曾　皓	男	1988.09	2018.06	口腔医学	郭维华	无托槽隐形矫治技术远中移动上颌磨牙的力学研究
	熊　毅	男	1990.11	2018.06	口腔临床医学	宫　苹	FoxO1 在 1,25(OH)2D3 调控糖尿病小鼠种植体骨结合的作用研究
	李　怡	女	1985.05	2018.06	口腔基础医学	李　伟	中性粒细胞胞外诱捕网蛋白组学及翻译后蛋白氧化修饰的分析
	郑力维	男	1985.06	2018.06	口腔基础医学	于海洋	不同介质环境下牙科复合树脂的微观力学及摩擦学性能研究
	阿　鹏	男	1990.03	2018.09	口腔基础医学	叶　玲	EZH2 甲基化 PCNA 促进 DNA 复制的机制研究
	李波儿	女	1989.05	2018.09	口腔医学	叶　玲	糖代谢在破骨细胞分化及功能中的作用机制研究
	吴　冷	女	1987.11	2018.09	口腔医学	吴亚菲	牙龈卟啉单胞菌宿主体内生存影响因素的研究
	张玥玲	女	1989.11	2018.09	口腔医学	王　军	GMSC/SIS－ECM 和 Exosome/SIS－ECM 在大鼠舌部组织重建中的应用
	刘君瑜	女	1985.04	2018.12	口腔基础医学	陈　宇	血糖敏感型光交联壳聚糖水凝胶膜的制备及相关性能研究
	宋　宁	女	1988.12	2018.12	口腔医学	王　航	炎症条件下三叉神经节内谷氨酸的代谢变化及其电生理效应研究
	刘　赛	男	1990.07	2018.06	生物化学与分子生物学	陈谦明	OSCC 微环境中 RACK1 对 TAMs 募集分化的影响及机制研究
北京大学							
	刘文逸	男	1988.07	2018.07	牙周病学	欧阳翔英	牙龈卟啉单胞菌引起 NLRP6 介导的牙周组织细胞焦亡的作用及机制
	张理伟	女	1989.11	2018.07	口腔黏膜病学	华　红	白介素－17 在舍格伦综合征中表达及作用机制研究
	荀　喆	女	1989.12	2018.07	口腔预防医学	徐　韬	炎症性肠病唾液菌群特征及其应用潜力的研究

续表

博士学位授予单位	姓　名	性别	出生年月	获学位年月	所授学位专业	指导教师	毕业论文题目
	刘　阳	男	1989.02	2018.07	口腔预防医学	郑树国	颅骨锁骨发育不全致病基因 RUNX2 突变导致恒牙萌出障碍的机制研究
	张　鹏	女	1990.03	2018.07	口腔颌面外科学	甘业华	细胞因子调控三叉神经节钠离子通道 1.7 表达的研究
	赵　璐	女	1988.05	2018.07	口腔颌面外科学	甘业华	YY1/PP2A/AKT 通路介导口腔癌顺铂耐药的研究
	杨文文	女	1989.02	2018.07	口腔颌面外科学	李盛林	Epiregulin 通过外泌体促进唾液腺腺样囊性癌肺转移
	李永亮	男	1988.12	2018.07	口腔颌面外科学	魏世成	变形链球菌跨膜蛋白 MapZ 对细菌分裂蛋白 FtsZ 的调控机制研究
	张雪明	女	1981.11	2018.07	口腔颌面外科学	俞光岩	失副交感神经支配对下颌下腺分泌功能的远期作用及机制研究
	马若晗	女	1989.10	2018.07	口腔颌面医学影像学	李　刚	正颌患者髁突位置变化的三维医学影像融合研究
	张　敏	女	1992.12	2018.07	口腔修复学	周永胜	靶向 GSK3 和 PRMT3 的小分子化合物对间充质干细胞骨再生的作用
	王　越	女	1989.12	2018.07	口腔修复学	冯海兰	Wnt10a 基因条件性敲除小鼠的构建及 Wnt10a 在磨牙牙根发育中的作用
	王月君	女	1987.11	2018.07	口腔修复学	周永胜	LRRC15 在人脂肪干细胞成骨向分化中的作用及机制研究
	夏丹丹	女	1986.07	2018.07	口腔修复学	周永胜	新型镁锂钙合金在骨再生中的应用及其机制探索
	李文悦	女	1990.04	2018.07	口腔修复学	周永胜	以人脂肪干细胞源外泌体构建组织工程骨的研究
	董　凡	女	1987.03	2018.07	口腔修复学	吕培军	基于机器学习的颈淋巴转移癌红外热像自动识别与辅助诊断
	曾　丽	女	1988.09	2018.07	口腔修复学	冯海兰	突变 DLX3 调控牙髓干细胞分化的分子机制
	张亦欣	女	1990.03	2018.12	口腔正畸学	李巍然	前方牵引矫治骨性 III 类单侧完全性唇腭裂的疗效及长期稳定性
	薛心彤	女	1990.06	2018.07	口腔正畸学	周彦恒	大鼠颞下颌关节骨关节炎性别差异机制的研究

续表

博士学位授予单位	姓　名	性别	出生年月	获学位年月	所授学位专业	指导教师	毕业论文题目
	余婷婷	女	1990.01	2018.07	口腔正畸学	周彦恒	DNA 去甲基化介导的间充质干细胞骨再生及其机制研究
	刘福良	男	1988.01	2018.07	口腔正畸学	周彦恒	力学介导的内源性硫化氢参与调控正畸牙齿移动的研究
	王雅慧	女	1990.01	2018.07	牙体牙髓病学	董艳梅	生物陶瓷封闭剂对根管系统封闭性及牙根机械性能的影响
	宋文莉	女	1989.05	2018.07	牙周病学	孟焕新	多不饱和脂肪酸代谢相关基因与侵袭牙周炎相关性的研究
	刘国景	女	1991.10	2018.07	牙周病学	栾庆先	侵袭性牙周炎患者刮治和根面平整后龈下菌群的改变
	赵丽萍	女	1988.04	2018.07	牙周病学	胡文杰	罹患重度牙周病变磨牙拔牙位点保存种植治疗效果评价
	姜玺军	男	1990.05	2018.07	儿童口腔医学	刘　鹤	胶原膜在年轻恒牙牙髓再生治疗中的应用
	周培茹	女	1989.03	2018.07	口腔黏膜病学	华　红	口腔念珠菌病唾液定量诊断及厚朴酚抗念珠菌作用研究
	肖　娜	女	1990.02	2018.07	口腔颌面外科学	蔡志刚	头颈部游离组织瓣术后血管危象相关研究
	韩　冰	女	1989.12	2018.07	口腔颌面外科学	王　兴	数字化技术在半侧颌骨肥大畸形矫治及效果评价中的应用
	袁　苑	女	1990.06	2018.07	口腔颌面外科学	郭传瑸	手术治疗口咽鳞癌预后及相关因素临床研究
	任　真	女	1990.03	2018.07	口腔颌面外科学	马　莲	电子声门仪在评价普通话腭裂患者声门塞音中应用研究
	叶　欣	女	1990.04	2018.07	口腔颌面医学影像学	李　刚	内镜辅助腮腺结石取出术不同术式的选择及疗效分析
	汤祎熳	女	1991.11	2018.07	口腔修复学	周永胜	去泛素化酶 USP7 促进人脂肪干细胞成骨分化的研究
	易小松	男	1989.04	2018.07	口腔修复学	谢秋菲	ATP 诱导人牙髓细胞向成牙本质样细胞分化的机制
	朱晓鸣	女	1990.03	2018.07	口腔修复学	谭建国	新型大气压冷等离子体处理抑制牙本质粘接老化的研究
	郑小雯	女	1989.10	2018.07	口腔正畸学	林久祥	唾液外泌体蛋白在阻塞性睡眠呼吸暂停低通气综合征及炎症性肠病中的作用与机制研究
	刘　洋	女	1990.04	2018.07	口腔正畸学	李巍然	无托槽隐形矫治器纠正前牙深覆殆的力学研究

续表

博士学位授予单位	姓　名	性别	出生年月	获学位年月	所授学位专业	指导教师	毕业论文题目
	刘施瑶	女	1989.08	2019.01	口腔正畸学	许天民	青少年颌骨宽度生长与第一磨牙代偿规律的研究
	温馥嘉	女	1988.02	暂未获	口腔正畸学	许天民	上颌牙齿移动与牙槽骨改建的三维测量分析
上海交通大学							
	李　松	男	1972.10	2018.06	口腔临床医学	束　蓉	EMPs 对低氧下人牙周膜细胞的作用及其机制研究
	ONG HUISHAN	女	1985.10	2018.06	口腔临床医学	张陈平	Neuropilin 2（Nrp 2）与舌癌淋巴结转移的相关性研究
	代庆刚	男	1987.04	2018.06	口腔临床医学	汪　俊	mTOR/Raptor – S6K1 信号通路通过 Runx2 调控小鼠成骨分化及骨发育
	孙梦君	女	1987.03	2018.06	口腔临床医学	束　蓉	DHA、EPA 与牙周相关的抗菌及抗炎作用研究
	肖　孟	男	1987.11	2018.06	口腔基础医学	陈万涛	CHIP 泛素化降解 CD166 调控口腔鳞癌细胞干性的研究
	隋佰延	男	1987.08	2018.06	口腔基础医学	孙　皎	可载药介孔生物玻璃的生物代谢及抗肿瘤研究
	韩一峰	男	1989.10	2018.06	口腔临床医学	范新东	NO – cGMP 通路在无水乙醇栓塞 AVMs 诱发肺动脉高压的作用机制研究
	张　羽	女	1989.05	2018.06	口腔临床医学	冯希平	病毒宏基因组学探索慢性牙周炎病毒群落及新发病毒
	王　洁	女	1989.07	2018.06	口腔临床医学	蒋欣泉	钛种植体表面纳米管管径调节巨噬细胞行为促进骨结合的研究
	王桂芳	女	1988.03	2018.06	口腔临床医学	蒋欣泉	酸蚀刻 – 热氧化处理钛表面改性促进骨结合的实验研究
	张晓梦	女	1988.01	2018.06	口腔临床医学	赖红昌	SLA 钛表面再修饰对成骨作用的影响及机制研究
	冉淑君	女	1987.08	2018.06	口腔临床医学	梁景平	粪肠球菌在根尖周炎中致病能力及致病机制的探讨
	徐万林	男	1989.09	2018.06	口腔临床医学	杨雯君	VEGF 缓释促进 Osterix 修饰的脂肪干细胞成骨分化的研究
	石　欢	女	1987.12	2018.06	口腔临床医学	俞创奇	TLR9 信号通路异常在舍格伦综合征发病机制中的作用研究

续表

博士学位授予单位	姓名	性别	出生年月	获学位年月	所授学位专业	指导教师	毕业论文题目
	任振虎	男	1986.01	2018.06	口腔临床医学	张陈平	CD73 调节腺苷通路影响头颈鳞癌侵袭转移相关研究
	赵　丹	女	1988.03	2018.06	口腔临床医学	张富强	NLRP 炎症体在牵张诱导 HPDLCs 发生 PCD 和分泌 IL－1β 中作用的研究
	朱陈元	女	1990.04	2018.06	口腔临床医学	张富强	搅拌摩擦加工制备金属基纳米复合层的表面性能和生物学评价
	刘术利	男	1987.07	2018.06	口腔临床医学	张志愿	肿瘤微环境调控 EMT 介导头颈癌侵袭转移的分子机制研究
	朱敏闻	女	1982.09	2018.06	口腔临床医学	周曾同	ATM、γH2AX 及 CHK2 在口腔白斑和鳞癌中表达的初步研究
	马　川	男	1987.10	2018.06	口腔临床医学	周国瑜	纳米基因载体构建及联合光动力治疗口腔癌的研究
	沈玲悦	女	1980.11	2018.12	口腔临床医学	张志愿	新型增氧型纳米光敏剂的构建及光动力治疗口腔鳞癌的实验研究
	张纪春	男	1989.11	2018.12	口腔临床医学	束　蓉	牙周膜细胞来源细胞外基质在牙周组织再生的实验研究
	蒋雨楠	男	1990.06	2018.12	口腔临床医学	唐国华	牵张力促进 BMSCs/VECs 共培养成血管－成骨效应的旁分泌机制研究
	杨秀娟	女	1983.05	2018.12	口腔临床医学	杨　驰	急性创伤性颞下颌关节盘前移位及其后遗症研究
空军军医大学							
	田蓓敏	女	1988.02	2018.06	口腔临床医学	陈发明	自体牙周膜干细胞治疗骨下袋牙周缺损的临床试验研究
	吴晓雪	女	1984.12	2018.06	口腔临床医学	金作林	下颌骨外斜线区微种植钉远移下牙列的研究
	郭少雄	男	1989.06	2018.06	口腔基础医学	王美青	异常咬合对口颌面部痛的临床试验研究初探
	马　洋	女	1988.03	2018.06	口腔基础医学	金　岩	Follistatin 和 Alpl 基因在牙胚发育和口腔上皮间充质牙向分化中的作用研究
	景　欢	女	1989.03	2018.06	口腔基础医学	金　岩	组蛋白乙酰转移酶 GCN5 下降导致骨质疏松中骨形成－血管形成紊乱的机制研究

续表

博士学位授予单位	姓　名	性别	出生年月	获学位年月	所授学位专业	指导教师	毕业论文题目
	倪前伟	男	1983.07	2018.06	口腔临床医学	孙沫逸	Neuropilins 在涎腺腺样囊性癌高血行转移中作用及普萘洛尔对腺样囊性癌的作用研究
	安斯耀	男	1982.1	2018.06	口腔临床医学	丁　寅	骨性 III 类伴面部不对称畸形女性患者颅面骨结构三维形态的研究
	李建军	男	1981.03	2018.06	口腔临床医学	丁　寅	经典 Wnt 信号介导的脉冲电磁场对Ⅱ型糖尿病小鼠骨量和骨强度影响的体内外实验研究
	翟　敏	男	1983.11	2018.06	口腔临床医学	李德华	经牙槽嵴上颌窦底提升术中上颌窦黏膜力学行为及其影响因素的有限元研究
	王　鑫	男	1980.03	2018.06	口腔临床医学	李德华	异物反应在种植体边缘病理性骨吸收中作用的实验研究
	周志斐	男	1984.07	2018.06	口腔医学	王小竞	炎症微环境调控牙周膜干细胞 α7 亚型烟碱型乙酰胆碱受体参与吸烟相关性牙周炎发生发展作用及机制研究
	余　涛	男	1978.08	2018.06	口腔医学	陈吉华	新型二硅酸锂玻璃陶瓷的半透性优化及应用基础研究
	刘　龚	男	1988.12	2018.06	口腔医学	陈吉华	新型抗菌再矿化功能性正畸粘接剂的合成和性能研究
	张珍珍	女	1988.11	2018.06	口腔医学	张少锋	晶相结构调控对于二硅酸锂玻璃陶瓷力学性能和磨损行为的影响
	王伟娜	女	1989.11	2018.06	口腔医学	高　勃	增减材同期制作固定 - 活动义齿修复牙列缺损的可行性研究
	仇　珺	男	1986.06	2018.06	口腔医学	余　擎	谷氨酸合酶基因 A 调控粪肠球菌圣物膜形成的初步研究
	王津津	女	1988.12	2018.06	口腔医学	王勤涛	钛表面纳米形貌通过调控成骨微环境中巨噬细胞极化影响骨结合的研究
	卢晓琳	女	1988.05	2018.06	口腔医学	金作林	TGF - β1/Smads 信号通路参与 ClC - 3 氯通道调控 MC3T3 - E1 细胞成骨分化的机制研究
	牛茜楠	女	1987.07	2018.06	口腔医学	金作林	机械牵张应力下 Cofilin 调节 NF - κB 对成骨细胞成骨效应影响的分子机制研究
	闫冰冰	男	1982.09	2018.06	口腔医学	李德华	炎性环境下 RIP3/Caspase - 8 在牙周膜介导组织再生中的作用及机制研究

续表

博士学位授予单位	姓　名	性别	出生年月	获学位年月	所授学位专业	指导教师	毕业论文题目
	戚　朦	女	1989.02	2018.12	口腔基础医学	金　岩	组蛋白去乙酰化酶 HDAC9 表观调控自噬影响衰老骨髓间充质干细胞的再生能力研究
	高　涛	男	1984.03	2018.12	口腔临床医学	孙沫逸	CCL5/CCR5 趋化通路在涎腺腺样囊性癌嗜神经侵袭中的作用及机制研究
	张　斯	女	1986.12	2018.12	口腔临床医学	金作林	MiR－494－3p 靶向结合 PTEN 调控 RAW264.7 细胞炎性反应的机制研究
	孟　蕾	女	1983.04	2018.12	口腔临床医学	段银钟	NF－κB 信号通路和 EphB4/ephrinB2 双向信号转导对成骨细胞调控破骨细胞分化的影响
	李　琳	女	1984.08	2018.12	口腔临床医学	金作林	ATP6V1H 参与调控骨髓基质细胞生长和分化的机制研究
	张　楠	女	1988.06	2018.12	口腔临床医学	金作林	MiR－106a 靶向调控 MeCP2 对口腔鳞状细胞癌的作用及其机制研究
	曹　阳	女	1985.05	2018.12	口腔临床医学	刘　斌	一种数字化温控烫伤仪的研制及其在大鼠皮肤烫伤模型中的应用
武汉大学							
	张　珍	女	1989.07	2018.06	口腔临床医学	李成章	EMMPRIN 糖基化及其对 EMMPRIN－MMPs－牙周炎路径的作用机制和干预研究
	张　萌	女	1989.12	2018.06	口腔临床医学	杜民权	双胞胎儿童牙菌斑微生态的组成分析及龋坏牙牙菌斑的耐酸基因功能筛选研究
	张　璐	男	1987.03	2018.06	口腔临床医学	黄　翠	电泳沉积技术及牙骨质再生在牙本质敏感治疗中的研究
	余静静	女	1988.12	2018.06	牙体牙髓病学	彭　彬	二甲基丙烯酸羟乙酯对牙髓间充质细胞的毒性作用及机制研究
	杨偲偲	女	1988.09	2018.12	牙体牙髓病学	边　专	RNA 可变剪接调控因子 SRSF5 在口腔鳞状细胞癌发生发展中的原癌基因功能和机制研究
	邢　鑫	男	1988.02	2018.06	口腔颌面外科学	李祖兵	丝素－聚己内酯静电纺丝纳米纤维膜的构建及促进骨愈合的实验研究
	吴海林	女	1989.03	2018.06	牙体牙髓病学	边　专	AEG－1 在牙髓炎症中的作用研究

续表

博士学位授予单位	姓　名	性别	出生年月	获学位年月	所授学位专业	指导教师	毕业论文题目
	王　艳	女	1982.10	2018.12	口腔临床医学	王贻宁	3D 打印钛合金支架通过软骨成骨途径修复大鼠下颌临界骨缺损的研究
	撒国良	男	1988.11	2018.06	口腔颌面外科学	赵怡芳	Integrin – Erk1/2 信号通路在口腔黏膜上皮黏附和钉突延长中的作用及机制
	乔玮玮	女	1988.11	2018.12	牙体牙髓病学	边　专	DNA 损伤反应在牙髓炎中的机制探究
	欧艳晶	女	1988.07	2018.12	口腔临床医学	王贻宁	白血病抑制因子对牙周稳态的作用研究
	刘建锋	男	1988.03	2018.06	口腔颌面外科学	张文峰	阻断 TIM3 在头颈鳞癌中增强抗肿瘤免疫效应的研究
	林楚娇	女	1989.07	2018.06	牙体牙髓病学	陈　智	miR – 3065 簇调控成牙本质细胞和成骨细胞分化的研究
	李舒晨	女	1990.02	2018.06	牙体牙髓病学	陈　智	Quaking 促进人牙髓干细胞向成牙本质细胞样细胞分化的作用
	贾筱诗	女	1988.10	2018.06	口腔临床医学	张玉峰	组蛋白甲基化酶在材料促进骨缺损修复中的作用
	黄　丹	女	1989.12	2018.06	口腔临床医学	王贻宁	钛表面载金属离子多功能复合涂层的制备及性能研究
	黄春明	男	1989.10	2018.06	口腔颌面外科学	尚政军	低氧及微囊泡对细胞融合的作用机制研究
	冯亚平	女	1987.04	2018.06	口腔颌面外科学	龙　星	HMGB1 在颞下颌关节骨关节炎血管化中的作用机制研究
	范启航	男	1990.06	2018.06	口腔临床医学	施　斌	纳米介孔钙硅颗粒在抗菌和体外矿化成骨中的作用研究
	曹茜茜	女	1989.11	2018.06	牙体牙髓病学	樊明文	人参皂苷的抗龋保护作用初探
首都医科大学							
	徐亿普	男	1986.04	2018.07	口腔颌面外科学	王松灵	口服无机硝酸盐防治大鼠骨质疏松及绝经后口干的作用和机制研究
	王　月	女	1989.07	2018.07	口腔内科学	孙　正	不同功能状态下的老年脑卒中患者口腔健康情况及其相关因素
	庄　锐	男	1986.08	2018.07	口腔颌面外科学	李　钧	硫化氢在口腔黏膜创伤后含量变化规律及其作用

续表

博士学位授予单位	姓　名	性别	出生年月	获学位年月	所授学位专业	指导教师	毕业论文题目
	胡　亮	男	1988.11	2018.07	口腔颌面外科学	王松灵	硝酸盐防治舍格伦综合症征肠炎研究及 Ad - Shh 防治放射性唾液腺损伤、Tempol 防治放射性黏膜炎研究
	李盛楠	女	1989.01	2018.07	口腔正畸学	白玉兴	PTHrP/PTH1R 信号系统对 OIRR 修复过程的调控机理研究
	李　涛	女	1989.04	2018.07	口腔修复学	张振庭	钛表面 TiO_2 纳米管/多孔结构的构建、改性及生物活性研究
	卢　燃	女	1988.07	2018.07	口腔修复学	张振庭	高亲水性 TiO_2 纳米管缓释体系的建立及生物相容性研究
	马雁崧	男	1989.09	2018.07	口腔正畸学	白玉兴	多功能正畸粘接剂预防釉质脱矿及生物相容性的体外研究
解放军医学院							
	时　权	男	1990.05	2018.06	口腔临床医学	刘洪臣	牙龈间充质干细胞外泌体联合壳聚糖/丝素凝胶海绵促进糖尿病大鼠创面修复研究
	李云霞	女	1979.12	2018.06	口腔临床医学	温　宁	cRGD 多肽介导的阿霉素聚乙二醇 - 聚硫化丙烯酸纳米胶囊对口腔鳞癌作用的初步评价
天津医科大学							
	耿红娟	女	1986.07	2018.06	口腔医学	高　平	双功能化学合成嵌合肽抑制种植体表面生物膜的研究
中国医科大学							
	张媛媛	女	1981.03	2018.07	口腔临床医学	张　扬	miR - 21 在 PAOO 加速正畸牙齿移动中的作用机制研究
	王冠楠	女	1985.01	2018.07	口腔基础医学	钟　鸣	长链非编码 RNAENST00000512916 在成釉细胞瘤增殖及侵袭中的作用及机制研究
	李　新	女	1970.01	2018.07	口腔基础医学	潘亚萍	甲型流感病毒 H1N1 联合牙龈卟啉单胞菌感染肺上皮细胞凋亡与自噬的研究
	刘　尧	女	1979.12	2018.07	口腔临床医学	卢　利	PD - 1 维持人牙髓间充质干细胞生物学性能及相关调控机制的研究

续表

博士学位授予单位	姓 名	性别	出生年月	获学位年月	所授学位专业	指导教师	毕业论文题目
	冯丽芳	女	1989.03	2018.07	口腔临床医学	吴 琳	低强度脉冲超声波对多孔钛合金成骨作用的影响及生物信息学分析预测
	邵丽娜	女	1982.03	2018.07	口腔临床医学	仇丽鸿	miR-146a-5p 调控 Hey2 对成骨细胞炎症反应的影响
	才 越	男	1977.01	2018.07	口腔临床医学	王绪凯	bFGF 复合 BMP-2 双因子修饰的 nHAPCOL 支架体内外生物相容性的研究
	庞 湃	女	1990.01	暂未获	口腔临床医学	孙长伏	SP1/miR-92b 信号反馈通路通过 CCR7 分子参与头颈鳞癌侵袭迁移的研究
	李雪雯	女	1987.09	暂未获	口腔临床医学	王绪凯	双缓释 PDGF-bb、BMP-6 的 nHA/Gel-GMS 支架复合 BMMSCs 修复大鼠颅骨临界骨缺损的实验研究
吉林大学							
	孙 宾	男	1982.06	2018.06	口腔临床医学	孙宏晨	纳米粒子靶向荧光成像及协同治疗恶性肿瘤的研究
	崔 智	男	1985.08	2018.06	口腔临床医学	孙新华	激肽释放酶 4(KLK4)基因干扰对口腔鳞状细胞癌增殖、凋亡、迁移和侵袭的影响及其机制的研究
	王丹丹	女	1988.10	2018.06	口腔临床医学	孙宏晨	介孔二氧化硅纳米粒子共转运 Doxorubicin 和 MDR1-siRNA 治疗耐药口腔鳞癌的研究
	于文雯	女	1988.02	2018.06	口腔临床医学	孙新华	miR-34a 介导机械应力作用下成骨分化的体内外实验研究
	毕 铭	男	1983.01	2018.06	口腔临床医学	周延民	胶原涂覆聚乙丙交酯/羟基磷灰石支架结合 DGEA 肽协同修复颅骨缺损
	阿 兰	女	1983.09	2018.12	口腔临床医学	周延民	二氧化钛纳米管负载米诺环素对成骨细胞和施万细胞生物学行为影响的实验研究
	高晓蔚	女	1976.02	2018.12	口腔临床医学	周延民	生物标记物与种植体周围炎的相关性研究
	王一博	男	1988.04	2018.12	口腔临床医学	胡 敏	新型维甲酸衍生物的合成及对黑色素瘤细胞作用的研究
	齐慧川	女	1988.03	2018.12	口腔临床医学	胡 敏	Nell-1 对出生后小鼠软骨内稳态及软骨内成骨的影响与机制研究

续表

博士学位授予单位	姓　名	性别	出生年月	获学位年月	所授学位专业	指导教师	毕业论文题目
	张　雪	女	1989.09	2018.12	口腔临床医学	孙宏晨	Ⅰ型 BMP 受体 ACVR1 在牙本质及牙周组织形成中的作用研究
哈尔滨医科大学							
	张　伟	男	1980.11	2018.06	口腔临床医学	焦晓辉	C57BL/6J 腭裂小鼠的甲基化调控因子和 Wnt5a 的相关研究
	李　蕾	女	1982.05	2018.06	口腔临床医学	毛立民	纳米聚合物联合运载小檗碱和 miRNA－122 治疗口腔鳞癌的实验研究
同济大学							
	钱文昊	男	1974.10	2018.06	口腔临床医学	苏俭生	种植体基台颈部光滑钛表面石墨烯涂层的构建及其性能评价
	刘蒙蒙	女	1987.06	2018.06	口腔临床医学	张　旗	牙周膜成纤维细胞外泌体递送骨保护素对正畸牙根吸收的作用及机制研究
	李功臣	男	1988.01	2018.06	口腔基础医学	孙　瑶	纤毛转运蛋白 IFT140 对小鼠牙本质发育的影响及相关机制研究
	厉超元	男	1989.10	2018.09	口腔临床医学	王佐林	基于细胞谱系示踪技术的 Gli1＋祖细胞对牙体发育作用的研究
南京大学							
	王毓佳	女	1990.11	2018.06	临床医学	胡勤刚	表皮调节素调控正常成纤维细胞恶性转化并促进口腔鳞癌侵袭的研究
	张杨珩	女	1991.02	2018.06	临床医学	闫福华	金纳米促牙周膜干细胞成骨分化的粒径效应及机制研究
南京医科大学							
	袁志瑶	女	1988.12	2018.07	口腔颌面外科学	陈　宁	LncRNA H19 在羊膜间充质干细胞促进血管新生中的作用及机制研究
	郭舒瑜	女	1991.02	2018.07	口腔正畸学	王　林	转录因子 GATA4 在神经嵴细胞及其来源的颅颌面骨组织发育中的作用机制探究
	刘道杨	男	1974.09	2018.07	口腔颌面外科学	吴煜农	牙种植手术中温度场分布及温度控制的研究
	王　祎	男	1977.04	2018.07	口腔颌面外科学	江宏兵	5hmC 在口腔鳞癌中的表达及相关分子调控机制研究

续表

博士学位授予单位	姓　名	性别	出生年月	获学位年月	所授学位专业	指导教师	毕业论文题目
	张　平	男	1983.02	2018.07	口腔颌面外科学	江宏兵	Insulin－TGF－β1－SATB2 通路调控 BMSCs 自噬影响 2 型糖尿病颌骨再生修复的研究
	冒叶琳	女	1978.11	2018.07	口腔正畸学	王　林	Gsk3b－b－catenin 信号通路对正畸牙移动的影响及作用机制
	丁　旭	男	1982.05	2018.07	口腔颌面外科学	吴煜农	磷酸甘油酸变位酶 1(PGAM1)在涎腺腺样囊性癌的表达及其意义
	朱晓琴	女	1978.10	2018.07	口腔颌面外科学	吴煜农	miR－320a 靶向调节 MRP2 抑制舌癌细胞生物学功能及机制研究
	徐　海	男	1982.04	2018.12	口腔修复学	章非敏	不同充填技术下根管生物陶瓷材料 iRoot SP 临床性能的体外研究
	邓　超	男	1984.11	2018.12	口腔修复学	章非敏	高糖微环境下人牙周膜干细胞分化过程中相关机制的研究
浙江大学							
	赖恺晨	女	1991.02	2018.06	口腔临床医学	王慧明	Nell－1 修饰膜片调控 Runx2/Osterix 信号轴在种植体骨结合形成中的作用及机制研究
	刘　超	男	1988.07	2018.06	口腔临床医学	王慧明 俞梦飞	光控定向细胞片技术的构建及相关机制分析
	朱丽琴	女	1981.10	2018.06	口腔临床医学	王慧明	侧壁小开窗上颌窦底提升同期种植体植入术的临床观察与早期成骨效能的动物研究
	魏　栋	男	1978.08	2018.06	口腔临床医学	王慧明	颈深部感染及其严重并发症的临床特征及低创化诊疗策略
	冯贻苗	男	1976.09	2018.06	临床口腔医学	傅柏平	微型种植体支抗辅助压低慢性牙周炎下前牙牙槽骨变化的 CBCT 研究
福建医科大学							
	张长源	男	1981.10	2018.07	口腔临床医学	程　辉	二氧化锆牙尖斜度对自粘接树脂水门汀聚合固化及粘接强度影响的研究
	邱雨蓓	女	1982.04	暂未获	口腔临床医学	陈　江	丝素－壳聚糖支架拓扑形貌设计和缓释功能构建对其成骨性能的影响

续表

博士学位授予单位	姓　名	性别	出生年月	获学位年月	所授学位专业	指导教师	毕业论文题目
山东大学							
	杜　鹃	女	1985.12	2018.06	口腔基础医学	李敏启	雌激素和氧化应激通过过氧化物还原酶 1 型调控成骨细胞 功能及相关通路的研究
	孙　静	女	1986.02	2018.06	口腔基础医学	李敏启	流体剪切应力下二甲双胍对高糖致损骨细胞的作用研究和机制初探
	何　琴	女	1981.08	2018.06	口腔临床医学	王春玲	长链非编码 RNA TUG1 调控人牙周膜干细胞成骨分化的作用及其相关机制研究
华中科技大学							
	张晨光	男	1991.04	2018.06	口腔医学	陈莉莉	通过控制 P(VDF - Trfe)膜 β 相含量调控其表面电势促进骨再生
中南大学							
	张文柏	男	1989.06	2018.07	口腔整形美容学	徐　普	纳米珍珠粉/C - HA/rhBMP - 2 复合支架的制备及成骨机制的初步研究
	程亚楠	女	1986.03	2018.12	口腔整形美容学	徐　普	纳米珍珠粉水溶性基质诱导自噬促 MC3T3 - E1 细胞分化及其机制
	刘德裕	男	1981.07	2018.12	口腔整形美容学	徐　普	口腔黏膜下纤维性变癌变相关差异基因表达谱的构建及初步研究
中山大学							
	张福萍	女	1987.04	2018.06	口腔基础医学	何宏文	基于 ME2 介导的褪黑素调控线粒体功能促进大鼠牙乳头细胞成牙本质向分化的机制
	郑金绚	女	1989.03	2018.06	口腔基础医学	毛　剑	Cdc42 在成釉器发育中的作用研究
	罗崇岱	男	1985.12	2018.06	口腔临床医学	张志光	唾液 pH 和口腔 H2S 的可视化检测及其在远程预防的应用初探
	李　阳	女	1988.10	2018.06	口腔临床医学	凌均棨	粪肠球菌对成骨细胞的凋亡诱导作用及其机制研究
	陈晰娟	女	1989.04	2018.06	口腔临床医学	程　斌	氧化还原态相关蛋白硫氧还蛋白 1 在口腔黏膜上皮恶性转化过程中的作用及机制初探

续表

博士学位授予单位	姓名	性别	出生年月	获学位年月	所授学位专业	指导教师	毕业论文题目
	陈晓丹	女	1988.01	2018.06	口腔临床医学	程　斌	Rspondin1 对骨组织及骨髓间充质干细胞的放射保护作用及其机制研究
	杨　婧	女	1986.10	2018.06	口腔临床医学	程　斌	冬凌草甲素抗口腔鳞状细胞癌的作用及其分子机制研究
	庞亮月	女	1990.10	2018.06	口腔临床医学	林焕彩	釉质形成基因多态性与釉质显微硬度、成分及脱矿关系的相关性研究
	朱文慧	女	1991.04	2018.06	口腔临床医学	林焕彩	变异链球菌粘附、耐酸相关 sRNAs 的筛选、鉴定及表达分析
	郭　嘉	女	1990.04	2018.06	口腔临床医学	林正梅	TRIM33 在间充质干细胞增殖及 BMP－2 诱导成骨向分化中的调控作用
	何颖聪	男	1989.02	2018.06	口腔临床医学	林正梅	阿仑膦酸钠磷酸化Ⅰ型胶原支架在骨组织工程的应用研究
	陈一辰	男	1988.02	2018.06	口腔临床医学	王　智	Pik3ip1 信号对调节性 T 细胞的作用研究
	田　俊	男	1990.02	2018.06	口腔临床医学	韦　曦	慢性束缚应激抑制间充质干细胞免疫调节功能的机制研究
	许喆桢	女	1990.01	2018.06	口腔临床医学	韦　曦	粪肠球菌免疫调节小鼠破骨细胞形成与活化的作用研究
	范招纳	女	1987.03	2018.06	口腔临床医学	夏　娟	PRMT5 表观调控 Twist1 促进口腔鳞癌细胞上皮－间充质转化的机制探讨
	梁雪艺	女	1984.12	2018.06	口腔临床医学	夏　娟	HDAC 和 mTOR 拮抗剂靶向协同抑制 SOX2 从而阻逆口腔癌前病变演变的研究
	李启梦	女	1988.11	2018.06	口腔临床医学	徐　琼	TET1 介导 DNA 甲基化/羟甲基化动态修饰在人牙髓细胞成牙本质向分化中的作用机制
	李　侃	男	1990.07	2018.12	口腔临床医学	廖贵清	Akt－FoxO3a 轴在 TGF－β1 上调 Sox2 诱导口腔鳞癌干细胞样特性中的作用研究
	梁培盛	男	1988.07	2018.06	口腔临床医学	陶　谦	干燥综合征小鼠唾液分泌障碍蛋白的筛选及功能预测
	黄晓峰	男	1986.03	2018.06	口腔临床医学	汪　华	PD－1 免疫治疗非抗体结合蛋白新药的发现及其应用基础研究
	李小龙	男	1988.10	2018.06	口腔临床医学	汪　华	靶向肿瘤细胞膜穿透肽新药的研发和应用基础研究

续表

博士学位授予单位	姓　名	性别	出生年月	获学位年月	所授学位专业	指导教师	毕业论文题目
	刘湘奇	男	1989.02	2018.06	口腔临床医学	王　智	Pik3ip1 在 T 细胞耗竭中的作用研究
	林　仪	女	1990.07	2018.06	口腔临床医学	张志光	人颞下颌关节滑液间充质干细胞在骨再生中的应用
	欧发荣	男	1988.09	2018.06	口腔临床医学	张志光	LncRNA ZBED3 – AS1 调控人 TMJ 滑液来源间充质干细胞成软骨向分化的研究
	武诗语	男	1989.09	2018.06	口腔临床医学	陈卓凡	氟离子介导骨再生的浓度效应，机制及其应用研究
	杨子楠	男	1988.04	2018.06	口腔医学	廖贵清	囊性成釉细胞瘤开窗治疗回顾性分析及流体静压影响初探
	孙菁菁	女	1988.04	2018.06	口腔临床医学	王安训	INSR/IGF1R 靶向 NF – κB 通路调控舌鳞癌增殖与转移的研究
	彭　伟	男	1984.03	2018.06	口腔医学	陈松龄	非编码 RNAs 对上颌窦黏膜干细胞成骨分化调控机制的研究
	谢舒乐	男	1988.01	2018.06	口腔临床医学	李劲松	长非编码 RNA CILA1 通过 Wnt/β – catenin 通路促进舌鳞癌转移及化疗耐药的研究
	廖隽琨	男	1985.02	2018.06	口腔医学	陈伟良	CAFs 通过激活细胞自噬诱导舌鳞癌细胞顺铂抵抗的研究
	毛　琴	女	1988.10	暂未获	口腔临床医学	艾　虹	牙龈间充质干细胞来源的外泌体促进外周神经再生及其机制探究
	必　肯	男	1981.09	暂未获	口腔医学	艾　虹	不同骨面型的上颌窦体积、上颌后牙根尖到上颌窦底距离、上气道体积以及下颌角前切迹的比较 – CBCT 研究
	张莉平	女	1987.01	暂未获	口腔临床医学	程　斌	R – spodin2 – LGR4 调控口腔鳞状细胞癌增殖及转移的功能及机制
	SHRESTHA RACHANA	女	1981.08	暂未获	口腔医学	陈卓凡	上颌前牙美学区的即刻种植：唇侧骨壁厚度及同期行唇侧骨增量手术的影响
南方医科大学							
	邱小玲	女	1981.12	2018.06	临床医学	赵建江	lnc LINC00707 通过 miR – 370 – 3p 调控 WNT2B 影响人骨髓间充质干细胞成骨分化的研究
	吴亚东	男	1978.06	2018.06	临床医学	赵建江	MiR – 375/SLC7A11 调节口腔癌细胞增殖和侵袭的相关机制研究

续表

博士学位授予单位	姓 名	性别	出生年月	获学位年月	所授学位专业	指导教师	毕业论文题目
西安交通大学							
	汪 鹏	男	1982.12	2018.03	外科学	阮建平	回氟化钛保护牙釉质效用和相关机制的研究及防龋涂膜剂的研发
新疆医科大学							
	李 艳	女	1973.07	2018.12	外科学	赵 今	汉族和维吾尔族低龄儿童龋流行病学及菌斑微生物的对比研究

表 13　2018 年度中国口腔医学 8 年制毕业生一览表

博士学位授予单位	姓名	性别	出生年月	获学位年月	所授学位专业	指导教师	毕业论文题目
四川大学							
	赵梦远	男	1992.07	2018.06	口腔医学	白 丁	炎症刺激牙周膜成纤维细胞通过外泌体调控成骨细胞功能的研究
	尹佳鑫	男	1992.04	2018.06	口腔医学	胡 涛	Rho 激酶/Rho 相关蛋白激酶信号通路调控牙髓细胞间隙连接蛋白 connexin 43 的表达
	刘玥博	男	1992.04	2018.06	口腔医学	李继遥	特异性吸附 HA 的七肽诱导牙釉质仿生再矿化的实验研究
	周立言	男	1991.08	2018.06	口腔医学	王 敏	GDF11 对骨缺损愈合及种植体骨结合的影响
	朱宇驰	男	1991.06	2018.06	口腔医学	包崇云	三位有限元分析法对拔牙原理的简化研究
	刘 詠	男	1991.05	2018.06	口腔医学	赖文莉	焦虑情绪与颞下颌关节痛关系的功能核磁共振研究
	周泽渊	男	1991.03	2018.06	口腔医学	邹淑娟	雌激素对去势大鼠正畸牙移动后牙根吸收修复的作用
	何东明	男	1992.03	2018.06	口腔医学	罗 恩	基于深度学习的正颌外科手术复发预测系统建立及初步应用研究
	唐曹敏	男	1991.07	2018.06	口腔医学	王晓毅	SYK 经 mTOR/S6 信号通路促进口腔癌发展的机制研究
	赵 奎	男	1991.12	2018.06	口腔医学	曾 昕	PA28γ 共表达因子 U2AF1 的筛选及其在口腔黏膜癌变中的作用初探
	李欣明	男	1992.04	2018.06	口腔医学	吴红崑	尼古丁对 SD 大鼠牙槽骨微结构及成骨相关蛋白表达的影响
	吴 杨	男	1991.04	2018.06	口腔医学	周红梅	癌相关成纤维细胞对口腔鳞癌细胞株放射敏感性的影响研究

续表

博士学位授予单位	姓名	性别	出生年月	获学位年月	所授学位专业	指导教师	毕业论文题目
	王　媛	女	1992.08	2018.06	口腔医学	王　航	头颈肿瘤患者围手术期高血压调查及高血压致心肌肥大实验研究
	古　霞	女	1992.04	2018.06	口腔医学	宫　苹	胞外囊泡在骨髓间充质干细胞管周向分化中的作用
	梁馨予	女	1992.06	2018.06	口腔医学	朱智敏	硅酸镁锂诱导人脐带间充质干细胞成骨分化的机制研究
	张曼玲	女	1991.08	2018.06	口腔医学	丁　一	表面增强拉曼光谱应用于牙周炎唾液诊断的初步研究
	郑嘉宝	女	1991.07	2018.06	口腔医学	梁　星	糖尿病激活牙周膜成纤维细胞中 NF－kB 通路致骨吸收的机制研究
	廖雪阳	女	1991.12	2018.06	口腔医学	叶　玲	BMP15 调控成骨细胞和间充质干细胞成骨功能的作用机制初探
	李振霞	女	1992.03	2018.06	口腔医学	赵志河	轴突导向因子 Semaphorin 3A 在骨关节炎软骨退变中的表达及机制研究
	廉小天	女	1992.12	2018.06	口腔医学	汤　炜	医学图像处理关键技术在颅颌面创伤整形外科中的研究与应用
	李佳洋	女	34213.00	2018.06	口腔医学	罗　恩	数字化导板联合钛板预成形技术在牙颌面畸形矫治中的效果评估
	李怡源	女	1992.05	2018.06	口腔医学	于海洋	数字化微笑信息采集技术对微笑分析结果影响的对比研究
	夏钟毅	女	1991.04	2018.06	口腔医学	吴亚菲	牙周病原菌及抗磷脂抗体对分娩小于胎龄儿的影响
	李雪冰	女	1991.03	2018.06	口腔医学	田卫东	HERS 细胞小球和永生化细胞系的建立及其在牙根再生中的应用
	刘映鸿	女	1992.11	2018.06	口腔医学	王　军	IL－6 对小鼠正畸牙移动过程中骨改建的影响及机制研究
	杨　扬	女	1991.09	2018.06	口腔医学	陈谦明	ErbB2 对牙龈淋巴管生成及周围骨重建作用的研究
	王璞玉	女	1991.07	2018.06	口腔医学	黄定明	Jumonji 结构域蛋白 3（Jmjd3）调节人牙周膜细胞炎症反应的研究
	岑　啸	女	1991.01	2018.06	口腔医学	梁新华	转录因子 Prrx1 对人脂肪干细胞成骨、成软骨分化的影响及机制初探
北京大学							
	陶船思博	男	1992.03	2018.07	口腔医学	郭传瑸	红外热成像技术诊断口腔颌面部恶性肿瘤颈淋巴结转移癌的临床应用研究

续表

博士学位授予单位	姓名	性别	出生年月	获学位年月	所授学位专业	指导教师	毕业论文题目
	王文斯	女	1992. 08	2018. 07	口腔医学	周永胜	ARL4C 基因对人脂肪干细胞成骨向分化的影响及机制研究
	彭丽颖	女	1992. 04	2018. 07	口腔医学	林久祥	自清洁口腔矫治器界面材料的制备与抗菌研究
	吴唯伊	女	1991. 06	2018. 07	口腔医学	王新知	复层猪小肠黏膜下层膜屏障作用的体内外研究
	谢严毅	男	1993. 06	2018. 07	口腔医学	徐　韬	低龄儿童龋患经济负担及综合防治的成本效果
	柴金友	男	1990. 12	2018. 07	口腔医学	冯海兰	一种定位切削制作的数字化种植导板精度研究
	张玉玮	女	1992. 12	2018. 07	口腔医学	谭建国	不同钻针牙体预备对自酸蚀牙本质粘接强度的影响
	张　瑞	女	1992. 08	2018. 07	口腔医学	谢秋菲	三种数字化方法设计单层氧化锆冠的临床咬合评价
	邢远航	男	1991. 10	2018. 07	口腔医学	岳　林	硅烷偶联剂对复合树脂间粘接强度影响的研究
	石冰清	女	1993. 08	2018. 07	口腔医学	赵玉鸣	蜂胶对人牙髓细胞生物学性能的影响
	柳　英	女	1992. 12	2018. 07	口腔医学	蔡志刚	儿童青少年颌骨骨化纤维瘤的临床回顾性研究
	刘政文	男	1992. 05	2018. 07	口腔医学	张建国	125I 粒子治疗与调强放疗对唾液腺恶性肿瘤患者生存质量影响的研究
	刘冠楠	女	1992. 04	2018. 07	口腔医学	秦　满	少汗型外胚叶发育不全综合征患者 EDA 基因突变的分子生物学研究
	王佳莎	女	1992. 06	2018. 07	口腔医学	梁宇红	利用近场微波技术检测根管干燥效果的研究
	吴宇佳	女	1992. 05	2018. 07	口腔医学	邓旭亮	肥胖者唾液微生物组学研究
	孙　源	女	1992. 06	2018. 07	口腔医学	刘　鹤	CAD/CAM 纳米树脂陶瓷嵌体/高嵌体应用于儿童第一恒磨牙大面积缺损的探索
	沈惠丹	女	1992. 08	2018. 07	口腔医学	林　野	单颌种植即刻固定修复效果评价及即刻修复体并发症分析
	文　曦	女	1992. 12	2018. 07	口腔医学	谷　岩	生长发育相关的龈沟液蛋白质组学研究
	朱筠轩	女	1991. 11	2018. 07	口腔医学	孟焕新	牙周基础治疗对慢性牙周炎患者血液指标的影响
	谢　静	女	1992. 02	2018. 07	口腔医学	葛立宏	脱落乳牙牙髓干细胞治疗糖尿病周围神经病变的实验研究

续表

博士学位授予单位	姓名	性别	出生年月	获学位年月	所授学位专业	指导教师	毕业论文题目
	尹　爽	女	1991.11	2018.07	口腔医学	李　刚	正畸正颌人群上颌窦异常的锥形束 CT 和曲面体层研究
	王　倩	女	1992.07	2018.07	口腔医学	唐志辉	上颌窦底提升术同期种植的临床和影像学评价
	张添文	男	1991.10	2018.07	口腔医学	王　兴	国人女性上颌前突患者正颌外科术后鼻唇区软组织形态变化的研究
	胡心怡	女	1994.05	2018.07	口腔医学	周永胜	UNC5B 基因调控人脂肪干细胞成骨分化的研究
	徐灵巧	女	1992.07	2018.07	口腔医学	欧阳翔英	CBCT 体积测量评价牙周骨下袋植骨术疗效的研究
	杨一帆	女	1992.05	2018.07	口腔医学	栾庆先	北京某社区人群牙周状况自我评价、行为和实际情况的相关性调查
	何　筝	女	1992.06	2018.07	口腔医学	蔡志刚	头颈部肌纤维瘤的临床病理特点及治疗分析
	李　澍	男	1992.07	2018.07	口腔医学	傅开元	颞下颌关节髁突囊样变影像学特点及其转归
	朱　林	男	1991.10	2018.07	口腔医学	董艳梅	介孔生物活性玻璃及其装载米诺环素的研究
	夏文棣	女	1992.03	2018.07	口腔医学	王晓燕	双亲性 Janus 纳米球用于牙本质粘接的研究
	张皓羽	女	1992.08	2018.07	口腔医学	姜　婷	两种厚度玻璃陶瓷及瓷化树脂
	梁　奕	女	1992.05	2018.10	口腔医学	许天民	磨牙生理性移动规律的金属标记钉研究
	顾智文	男	1992.02	暂未获	口腔医学	郑树国	1980－2016 年中国大陆龋病患病情况的 Meta 分析
	曹　畅	女	1991.12	暂未获	口腔医学	刘　宇	β－磷酸三钙用于下颌第三磨牙拔除术后骨缺损修复的自身对照研究
	杜仁杰	男	1992.02	暂未获	口腔医学	周彦恒	侵袭性牙周炎正畸前后炎症控制与咬合分布的变化
	崔红梅	女	1991.11	暂未获	口腔医学	刘宏伟	三种口腔黏膜病患者焦虑抑郁症状的相关研究
空军军医大学							
	刘富伟	男	1991.09	2018.06	口腔医学	薄　斌	CKIP－1 对小鼠软骨表型及软骨细胞功能影响的研究
	常士平	男	1991.10	2018.06	口腔医学	马　秦	儿童髁突骨折患者治疗方式（保守或手术）选择的参考因素分析
	于　海	男	1991.12	2018.06	口腔医学	高　勃	增减材联合制作可摘局部义齿的初步研究

续表

博士学位授予单位	姓名	性别	出生年月	获学位年月	所授学位专业	指导教师	毕业论文题目
	张芯华	男	1993.02	2018.06	口腔医学	余　擎	三种冲洗系统产生的剪切力对根管内粪肠球菌生物膜清洁作用的研究
	贺小涛	男	1992.02	2018.06	口腔医学	陈发明	巨噬细胞对间充质干细胞的调节及其对牙周内源性再生的影响
	徐悦蓉	女	1992.07	2018.06	口腔医学	金作林	lncRNA - 7460 对炎症微环境来源牙周膜间充质干细胞成骨分化调控作用的研究
	钮春子	女	1992.02	2018.06	口腔医学	李德华	一种新型胶原膜的研制及其引导骨再生相关实验研究
武汉大学							
	张　磊	男	1991.10	2018.06	口腔医学	陈　智	大块充填树脂对 I 类洞和 II 类洞修复体内部适应性的影响 & 病例报告
	黄　品	女	1992.04	2018.06	口腔医学	蒋　滔	电沉积法构建载金属离子有机/无机纳米复合物的结构及性能研究 & 临床病例报告
	曾　浩	男	1992.05	2018.06	口腔医学	施　斌	选择性激光烧结技术制作双相磷酸钙骨组织工程支架的研究及病例报告
	时缪斯	女	1992.07	2018.06	口腔医学	张玉峰	磷酸钙类材料通过巨噬细胞调节成骨的机制及应用研究 & 病例报告
	余　昕	男	1991.11	2018.06	口腔医学	李祖兵	低氧和 JAK2 - STAT3 通路对细胞迁移、成骨向分化及骨缺损愈合的作用 & 病例报告
	朱珅婷	女	1992.11	2018.06	口腔医学	彭　彬	EGCG 纳米金载药系统的制备及其抑制破骨细胞功能的研究 & 病例报告
	杨柳小溪	女	1990.02	2018.06	口腔医学	李祖兵	儿童髁突囊内骨折外脱位合并颏部骨折的研究进展及病例报告

（本文编辑　吴婷）

科学研究

教育部关于批准2018年国家级教学成果奖获奖项目的决定

教师[2018]21号

国家级教学成果奖评审委员会评审确定的2018年国家级教学成果奖项目，已经过异议处理，共计1 355项获得国家级教学成果奖。

经国家级教学成果奖评审委员会评审确定，依据国务院公布的《教学成果奖励条例》规定，报经国务院批准，上海市教育委员会教学研究室申报的《走向世界的中国数学教育——义务教育阶段数学课程改革的上海经验》、重庆市巴蜀小学校申报的《基于学科育人功能的课程综合化实施与评价》、平度市职业中等专业学校许占山等申报的《助推县域三农转型升级的中等职业学校教学改革研究与实践》、深圳职业技术学院马晓明等申报的《深职院——华为培养信息通信技术技能人才"课证共生共长"模式研制与实践》、四川大学谢和平等申报的《以课堂教学改革为突破口的一流本科教育川大实践》、华中师范大学杨宗凯等申报的《深度融合信息技术的高校人才培养体系重构与探索实践》等6项成果被评为国家级教学成果特等奖。

教育部批准，清华大学附属小学申报的《成志教育：小学立德树人的校本实践》、苏州农业职业技术学院徐向明等申报的《城乡一体化背景下新型职业农民培育的苏南模式创新与实践》、复旦大学许宁生等申报的《入耳入脑入心 同向同行同频：以思政课为核心的课程思政教育教学改革与创新》等150项成果被评为国家级教学成果一等奖；北京市海淀区中关村第三小学申报的《面向未来的学校教育组织生态和空间结构变革的实践研究》、辽宁省交通高等专科学校王彤等申报的《"产教融合、同步升级、层级递进"的高职人才培养模式创新与实践》、东北师范大学吕立杰等申报的《"本硕一体·全科·融通"的卓越小学教师培养模式改革实践》等1199项成果被评为国家级教学成果二等奖。

在全国开展教学成果奖励活动是国家实施科教兴国战略、人才强国战略和落实立德树人根本任务的重要举措，是对学校人才培养工作和教育教学改革成果的检阅和展示。本次获奖项目，是广大教育工作者不忘初心、爱岗敬业、教书育人，经过多年努力取得的创造性成果，充分体现了近年来广大教师在教书育人、严谨笃学、教学改革方面所取得的重大进展和成就。希望获奖集体和个人珍惜荣誉，继往开来、砥砺前行，再创佳绩。各级教育行政部门和各级各类学校要结合实际情况，认真学习和应用好获奖成果，以习近平新时代中国特色社会主义思想为指导，进一步深入贯彻党的十九大和全国教育大会精神，落实好《中共中央 国务院关于全面深化新时代教师队伍建设改革的意见》，深化教育改革，推进素质教育，创新教育方法，提高人才培养质量，努力培养德智体美劳全面发展的社会主义建设者和接班人。

附件：2018年国家级教学成果奖获奖项目名单

中华人民共和国教育部

二〇一八年十二月二十一日

附件略。

表1　2018年国家级教学成果奖获奖项目名单(口腔医学)*

序号	成果名称	完成人	完成单位	类别	等级
374	参照"双元制"采用德国标准 创建"口腔修复工艺专业"多元立体评价模式	罗基保　郎庆玲　刘巧玲　高汉杰　宋巍巍　庄　勇　董玉杰　曲桂华	黑龙江省林业卫生学校	职业教育	二等奖
248	以胜任力为导向创新实践教学模式,培养应用型口腔医学人才	严　斌　王　林　李　谨　江宏兵　陆晓庆　王东苗　褚凤清　张玉超　徐　艳　刘来奎　陈亚明　胡　建　周薇娜　袁　华	南京医科大学	高等教育	二等奖
250	创新能力导向的口腔医学生培养模式构建与实践	张志愿　沈国芳　冯希平　郑家伟　张建中　朱亚琴　周曾同　张陈平　张富强　李　江　蒋欣泉　张丽莉　曹　霞　孙　韫　张　伟	上海交通大学	高等教育	二等奖

注:* 摘自教育部教师[2018]21号文件之附件。

教育部关于2018年度高等学校科学研究优秀成果奖(科学技术)奖励的决定

教技［2019］1号

为深入学习贯彻习近平新时代中国特色社会主义思想和党的十九大精神,大力实施科教兴国战略、人才强国战略和创新驱动发展战略,促进高等学校科技创新,根据《高等学校科学研究优秀成果奖(科学技术)奖励办法》,我部组织开展了2018年度高等学校科学研究优秀成果奖(科学技术)评审工作。

经评审委员会评审、奖励委员会审定和教育部批准,决定授予"磁性纳米材料的化学设计、控制合成及其应用基础研究"等56项成果高等学校科学研究优秀成果奖自然科学奖一等奖,授予"精神分裂症的遗传易感性研究"等76项成果高等学校科学研究优秀成果奖自然科学奖二等奖;授予"非结构化数据管理与分析关键技术及应用"等31项成果高等学校科学研究优秀成果奖技术发明奖一等奖,授予"节能减排汽车发动机油关键技术开发及应用"等23项成果高等学校科学研究优秀成果奖技术发明奖二等奖;授予"IgA肾病序贯治疗策略及临床应用"等38项成果高等学校科学研究优秀成果奖科学技术进步奖一等奖,授予"角膜内皮移植手术技术的创新及临床应用"等78项成果高等学校科学研究优秀成果奖科学技术进步奖二等奖;授予"激光自倍频晶体批量化制备技术及其小功率绿光激光器商品化应用"等5项成果高等学校科学研究优秀成果奖科学技术进步奖(推广类)二等奖;授予"《髋膝人工关节介绍和康复指导画册》"1项成果高等学校科学研究优秀成果奖科学技术进步奖(科普类)二等奖;授予彭海琳等10人高等学校科学研究优秀成果奖青年科学奖。

全国高校科学技术工作者要向全体获奖者学习,不忘初心、牢记使命,继续发扬求真务实、勇于创新的科学精神,不畏艰险、勇攀高峰的探索精神,团结协作、淡泊名利的团队精神,报效祖国、服务社会的奉献精神,深入实施创新驱动发展战略,坚定不移走中国特色自主创新道路，为加快建设创新型国家、夺取新时代中国特色社会主义伟大胜利做出新的更大贡献。

附件：2018 年度高等学校科学研究优秀成果奖（科学技术）授奖项目

中华人民共和国教育部

二〇一九年一月十五日

表 2　2018 年度高等学校科学研究优秀成果奖（科学技术）授奖项目（口腔医学）*

证书编号	奖种	获奖等级	项目名称/获奖人	主要完成人	主要完成单位/工作单位
2018 - 082	自然科学奖	2	牙髓根尖周病的自体防御与免疫调节机制研究	梁景平　唐子圣　黄正蔚　顾申生　姜　葳　马　瑞　刘　斌　汪　嘉　冉淑君	上海交通大学
2018 - 273	科技进步奖	2	牙周炎与全身疾病相互关系及其综合治疗方案的基础和临床研究	潘亚萍　李　琛　张冬梅　林　莉　唐晓琳　寇育荣　王宏岩　谭丽思	中国医科大学

注：* 摘自教育部教技［2019］1 号文件之附件。

国家口腔疾病临床医学研究中心

国家口腔疾病临床医学研究中心启动会（北京大学）

2018 年 1 月 16 日，国家口腔疾病临床医学研究中心北京大学口腔医院中心启动会在北京大学口腔医院举行，科技部社发司田保国副司长，国家卫计委科教司吴沛新副司长，北京大学副校长、医学部主任詹启敏，中华口腔医学会俞光岩会长，北京大学口腔医院院长郭传瑛、书记周永胜等全体院领导，以及 37 家分中心单位的院长及代表出席会议。

中华口腔医学会俞光岩会长指出，口腔领域四个临床中心要联合到一起、再联系各分中心单位，努力推进口腔疾病诊疗水平的提高，在未来口腔医学的发展中搭建良好的专业平台，携手共建网络体系，推动国家口腔医学的不断进步。

北京大学副校长、医学部主任詹启敏院士强调，国家已将全民健康放于优先发展的战略地位，我们正处在健康事业发展的最佳机遇期，北京大学口腔医学在 2017 年入选“双一流”学科，在全国第四轮学科评估中荣列“A +”，相信北京大学口腔医院有实力、有信心协同 37 家分中心按照要求建设好国家临床中心并殷切地提出了六点期望。

国家口腔疾病临床医学研究中心北京大学口腔医院中心郭传瑛主任做了“国家口腔疾病临床医学研究中心规划”的主题报告，表示要以全面提高口腔疾病的防治水平和促进临床转化应用为总体目标，创建具有国际影响力、辐射全国的口腔疾病诊治及临床研究协同创新网络，协同分中心单位共同发挥辐射引领作用，显著提高我国口腔疾病临床防治与转化研究的整体水平。

中国医学科学院阜外医院教授唐熠达、北京大学临床研究所武阳丰教授分别就“如何进行规范的临床研究”、“如何设计一个靠谱的临床研究”做专题报告，为临床研究团队及个人提出了具体的要求和建议，专家们的报告精彩纷呈、与会同仁收获良多。最后，国家临床中心主任郭传瑸对 37 家分中心单位分别授牌。

国家口腔疾病临床医学研究中心建设推进会（四川大学）

为进一步落实国家医学科技发展规划，加强医学科技创新体系建设，打造一批临床医学和转化研究高地，提升我国重大疾病防治水平，科技部、原国家卫生计生委、军委后勤保障部和原国家食品药品监管总局启动了国家临床医学研究中心及其协同研究网络建设工作。2018 年 5 月 20 日，作为第一批被列入国家口腔疾病临床医学研究中心的成员单位，为推动研究中心的建设和发展，华西口腔医院举办国家口腔疾病临床医学研究中心（四川大学华西口腔医院）建设推进会。科技部社会发展科技司田保国副司长，国家卫健委科技教育司吴沛新副司长，四川省科技厅田云辉副厅长，四川大学校长李言荣院士，四川大学副校长许唯临教授参加会议。会议由四川大学副校长许唯临教授主持。

李言荣校长为大会致辞，对莅临会议的嘉宾表示热烈欢迎。李校长指出，华西口腔作为中国现代口腔医学的发源地和摇篮，连续四次在全国学科评估中名列第一，为四川大学的学科建设和科技创新做出了重要的贡献。国家口腔疾病临床医学研究中心的建设推进，必将成为四川大学“办最好的医科”的突破点，转化为学校文、理、工科学科建设的新动能。四川大学将继续大力支持中心各项建设，为中心努力建成世界一流临床医学中心和创新人才培养基地创造条件，为我国口腔医学事业的发展做出新的更大贡献。

在国家口腔疾病临床医学研究中心主任陈谦明教授汇报完中心建设规划后，四川大学华西口腔医院院长叶玲教授与几家高科技研究型伙伴签订战略合作协议，李言荣校长、田保国副司长、吴沛新副司长、田云辉副厅长、周学东学术院长为 40 个成员单位授牌。

仪式结束后，中国工程院院士程京教授作了题为“中西医并重保国人健康”的专题报告，田保国副司长作了国家临床医学研究中心战略性指导报告，国家青年千人孙鑫教授作了题为“临床真实世界研究：理论与实践”的专题报告。

2018 中华口腔医学会科技奖

中华口腔医学会科技奖于 2013 年获得中华人民共和国科学技术部批准设立。该奖是面向全国口腔医学领域设立的经常性科学技术奖，每两年评审、奖励一次。2018 年进行第三次评奖，中华口腔医学会于 4 月 27 日组织专家完成了初评工作。本次共收到推荐项目 28 项，其中全国口腔医学院校推荐 21 项，省级口腔医学会推荐 7 项。经过形式审查，27 项进入初评。根据《中华口腔医学会科技奖奖励条例》和《中华口腔医学会科技奖奖励条例实施细则》的规定，初评通过的 13 个项目在《健康报》、中华口腔医学会网站 http://www.cndent.com、中国医学论坛报进行公示。初评入围项目经过 30 天公示，均无异议。6 月 27 日，在北京召开中华口腔医学会科技奖终评会议。中华口腔医学会科技奖评审奖励办公室侯本祥主任主持会议，评审奖励领导小组王松灵副主任委员主持评审工作，来自全国的 23 名评审专家参加评审。12 个项目负责人以 PPT 形式依次进行汇报和答辩，专家根据评分标准独立打分，当场公开唱票、计分。项目的得分为去掉评委打分的最高分和最低分后计算的平均分，并按得分从高到低排序，形成一等奖、二等奖和三等奖候选项目。经全体专家无记名投票产生一等奖 2 名、二等奖 3 名，三等奖 4 名。根据《中华口腔医学会科技奖奖励条例实施细则》规定，现将评审结果报常务理事会确认，获奖项目名单见附表。

表 3　2018 中华口腔医学会科技奖获奖项目

奖项	编号	项目名称	第一完成单位	完成人
一等奖	CSA20180101－1	口腔黏膜癌变中多分子事件的预警与治疗意义	四川大学华西口腔医院	陈谦明　李龙江　曾　昕　王　智　李　一　江　潞　高　宁　李　敬　周　瑜　但红霞
一等奖	CSA20180102－1	牙本质－树脂粘接耐久性衰退机制及改善策略研究	空军军医大学第三附属医院	陈吉华　牛丽娜　方　明　李　芳　周　唯　肖玉鸿　张　凌　黄　鹂　孙　翔　李　娜
二等奖	CSA20180201－1	牙齿组织再生的调控机制及应用方法	首都医科大学附属北京口腔医院	范志朋　王松灵　杜　娟　郑　颖　徐骏疾　杨东梅　靳路远　董　蕊　杜　鹃　曹　钰
二等奖	CSA20180202－1	先天性牙齿发育异常的遗传因素及仿生牙体组织修复的研究	北京大学口腔医学院	冯海兰　韩　冬　王　磊　赵红珊　宋书娟　刘浩辰　刘　洋　张晓霞　王衣祥　白保晶
二等奖	CSA20180203－1	腓骨移植修复下颌骨缺损结合牙种植牵引（DID）技术的临床应用研究	上海交通大学医学院附属第九人民医院	张陈平　韩正学　曲行舟　尹雪莱　陈晓军　刘剑楠　许釜铭　金学军　杨　溪　胡龙威
三等奖	CSA20180301－1	口腔颌面创伤救治及继发畸形整复的基础和临床研究	北京大学口腔医院	张　益　李祖兵　安金刚　贺　洋　肖　锷　李　智　陈　硕　何冬梅　张智勇　邹立东
三等奖	CSA20180302－1	儿童牙外伤诊疗新策略的临床应用	空军军医大学第三附属医院	王小竞　轩　昆　吴礼安　邢向辉　白玉娣　汪璐璐　邬礼政　刘颖凤　周志斐　葛　鑫
三等奖	CSA20180303－1	颌骨重度萎缩与缺损患者种植修复关键技术体系的创建和应用	上海交通大学医学院附属第九人民医院	吴轶群　邹多宏　黄　伟　王　凤　陈晓军　张志勇　何家才　黄远亮　王豪伟

续表

奖项	编号	项目名称	第一完成单位	完成人
三等奖	CSA20180304－1	牙髓牙本质复合体的防御修复机制及其临床应用	中山大学附属口腔医院	林正梅　秦　伟　黄绮婷　宋　智　黄舒恒　陈玲玲　王润夫

华夏医学科技奖（口腔医学）

华夏医疗保健国际交流促进科技奖（以下称华夏医学科技奖）是经科技部和国家科学技术奖励工作办公室批准，由中国医疗保健国际交流促进会（以下简称中国医促会）设立和主办的全国性医学奖项，于 2010 年启动，具有国家科学技术奖直接提名资格。主要奖励在基础医学、临床医学、预防医学与卫生学、药学、中医中药学等在医疗和保健科技领域中推动自主创新、科技研究、成果产业化等方面做出突出贡献的个人和单位。

华夏医学科技奖每年评选一次，获奖项目和等级，由评审委员会评定，经华夏医学科技奖理事会审议，报中国医促会常务理事会确认后，由中国医促会发布奖励决定并颁发获奖证书、奖杯和奖金。评审在国家科学技术奖励办公室和国家卫生计生委的指导下，依照《国家科学技术奖励条例》和《华夏医学科技奖奖励条例》及实施细则的规定进行。

表 4　历年华夏医学科技奖（口腔医学）*

批次	等级	项目	单位	获奖者
201202107	二等奖	口腔鳞癌发生发展及转移的分子机制与防治研究	四川大学	李龙江　梁新华　江　潞　陈谦明　张　壮　王　智　曾　昕　李　一　韩　波　黄灿华
201302062	二等奖	牙颌面畸形的正颌正畸联合治疗－临床与基础研究	上海交通大学	沈国芳　房　兵　王旭东　唐友盛　朱　敏　张诗雷　蔡　鸣　于洪波　张文斌
201402022	二等奖	牙周炎与全身疾病相关关系及相应治疗策略的研究	北京大学、广东省口腔医院、上海交通大学、山东大学院、四川大学、中国医科大学、第四军医大学	孟焕新　章锦才　束　蓉　闫福华　杨丕山　吴亚菲　潘亚萍　王勤涛　李成章　欧阳翔英
201503027	一等奖	基于数字外科技术建立眼眶骨折诊断与治疗系统的研究	北京大学	张　益　张智勇　贺　洋　安金刚　邹立东
201602051	二等奖	口腔微生物、炎症因子与牙体牙周疾病致病机制的研究	上海交通大学	梁景平　黄正蔚　姜　葳　刘　斌　夏文薇　王　娟　李超伦　汪　嘉　张明珠　马　瑞

续表

批次	等级	项目	单位	获奖者
201703064	三等奖	牙周病的致病机制及其再生治疗技术的应用	上海交通大学	束　蓉　宋忠臣　谢玉峰　程　岚　林智恺　刘大力　葛琳华　宋爱梅
201802068	二等奖	放射性颌骨坏死的诊治研究	上海交通大学、中山大学、武汉大学	何　悦　侯劲松　李晓光　刘　冰　黄洪章　刘忠龙　姜钧健　马春跃　张陈平　张志愿
201803153	三等奖	提高口腔颌面部骨缺损修复与再生能力的新材料与基础研究	四川大学	万乾炳　王　剑　陈文川　裴锡波　陈俊宇

注：* 摘自历年华夏医学科技奖名单。

中国高被引学者榜单（口腔医学）

2018 年 1 月 19 日，爱思唯尔（Elsevier）正式发布 2017 年中国高被引学者（Chinese Most Cited R）榜单。据悉，中国高被引学者榜单的研究数据来自爱思唯尔旗下的 Scopus 数据库，Scopus 数据库是全球最大的同行评议学术论文索引摘要数据库，它收录了来自全球超过 5000 个出版商、21000 种期刊的 5500 余万条文献索引，覆盖科学、技术、医学、社会科学等学科。2017 年中国高被引学者榜单是基于客观引用数据对中国研究者在世界范围内的影响力进行系统的分析而得出的结果。以下榜单排名不分先后。

牙医学

王松灵　首都医科大学
凌均棨　中山大学
周学东　四川大学
彭　彬　武汉大学
王美青　第四军医大学
程　磊　四川大学
范　兵　武汉大学
古丽莎　中山大学
赖红昌　上海交通大学
谢秋菲　北京大学
林焕彩　中山大学
杜民权　武汉大学

医学

陈发明　第四军医大学
胡　静　四川大学
张志愿　上海交通大学
李铁军　北京大学
田卫东　四川大学

中国科协办公厅关于公布第四届中国科协青年人才托举工程入选者名单的通知

科协办函学字[2019]10 号

各全国学会、协会、研究会：

根据《中国科协青年人才托举工程管理办法》《中国科协青年人才托举工程实施细则》要求，经专家推荐、立项单位遴选、人选公示等程序，确定于季弘等 335 名青年科技工作者入选第四届(2018—2020 年度)中国科协青年人才托举工程。现将除特殊科技领域外的 285 名入选者名单予以公布(见附件)。特殊科技领域的 50 名入选者名单另行公布。

希望入选的青年科技工作者强化责任意识，传承和弘扬中国科学家精神，潜心研究，守正创新，努力做出更多有价值的原创性成果，为建设世界科技强国、实现中华民族伟大复兴的中国梦贡献青春力量。

特此公布。

附件：第四届中国科协青年人才托举工程入选者名单

中国科协办公厅

二〇一九年一月十一日

附件略。

表 5　第四届中国科协青年人才托举工程入选者名单(口腔医学)*

序号	姓名	研究领域	所在单位	遴选学会(学会联合体)
40	文　晋	口腔修复学	上海交通大学医学院附属第九人民医院	中华口腔医学会
146	余自力	口腔颌面外科学	武汉大学口腔医院	中华口腔医学会
225	徐晓薇	口腔内科学	吉林大学口腔医学院	中华口腔医学会
240	唐清明	口腔正畸学	华中科技大学同济医学院附属协和医院	中华口腔医学会
278	樊　怡	牙体牙髓专业	四川大学华西口腔医院	中华口腔医学会

注：* 摘自中国科协“青年人才托举工程”相关文件，按姓名笔画排序。

科研动态

国家重点研发计划项目“基于成体/多能干细胞的牙功能组织模块构建及转化研究”启动

2018 年 3 月 23 日，四川大学华西口腔医学院田卫东教授牵头承担的国家重点研发计划项目“基于成体/多能干细胞的牙功能组织模块构建及转化研究”启动会在华西口腔医学院召开。

四川大学常务副校长许唯临教授在欢迎辞中对各位领导、专家对项目给予的支持和帮助表示衷心感谢，表示学校将按照相关要求，严格项目管理，为项目的实施创造有利条件。

中国生物技术发展中心副主任沈建忠对生物技术中心基本情况进行了介绍，对项目的前期工作予以肯定，希望这个项目在各方支持下做得更加出色，带头拉动我国生物技术向前发展。四川省科技厅基础处副处长华莉希望项目组科技人员紧紧围绕国家需求和科技目标，发挥项目整体优势，取得丰硕成果。

项目首席科学家田卫东教授向专家组介绍了项目的整体情况、实施计划，来自中国科学院广州生物医药与健康研究院、空军军医大学、四川大学的课题负责人及主要研究人员汇报了各课题的实施计划及方案。

本项目以人类发病率最高的牙髓病、牙周病及牙缺失治疗为临床转化应用目标，进一步研究牙髓、牙周和牙根三种功能组织模块的构建并推进其转化应用，探索牙髓病、牙周病和牙缺失再生修复治疗的新技术，解决基于干细胞功能组织模块构建及转化应用的重大科学问题和关键技术难题。该项目的实施将继续保持我国在干细胞与牙再生研究领域国际领先优势。

国家重点研发计划项目“口腔修复体 3D 打印应用研究与临床示范”启动

2018 年 8 月 22 日，北大口腔医院周永胜教授牵头承担的国家重点研发计划“增材制造与激光制造”专项“口腔修复体 3D 打印应用研究与临床示范”项目启动会召开，该项目于 2018 年正式获批。科技部高技术研究发展中心“增材制造与激光制造”专项办陈智立处长、项目主管丁莹博士，北京市科学技术委员会电装处韩健处长，国家食品药品监督管理总局器械审评中心刘斌部长，中国解放军总医院郭全义教授，北京大学医学部副主任张宁教授，各项目课题负责人北大口腔医院周永胜教授、王勇教授，第四军医大学高勃教授，西安交通大学刘亚雄教授，国家食品药品监督管理总局器械审评中心李耀华研究员，以及课题参与 24 家单位的代表共 50 人参加了会议。会议由科研副院长邓旭亮教授主持。

首先，由陈智立处长宣读项目正式批复，陈处长表示，国家重点研发计划是我国为实现科技强国战略而设立的重点科研项目，期间需要严格执行计划并在项目结题时进行严格验收，需要认真做好项目实施计划并进行严格的项目管理。项目推荐单位北京市科学技术委员会韩健处长表示通过国家重点研发计划可以加快我国科技创新基地的建设。医学部张宁副主任希望项目严格按照任务书圆满完成任务，希望实现科研创新，造福患者，同时表示，医学部将做好相关的支持工作。邓旭亮副院长代表项目牵头单位表态，将积极做好各项保障工作，促进项目圆满完成。项目负责人周永胜教授给各课题负责人颁发“项目立项批复”，并汇报项目实施方案，内容包括项目目标、主要研究工作、实施重点节点与具体计划、经费安排，管理机制以及验收计划等。听取报告后，项目责任专家国家食品药品监督管理总局器械审评中心刘斌部长，中国解放军总医院郭全义教授与项目组成员展开了热烈讨论，并对项目实施过程中可能出现的难点提出了许多具体的、有针对性的意见和建议，形成了项目实施方案论证意见。之后，针对项目一些具体问题，项目组对各位课题参与单位及学术骨干进行了专门培训和讲解。

通过此次项目启动会，明确了项目具体的实施方案，解答了各家单位在医疗器械注册证申请、临床示范应用、经费使用管理上的疑惑。

国家重点研发项目“支撑喉镜、口腔种植专用手术机器人”启动

2018 年 6 月 23 日，由上海交通大学口腔医学院口腔第二门诊主任吴轶群教授作为课题负责人之一的科技部重点研发项目“支撑喉镜管腔内自进化、口腔种植专用手术机器人研发及评价改进研究”启动会在上海市第一人民医院召开。

本专项是科技部按照全链条布局、一体化实施的思路，旨在解决制约我国机器人技术及应用的关键问题，推进我国机器人技术抢占国际制高点，为形成机器人技术 - 示范应用 - 产业化发展的良性循环奠定基础而设立的。本课题由上海市第一人民医院董频教授牵头，联合上海交通大学机动学院、上海第九人民医院、北京大学第一医院共同实施完成，国拨科研经费达到 847 万元，总科研经费达到 2 232 万元。

项目分为支撑喉镜手术机器人和口腔种植手术机器人两大部分，吴轶群教授作为口腔种植部分课题负责人，主要研究内容和方向为“口腔种植机器人手术终端系统的研发、评估及 SOP 制定”，人工智能和实时导航联合上海交通大学机动学院王石刚、陈晓军教授共同开发。

启动会上，来自科技部高科技中心先进制造处领导刘振忠博士，科技部智能机器人指南专家组组长、哈尔滨工业大学赵杰教授，总体项目组责任专家南开大学韩建达教授、天津大学王树新教授、山东大学李贻斌教授对项目实施的具体内容，各时间节点完成目标及考核指标提出了具体严格的要求；另有来自上海交通大学智能研究院刘成良教授，北京理工大学段星光教授，上海市科委高新处梅军辉处长、项目办张丽媛主任，上海交通大学科研院关新平院长、孙丽珍副院长，九院科研处副处长王世婷，九院口腔医学研究所徐骎主任等特邀专家出席会议。

国际口腔种植学会（ITI）北京奖学金中心和上海奖学金中心

ITI 奖学金项目是 ITI 继续教育项目中最重要的组成部分，该项目旨在为全世界范围内渴望在种植领域进一步提升的年轻医生及学者提供为期 1 年的系统培训。目前，全球共有包括哈佛大学、密歇根大学、香港大学、东京齿科大学等在内的 26 所大学被授予 ITI 奖学金中心资质。

2018 年 7 月 9 日，北京大学口腔医（学）院与国际口腔种植学会（international team for implantology，ITI）举行了国际口腔种植学会北京奖学金中心（ITI scholarship center - Beijing）建设合作签约仪式。ITI 董事会成员、ITI 领导力发展委员会（ITI leadership development committee）主任 Frauke Müller 教授，郭传瑸院长、周永胜书记、牙周科栾庆先主任、口腔颌面外科彭歆副主任、口腔修复科张磊副主任和 ITI 中国分会主席、口腔种植科陈波副教授等领导专家出席了本次签约仪式。首先，周永胜教授介绍了北京大学口腔医（学）院的发展历史、医教研概况，以及能够为 ITI 学者提供的软硬件资源，Frauke Müller 教授高度评价了北京大学口腔医（学）院的医疗、教学、科研水平，对北京大学口腔医（学）院多学科共建国际口腔种植学会北京奖学金中心的模式予以充分肯定，与会领导、专家针对 ITI 北京奖学金中心建设、运行的相关问题进行了深入讨论。郭传瑸院长和 ITI 北京奖学金中心两位共同主任周永胜、陈波与 ITI 代表

Frauke Müller 共同签约，北京大学口腔医(学)院正式成为 ITI 北京奖学金中心。

2018 年 7 月 12 日，上海交通大学医学院附属第九人民医院与国际口腔种植协会(international team for implantology，ITI)在九院举行了国际口腔种植学会 - 上海奖学金中心(ITI scholarship center - Shanghai)成立签约仪式。ITI 董事会成员、领导力发展委员会主任 Frauke Müller 教授，国家口腔疾病临床医学研究中心主任、中国工程院张志愿院士，上海交通大学医学院附属第九人民医院马延斌副院长，上海交通大学口腔医学院郑家伟副院长，九院牙周病科束蓉主任，口腔第二门诊吴轶群主任、李超伦、蒋建群副主任等专家和领导出席签约仪式。吴轶群主任介绍了上海奖学金中心的筹备情况，并对未来的建设思路进行了阐述。张志愿院士致开幕词。Frauke Müller 教授在致辞中指出，通过现场观摩手术，九院专家们丰富的经验、娴熟的技术以及带教学生的耐心等多个方面都体现出了较高的水平，这对于到奖学金中心接受培训的年轻学者具有非常重要的意义。马延斌副院长对国际口腔种植协会 - 上海奖学金中心的成立表示支持和热烈祝贺。

周彦恒教授课题组揭示干细胞介导骨代谢新机制

2018 年，《自然》(*Nature*)子刊《*Nature Communication*》杂志在线刊登了北京大学口腔医院正畸科周彦恒教授课题组的题为《Tet1 和 Tet2 通过介导 P2rX7 启动子的去甲基化维持间充质干细胞稳态》的文章(Tet1 and Tet2 maintain mesenchymal stem cell homeostasis via demethylation of the P2rX7 promoter)，报道了 DNA 修饰酶 Tet1 和 Tet2 分子调节骨质疏松及干细胞介导骨组织再生的新机制，揭示 DNA 去甲基化的异常是导致骨质疏松和骨代谢异常的一个重要因素。北京大学口腔医(学)院正畸科周彦恒教授与美国宾夕法尼亚大学牙学院解剖及细胞生理学系主任施松涛教授是该文章的共同责任作者，正畸科杨瑞莉医师和余婷婷博士生是该文章的共同第一作者。

杨瑞莉医师在间充质干细胞与免疫细胞的相互作用领域有近十年的积累，并一直深入探索其相互作用的表观遗传学机制，在组织再生方面一直处于国际领先地位，在国际期刊杂志上发表相关文章 10 余篇，包括 *Immunity*，*Cell Research*，*Nature Communication* 及 JDR 等顶尖杂志，不断取得突破性进展。

在我国，由于牙周病、肿瘤、发育异常、外伤等原因造成的颅面部大面积骨缺损的发生率一直居高不下，给患者的生活质量、心理健康带来一系列影响。如何高效地实现颌面部的骨再生，恢复功能，提高患者的生活质量一直是口腔医生面临的难题。间充质干细胞介导的骨再生是实现骨修复的关键，而其中调控间充质干细胞功能的分子机制在其中发挥主要作用。DNA 修饰酶 Tet 主要修饰人体 DNA 的去甲基化，人体内骨组织平衡需要 DNA 甲基化与 DNA 去甲基化的双向动态平衡来调节和精密控制，在调控干细胞功能方面发挥重要作用。早在三年前，该课题组就在 *Immunity* 上发表论文揭示了 Tet1 和 Tet2 分子精确参与调控 T 细胞及免疫稳态的新机制。此次研究在前期研究基础上，首次系统阐明 DNA 修饰酶 Tet1 和 Tet2 分子调节间充质干细胞介导的骨组织稳态和骨再生的新机制。为有效防治骨质疏松和控制干细胞代谢异常相关疾病提供了新思路和潜在靶标，也为颅面部骨缺损的临床治疗提供新思路。

树兰医学(青年)奖

2016 年 1 月 29 日树森 · 兰娟院士人才基金第 1 届理事会第 5 次会议审议通过树兰医学奖章程。树兰医学奖是由树森 · 兰娟院士人才基金理事会(以下称基金理事会)设立。树兰医学奖重点奖励在医学领域中取得突破性创新成果的中国国籍的(含港、澳、台地区)杰出科技人才。每年评审奖励一次。包括树兰医学奖、树兰医学青年奖、树兰医学奖提名人奖、树兰医学青年奖提名人奖等奖励内容。树兰医学奖遵循公平、公开、公正原则,按提名、形式审查、初评、公示、终评、基金理事会审议、奖励等程序进行,不受任何组织或个人的非法干预。基金理事会委托中华医学会协助进行树兰医学奖评审。

表 6　树兰医学青年奖获奖名单(口腔医学)*

时间	姓　名	单　位
2015 年	蒋欣泉	上海交通大学医学院附属第九人民医院
2016 年	邓旭亮	北京大学
2018 年	牛丽娜	中国人民解放军第四军医大学口腔医院

注:* 摘自历年树兰医学青年奖获奖名单。

关于公布中国博士后科学基金第 63 批面上资助获资助人员名单的通知

中博基字[2018]19 号

各有关博士后设站单位:

根据 2018 年度工作计划,中国博士后科学基金对第 64 批面上资助专家评审结果进行了公示。公示期间,有 2 位博士后研究人员已退站,不予资助。本批次共资助 3904 人,其中一等资助 1056 人,每人 8 万元;二等资助 2848 人,每人 5 万元;“西部地区博士后人才资助计划”50 人,每人 5 万元。现对北京大学吴旭东等获资助人员名单予以公布(见附件)。军队系统获资助人员名单另行公布。

中国博士后科学基金会

二〇一八年十一月二十日

附件略。

表 7　中国博士后科学基金第 64 批面上资助获资助人员名单*

资助编号	省　市	姓　名	博士后编号	设站单位	一级学科	资助等级
2018M640269	辽宁省	刘东娟	208380	中国医科大学	口腔医学	1
2018M640409	上海市	李　岩	213410	上海交通大学	口腔医学	1
2018M640503	江苏省	王羽立	202061	南京医科大学	口腔医学	1
2018M640735	湖北省	杨宏业	199578	武汉大学	口腔医学	1
2018M640804	广东省	王之发	206665	南方医科大学	口腔医学	1

续表

资助编号	省　市	姓　名	博士后编号	设站单位	一级学科	资助等级
2018M640902	重庆市	何　瑶	205181	重庆医科大学	口腔医学	1
2018M640929	四川省	尹　星	199243	四川大学	口腔医学	1
2018M640930	四川省	张　陶	200414	四川大学	口腔医学	1
2018M640931	四川省	陈俊宇	199701	四川大学	口腔医学	1
2018M641751	辽宁省	刘　赛	215215	中国医科大学	口腔医学	2
2018M641871	黑龙江省	何丽娜	190626	哈尔滨医科大学	口腔医学	2
2018M641872	黑龙江省	王　姗	196909	哈尔滨医科大学	口腔医学	2
2018M642049	上海市	蒋英英	198417	上海交通大学	口腔医学	2
2018M642050	上海市	章　臻	190656	上海交通大学	口腔医学	2
2018M642620	山东省	姜春苗	209501	青岛大学	口腔医学	2
2018M642621	山东省	任大鹏	209516	青岛大学	口腔医学	2
2018M643350	广东省	李　翔	194984	中山大学	口腔医学	2
2018M643351	广东省	张亚东	195063	中山大学	口腔医学	2
2018M643352	广东省	谢舒乐	214505	中山大学	口腔医学	2
2018M643427	重庆市	张莛蔚	205182	重庆医科大学	口腔医学	2
2018M643506	四川省	方　婕	200412	四川大学	口腔医学	2
2018M643507	四川省	梁坤能	199706	四川大学	口腔医学	2
2018M643508	四川省	周　昕	199247	四川大学	口腔医学	2

注：* 摘自中国博士后科学基金第 64 批面上资助名单公布附件，军队系统获资助人员名单略。

表 8　中国博士后科学基金第 63 批面上资助获资助人员名单 *

资助编号	省　市	姓　名	博士后编号	设站单位	一级学科	资助等级
2018M630883	湖北省	卜琳琳	188543	武汉大学	口腔医学	1
2018M630884	湖北省	花　放	201017	武汉大学	口腔医学	1
2018M631090	四川省	樊　怡	199711	四川大学	口腔医学	1
2018M631091	四川省	向　琳	186774	四川大学	口腔医学	1
2018M631092	四川省	周雅川	186775	四川大学	口腔医学	1
2018M631887	吉林省	李　琛	185399	吉林大学	口腔医学	2
2018M632141	上海市	金淑芳	197298	上海交通大学	口腔医学	2
2018M632142	上海市	殷丽华	203210	上海交通大学	口腔医学	2
2018M632339	江苏省	杜牧龙	202062	南京医科大学	口腔医学	2
2018M632924	湖北省	何明靖	199597	武汉大学	口腔医学	2
2018M633086	广东省	张桂兰	194321	南方医科大学	口腔医学	2
2018M633252	广东省	陈玲玲	194988	中山大学	口腔医学	2
2018M633253	广东省	林　韩	195037	中山大学	口腔医学	2
2018M633379	四川省	毕瑞野	199710	四川大学	口腔医学	2
2018M633380	四川省	雷　蕾	199712	四川大学	口腔医学	2
2018M633381	四川省	李西宇	187796	四川大学	口腔医学	2
2018M633382	四川省	万　冕	187777	四川大学	口腔医学	2

注：* 摘自中国博士后科学基金第 64 批面上资助名单公布附件，军队系统获资助人员名单略。

关于公布 2018 年度国家自然科学基金项目评审结果的通告

国科金发计[2018]84 号

2018 年 3 月 1 日至 3 月 20 日项目申请集中接收期间，国家自然科学基金委员会(以下简称自然科学基金委)共接收项目申请214 867 项，经初步审查和复审后共受理211 462项。根据《国家自然科学基金条例》和国家自然科学基金相关类型项目管理办法以及专家评审意见，决定资助面上项目 18 947 项、重点项目 701 项、重大项目 1 项、重点国际(地区)合作研究项目 106 项、青年科学基金项目 17 671 项、优秀青年科学基金项目 400 项、创新研究群体项目 38 项、海外及港澳学者合作研究基金项目 102 项、地区科学基金项目 2 937 项、部分联合基金项目(NSAF 联合基金、天文联合基金、大科学装置科学研究联合基金、民航联合研究基金和钢铁联合研究基金)261 项、国家重大科研仪器研制项目(自由申请)86 项，合计 41 250 项。其余项目正在评审过程中。

依托单位科学基金管理人员及申请人可于 8 月 16 日以后登录科学基金网络信息系统(https://isisn.nsfc.gov.cn)查询相关申请项目评审结果。自然科学基金委将向相关依托单位寄发纸质批准资助项目通知，并以电子邮件形式向申请人发送申请项目批准资助通知、不予资助通知及专家评审意见。

申请人如对不予资助决定有异议，并有明确的理由，可向自然科学基金委提出不予资助项目复审申请，相关注意事项详见附件。

欢迎各依托单位和科研人员对国家自然科学基金项目评审工作提出意见和建议。

国家自然科学基金委员会

二〇一八年八月十六日

附件略。

中国高等院校口腔医学院和口腔医院科技成果获奖及获科研基金资助简况

本栏目收录范围主要为中华人民共和国名部委、省(自治区)、直辖市和中国人民解放军军级以上单位授予的口腔医学科技成果奖及资助的科研基金项目，市级、校级以及立项无资助的项目均未统计。收录时限为 2018 年。

表 9　2018 年度中国高等院校口腔医学院(系)和口腔医院科技成果获奖一览表

获奖项目名称	主要完成单位	获奖人员	奖励名称与等级	授奖部门
青少年口颌面美学塑建的临床转化与基础探索	四川大学、上海交通大学	白　丁　沈　刚　韩向龙　赖文莉　舒　睿　李小兵　周陈晨　徐　晖　邹淑娟　田　野　等	四川省科技进步奖一等奖	四川省人民政府
口腔黏膜癌变中多分子事件的预警与治疗意义	四川大学	陈谦明　李龙江　曾　昕　王　智　李　一　江　潞　高　宁　李　敬　周　瑜　但红霞	中华口腔医学会科技奖一等奖	中华口腔医学会
提高口腔颌面部骨缺损修复与再生能力的新材料与基础研究	四川大学	万乾炳　王　剑　陈文川　裴锡波　陈俊宇	华夏医学科技三等奖	中国医疗保健国际交流促进会
先天性牙齿发育异常的遗传因素及仿生牙体组织修复的研究	北京大学、首都医科大学	冯海兰　韩　冬　王　磊　赵红珊　宋书娟　刘浩辰　刘　洋　张晓霞　王衣祥　白保晶	中华口腔医学会科技奖二等奖	中华口腔医学会
口腔颌面创伤救治及继发畸形整复的基础和临床研究	北京大学、武汉大学	张　益　李祖兵　安金刚　贺　洋　肖　锷　李　智　陈　硕　何冬梅　张智勇　邹立东　等	中华口腔医学会科技奖三等奖 教育部科学技术进步奖（推广类）二等奖	中华口腔医学会 中华人民共和国教育部
腓骨移植修复下颌骨缺损结合牙种植牵引(DID)技术的临床应用研究	上海交通大学	张陈平　韩正学　曲行舟　尹雪来　陈晓军　许銮铭　金学军　杨　溪　胡龙威	中华口腔医学会科技奖二等奖	中华口腔医学会
颌骨重度萎缩与缺损患者种植修复关键技术的创建和应用	上海交通大学	吴轶群　邹多宏　黄　伟　王　凤　陈晓军　张志勇　何家才　黄远亮　王豪伟	中华口腔医学会科技奖三等奖	中华口腔医学会
颞下颌关节外科创新技术与实践	上海交通大学	杨　驰　陈敏洁　张善勇　何冬梅　房　兵　蔡协艺　白　果　郑吉驷　马志贵　沈　佩　等	上海市科学技术进步奖一等奖	上海市科委
创新能力导向的口腔医学生培养模式构建与实践	上海交通大学	张志愿　沈国芳　冯希平　郑家伟　张建中　朱亚琴　周曾同　张陈平　张富强　李　江　等	国家级教学成果奖二等奖	中华人民共和国教育部
牙髓根尖周病的自体防御与免疫调节机制研究	上海交通大学	梁景平	高等学校科学研究优秀成果奖自然科学奖二等奖	中华人民共和国教育部

续表

获奖项目名称	主要完成单位	获奖人员	奖励名称与等级	授奖部门
关节–颅底–颌骨–咬合联合诊治模式构建与技术创新	上海交通大学	杨　驰	高等学校科学研究优秀成果奖科技进步奖二等奖	中华人民共和国教育部
基于病因学研究的放射性颌骨坏死分类诊治研究	上海交通大学	何　悦　侯劲松　马春跃　刘忠龙　王中和　李晓光　姜钧健　付水霆　代天国	中国抗癌协会科技奖三等奖 上海市抗癌协会科技奖二等奖	中国抗癌协会 上海市抗癌协会
放射性颌骨坏死的诊治研究	上海交通大学	何　悦　侯劲松　李晓光　刘　冰　黄洪章　刘忠龙　姜钧健　马春跃　张陈平　张志愿	华夏医学科技二等奖	中国医促会
仿生矿化技术构建骨缺损修复材料的机理及应用基础研究	空军军医大学	陈吉华　牛丽娜　焦　凯　李　岩　周　唯　张少锋　马楚凡　王　富　方　明　宋　群　沈丽娟	陕西省科学技术一等奖	陕西省科技厅
牙本质–树脂粘接耐久性衰退机制及改善策略研究	空军军医大学	陈吉华　牛丽娜　方　明　李　芳　周　唯　肖玉鸿　张　凌　黄　鹂　孙　翔　李　娜	中华口腔医学会科技奖一等奖	中华口腔医学会
儿童牙外伤诊疗新策略的临床应用	空军军医大学	王小竞　轩　昆　吴礼安　邢向辉　白玉娣　汪璐璐　邹礼政　刘颖凤　周志斐　葛　鑫	中华口腔医学会科技奖三等奖	中华口腔医学会
基于牙牙精灵 IP 的口腔科普作品生态链	武汉大学	蒋楚剑	湖北省科技进步二等奖	湖北省政府
牙颌面功能重建关键技术创新及临床应用	首都医科大学、武汉大学、北京大学	王松灵　龙　星　范志朋　刘　怡　张　益　邓末宏　秦力铮　房　维　夏登胜　靳路远　等	北京市科学技术奖一等奖	北京市人民政府
牙颌面战创伤救治技术规范化培训在军队卫勤保障中的应用	解放军总医院	郭　斌　徐璐璐　汪　林　温　宁　蔡　川　罗　强　赵立升　白　阳	军队院校教学成果奖 军队级二等奖	中央军委政治工作部、后勤保障部、训练管理部
蛋白多糖与唾液腺多形性腺瘤和腺样囊性癌生物学行为的关系研究	河北医科大学	王　洁　张艳宁　石　宏　刘慧娟　任贵云	河北省科学技术进步奖三等奖 河北省医学科技奖一等奖	河北省人民政府 河北省卫健委
表面粗化处理不均衡螺纹钛人工牙种植体的生物力学研究	河北医科大学	栗兴超　董福生　李向军　梅　双　王国光	河北省医学科技奖一等奖	河北省卫健委

续表

获奖项目名称	主要完成单位	获奖人员	奖励名称与等级	授奖部门
半导体激光牙齿美白对牙釉质脱矿在矿化的影响	河北医科大学	李春年　武明轩　李淑娟　徐彦彬　李博超	河北省医学科技奖二等奖	河北省卫健委
牙周炎与全身疾病相互关系及其综合治疗方案的基础和临床研究	中国医科大学	潘亚萍　李　琛　张冬梅　林　莉　唐晓琳　寇育荣　王宏岩　谭丽思	教育部高等学校科学研究优秀成果奖科学技术二等奖	中华人民共和国教育部
兼具抗炎及血管化功效核壳型纳米粒的研制及在骨缺损修复中的应用	吉林大学	刘志辉　王博蔚　杨军星　邱添源	吉林省科技进步二等奖	吉林省科学技术奖励委员会
牙周炎的宿主调控作用与临床咬合干预	哈尔滨医科大学附属第四医院	毕良佳　等	中华医学科技奖三等奖	中华医学会
复合夹层骨增量技术在牙种植中的应用	哈尔滨医科大学附属第四医院	林　江	黑龙江省医疗卫生新技术应用奖一等奖	黑龙江省卫计委
婴儿期唇腭裂口周力变化与数字化术前矫治技术研究	南京市口腔医院	吴国锋　鲁　勇　孙方方　韩　宁	江苏省科学技术三等等奖	江苏省政府
以加速正畸骨改建来提高正畸疗效的临床转化与基础探索	南京市口腔医院	李　煌　季　骏　马巧玲　李佳岭　雷　浪　闻　娟　黄子维　江　倩　蒋元源　张彩霞　等	江苏省科学技术三等等奖	江苏省政府
婴儿期唇腭裂数字化术前矫治技术	南京市口腔医院	吴国锋　鲁　勇　孙方方	江苏省医学新技术引进评估一等奖	江苏省卫计委
树脂粘接技术在牙列重度磨损咬合重建中的应用	南京市口腔医院	孟翔峰　骆小平　钱冬冬	江苏省医学新技术引进评估二等奖	江苏省卫计委
常见牙颌面发育缺陷的遗传易感性和修复再生研究	南京医科大学	王　林　潘永初　张卫兵　江宏兵　马　兰　张光东　王美林　李丹丹　杜一飞　王　华	江苏省科学技术奖二等奖	江苏省人民政府
缺牙区骨量不足种植修复的临床应用与相关基础研究	南京医科大学	邱　憬　汤春波　沈　铭　邵水易　王羽立	江苏省教育教学与研究成果奖二等奖	江苏省教育厅
唇腭裂分子检测和功能性修复技术的临床研究	南京医科大学	潘永初　杜一飞　王　林	江苏医学新技术引进奖二等奖	江苏省卫计委

续表

获奖项目名称	主要完成单位	获奖人员	奖励名称与等级	授奖部门
基于纳米载体的精准医疗在恶性肿瘤中的基础研究	南京医科大学	杨建荣 张亚琴 刘 宾 谢卓颖 袁 毅	江苏省医学科技奖二等奖	江苏省医学会
凝胶网络构架改善全瓷牙冠基底饰面瓷结合与三维精度研究	温州医科大学	麻健丰 王思钱 刘劲松 林婷婷 樊江源 胡方旋 余 溢	浙江省医药卫生科技奖二等奖	浙江省卫计委、浙江省医学会
“导杆式矫治器”的研制及在埋伏阻生牙治疗中的应用	温州医科大学	胡荣党 秦化祥 倪振宇 伊 松	浙江省医药卫生科技奖二等奖	浙江省卫计委、浙江省医学会
慢性根尖周炎与全身健康关系及临床治疗新技术系列研究	福建医科大学	黄晓晶 吕红兵 雷丽珊 张 明 王燕煌	福建省科学技术进步奖三等奖	福建省人民政府
人体微生态多样性及其与机体健康的作用关系研究	山东大学/华大基因	冯 强 蓝 菁 王志峰 王 俊	山东省科学技术奖二等奖	山东省人民政府
VEGF/NO 信号通路在颞下颌关节 OA 血管新生中的作用机制研究	山东大学	赵华强 宋 晖 董亚兵 朱 勇 赵兵杰 陈 行	山东医学科技奖科技创新成果奖二等奖	山东医学科技奖奖励委员会
种植牙即刻/早期负重与种植骨增量相关技术研究	山东大学	徐 欣 文 勇 兰 晶 梁 晋 黄海云	山东医学科技奖科技创新成果奖三等奖	山东医学科技奖奖励委员会
牙颌畸形形态功能改建评价的关键技术创新与应用	山东大学	魏福兰 刘东旭 王春玲 冯 程	山东医学科技奖科技创新成果奖二等奖	山东医学科技奖奖励委员会
口腔癌分子标记物的筛选及临床预后研究	青岛大学	郅克谦	山东省科技创新成果奖三等奖	山东医学科技奖奖励委员会
中药五倍子鞣质类化合物调促进早期龋再矿化的作用	郑州大学	楚金普 刘学军 张铁亭 郭慧晶	河南省科学技术进步奖三等奖	河南省人民政府
中药五倍子鞣质类化合物调节牙体硬组织矿化平衡及机制研究	郑州大学	楚金普 刘学军 张铁亭 郭慧晶	河南省科技成果奖一等奖	河南省教育厅
骨性下颌后缩的修复机制和矫治新策略	华中科技大学	陈莉莉	湖北省科技进步一等奖	湖北省人民政府

续表

获奖项目名称	主要完成单位	获奖人员	奖励名称与等级	授奖部门
牙颌面畸形防治与再生技术	华中科技大学	陈莉莉	中国青年女科学家奖	全国妇联、中国科协、中国联合国教科文组织全国委员会
牙髓牙本质复合体的防御修复机制及其临床应用	中山大学	林正梅　秦　伟　黄绮婷　宋　智　黄舒恒　陈玲玲　王润夫	中华口腔医学会科技奖三等奖	中华口腔医学会
原创虚拟三维仿真医学教学模型及其在基础医学教学中的应用与研究	右江民族医学院	邓　敏	广西高等教育自治区级教学成果三等奖	广西壮族自治区教育厅
口腔颌面部畸形缺损的修复重建与组织再生研究	西南医科大学	肖金刚　等	四川省医学进步二等奖	四川省医学会
创伤性颞下颌关节强制新机制的发现及其防治对策	西安医学院、空军军医大学、中国人民解放军总医院、安康市中医医院	刘昌奎　薛　洋　胡　敏　孟凡文　朱　勇　王　俊　邓天阁　刘华蔚　郑雪妮	陕西省科学技术奖二等奖	陕西省人民政府
PLGA/羊毛角蛋白引导组织再生膜的构建及其用于牙周组织再生的研究	宁夏医科大学、宁夏医科大学	张华林　王　娟　马学荣　周悦丽　余　娜　宋林林　岳　进　何　琴　任红旺	宁夏回族自治区科技进步二等奖	宁夏回族自治区人民政府

国家级获奖项目简介

张志愿教授团队项目——创新能力导向的口腔医学生培养模式构建与实践

2018 年 12 月 27 日，上海交通大学口腔医学院教学改革项目“创新能力导向的口腔医学生培养模式构建与实践”（完成人：张志愿、沈国芳、冯希平、郑家伟、张建中、朱亚琴、周曾同、张陈平、张富强、李江、蒋欣泉、张丽莉、曹霞、孙韫、张伟）荣获国家级教学成果奖二等奖，这是上海交通大学口腔医学院自建院以来首次获得国家级教学成果奖项。

为适应 21 世纪国家发展的需要，满足人民群众日益增长的健康需要，培养面向未来的卓越口腔医学生，近年来，围绕学生创新能力，针对学生好奇心激发、临床思辨发展、岗位实践创新、人文素养培育与国际视野开拓，上海交通大学口腔医学院以“能力提升”为核心，以“创新理念”为目标，以“课程整合”为切入点，启动对传统口腔医学生培养模式的全面改革。

改革围绕以下五方面内容展开：改革传统模式，打造模块式教学体系；完善实践教学，建立进阶式实训课程；围绕立德树人，构建全方位育人机制；融合科研思维，开展全过程导师教学；深化国际合作，提升医学生国际视野等，全面总结了上海交通大学口腔医学院近年来在口腔医学教育教学和学生培养中的实践和探索。

上海交通大学口腔医学院近年来在国际化培训和交流方面也取得了长足进步。目前拥有 3 个国际认定的培训中心和 1 个考试中心：肿瘤与显微修复重建专科医师全球培训基地、亚太区颅颌面培训中心、肿瘤与修复重建专科医师培训基地，以及全国唯一一家“英国爱丁堡皇家外科学院正畸医师考试基地”，这些中心的设立，扩大了学院的国际影响，在培养国际化人才方面发挥着越来越重要的作用。

“创新能力导向的口腔医学生培养模式构建与实践”项目 2015 年获得上海交通大学教学成果特等奖和校长奖，2017 年上海市教学成果奖一等奖。本次荣获国家级教学成果奖。

陈吉华教授科研团队项目
——牙本质 - 树脂粘接耐久性衰退机制及改善策略研究

该项目荣获中华口腔医学会科学技术一等奖。口腔粘接修复技术及材料已成为现代口腔不可或缺的部分，被国际牙科界认为是近五十年来对口腔医学影响最大的十大技术、材料前三位。粘接修复具有微创、美观等优点，效果可靠，但是随着时间的延长，树脂粘接修复体在口腔复杂环境中使用寿命会显著下降。据报道，树脂充填粘接修复体 4 年失败率可达 5%，我国龋齿树脂修复体患者中，目前有 60% ~70% 需要更换。修复失败所导致的再治疗不仅会增加患者痛苦，也消耗大量的人力、物力、时间，加重患者经济负担，据调查美国每年仅更换树脂粘接修复体就要花费约 50 亿美元。然而到目前为止，依然缺乏提高树脂粘接修复临床耐久性的有效措施。对我国而言，不仅粘接基础研究较少，自主品牌的牙科粘接修复材料也非常匮乏，与发达国家之间差距巨大。由此可见，系统研究影响牙本质 - 树脂粘接耐久性因素，积极开发具有自主知识产权的树脂修复材料，对提高树脂粘接修复体临床使用寿命、加快自主知识产权树脂材料的普及，具有十分重要的临床意义和经济价值。

本项目在包括国科金重点、国科金重大国际合作、教育部长江学者及创新团队发展计划等在内的 14 个项目的支持下，通过对树脂 - 牙本质粘接原理及导致粘接修复耐久性下降的因素进行系统研究，进一步完善了牙体组织粘接形成、维持及失败的理论，在此基础上提出了一系列切实可行的改善粘接耐久性的新策略；通过对传统树脂修复材料的功能性修饰、改性，改善树脂材料多项性能，为开发新型树脂修复材料奠定扎实基础。

本项目共发表论文 243 篇，其中 SCI 论文 89 篇，发表在包括 *AdvFunct Mater*（11.805）、*AngewChem*（11.709）、*ActaBiomater*（6.025）等期刊上。其中影响因子大于 10 的 4 篇，大于 5 的 10 篇，累计影响因子 289。相关成果累计被引用 1 550 次（SCI 引用 1 307 次）。获批国家发明专利 4 项，实用新型专利 1 项。主办国内专题研讨会 8 次，多次受邀在国内外会议上报告。本项目培养博士毕业生 25 名，硕士毕业生 22 名，先后 13 人赴美、日、意等国家进行学习和交流。团队成员获包括教育部长江学者、青年长江学者、国科金优秀青年基金获得者、科技部 863 青年科学家、总后科技银星、陕西省“五四”青年奖章、陕西省科技新星、中华口腔医学会科技创新人物、世界华人口腔医学协会杰出青年科学家、IADR 杰出青年学者奖、IADR Toshio Nakao 奖、IADR Joseph Lister 奖等多个人才及科研学术奖励。获全军优博论文 2 篇，优硕论文 1 篇。

省部级获奖项目简介

周学东教授团队项目
——口腔科感染防控技术体系的研究与应用

2018 年 5 月 30 日，四川省委、省政府在“全国科技工作者日”举行四川省科学技术奖励大会，表彰为四川省科技事业做出突出贡献的科技工作者。华西口腔医学院周学东教授团队完成的“口腔科感染防控技术体系的研究与应用”荣获四川省科技进步一等奖。

该项目针对口腔科感染防控的关键技术难题，成功构建口腔科感染防控技术体系。首次证明牙科手机防回吸技术能有效阻断口腔科感染，证实逆止阀技术能阻断经牙科手机回吸引起的细菌、病毒的传播，极大地推动了防回吸牙科手机的研发应用和国产替代。创建牙科手机“一人一用一灭菌”技术和规范，形成治疗前 - 治疗中 - 治疗后三个关键环节的技术体系，带动我国口腔医疗机构感染防控能力的整体提升。

张志愿教授团队项目
——创新能力导向的口腔医学生培养模式构建与实践

上海交通大学口腔医学院张志愿院士领衔完成的项目“创新能力导向的口腔医学生培养模式构建与实践”荣获上海市教学成果奖一等奖。上海市教学成果奖是上海市教育领域的政府类最高奖励，每 4 年评选 1 次，自 1989 年以来已评选 8 届。

“创新能力导向的口腔医学生培养模式构建与实践”项目针对传统口腔医学课程体系严格按学科分类传授理论知识，各学科知识缺乏交叉贯通，学生融合各学科知识的综合思辨能力薄弱，创新力和实践能力不足等问题，提出培养创新能力所要求的 5 个核心要素，提出以激发好奇心、打造思辨能力、提升实践能力、培养人文素养和开拓国际化视野为重点的口腔医学人才培养目标，构建以创新能力为导向的口腔医学生培养模式。主要内容包括重组口腔各学科传统的教学内容，打造以疾病为主体、整合各学科教学内容的口腔模块式课程；建立三阶段连续的实践课程，以提高学生的操作能力；开展以立德树人为主旨的人文素养教育，设立医学人文教研室和职业生涯工作室；建立以激发好奇心、培养创新意识为目的的全程导师制；开展国际合作，以拓宽学生国际化视野，向外拓展与境外口腔医学院校的关系，提供境外短期访学和长期学习的机会；向内开设职业英语课程，提供涉外口腔诊所见实习机会，提高学生临床外语交流能力。项目成果解决了单学科课程结构导致学生综合思辨能力弱的问题，突破口腔医学生本科学习与创新能力培养之间的隔阂，促进医学生职业素质培养与人文素养提升的融合，克服学生国际交流少和临床动手能力弱的不足。

王松灵教授团队项目
——牙颌面功能重建关键技术创新及临床应用

由首都医科大学附属北京口腔医院、武汉大学口腔医院、北京大学口腔医学院共同完成的牙颌面功能重建关键技术创新及临床应用项目荣获北京市科学技术奖一等奖。

本项目通过干细胞、宿主免疫及微环境调控、微创化和数字化的牙颌面功能重建关键新技术的研发，创立规范化治疗程序，仿生构建了功能性的牙根、牙髓、牙周及颌骨关节组织；为牙颌面组织再生和功能重建提供了新方法、新技术和新机制。

主要创新点为：

（1）建立了基于发育学原理及解剖生理特点，通过干细胞及组织工程技术再生牙颌面组织的微创化和数字化的新方法，仿生构建了功能性的牙根、牙髓、牙周及颌骨关节组织。

（2）发现了口腔微环境中促进牙颌面功能重建的关键物质及应用方法，阐明宿主免疫调控在牙颌面部组织工程以及疾病治疗中的关键作用及机制，建立了基于干细胞免疫调控促进牙颌面组织再生及疾病治疗的新技术。

（3）发现了口腔微环境中维持和促进牙颌面功能重建的关键物质、转运代谢机制及应用方法。首次发现哺乳动物细胞膜硝酸盐转运通道 Sialin（SLC17A5），为临床条件下促进牙颌面组织再生和功能重建提供了关键作用靶点。

成果发表于 *PNAS*、*Cell Stem Cell*、*Nat Med* 等 SCI 论著 128 篇，总影响因子为 419，SCI 他引 1 516 次。上述技术在国内 29 家地市级以上医院广泛推广应用。培养国家杰青、优青、万人计划领军人才、科技部领军人才、北京学者等国家级及省部级人才 20 余人。本项目创新了牙颌面再生及功能重建关键技术，推动了我国口腔及相关医学学科发展。

陈吉华教授科研团队项目
——仿生矿化技术构建骨缺损修复材料的机理及应用基础研究

该项目荣获陕西省科学技术一等奖。外伤、感染、肿瘤等原因造成的骨缺损十分常见。全世界每年约有 220 万病人需要进行骨缺损修复。自体骨、同种异体骨来源有限，而异种骨和人工合成的无机材料又存在免疫排异、成骨性能差等问题，其根本原因在于这类材料的仿生度较差。如何使用材料合成的方法，同时实现骨修复材料在结构和功能上的仿生，是再生医学领域的世界难题。仿生矿化技术是解决上述难题的重要手段，但该技术在转化应用过程中有三个关键难点，分别是纤维内矿化的纳米结构仿生，多分级的宏观结构仿生和成骨材料的功能强化。针对这三个难点，本项目在教育部创新团队、973 计划前期研究专项、国家自然科学基金等项目支持下开展系列研究。阐明了纤维内仿生矿化的具体作用机制，形成了仿生矿化合成的基本体系，突出性成果发表在材料学顶级期刊 *Nature Materials*（39. 737）上；攻克了纤维内矿化与分级结构仿生相结合的世界难题，构建了结构功能一体化的高仿生骨修复材料；通过体内实验证实其促骨缺损修复的优异效果，并阐明了其在体内的修复转归机制。

重要创新性贡献如下：

(1)利用仿生钙化技术实现了羟基磷灰石在胶原纤维内部的有序沉积，构筑了仿生骨的纳米结构基础；国际上首次提出并证实了基于渗透压－电荷平衡的纤维内仿生矿化理论，形成了仿生矿化合成的基本体系。

(2)首次提出并验证了纤维内仿生硅化的理论体系，独创性地将该体系用于仿生骨的构建，显著增强了仿生骨的活性并缩短了矿化周期。

(3)首创仿生钙化与硅化优势互补的钙/硅杂化新技术，形成了在纳米结构和宏观结构上均高度仿生的骨缺损修复材料，并证实了其促骨缺损修复的优异效果，探明了其在体内的免疫调控及修复转归机制。

(4)采用 microRNA 缓释递送系统实现了仿生骨修复材料的成骨功能强化，在不依赖外源性细胞的条件下有效地解决了大面积骨缺损修复与骨质疏松骨缺损修复的难题，开拓了骨组织内源性再生的新领域。

通过上述研究，构建了仿生钙化、硅化和杂化的系列骨修复材料；实现了纤维内钙化技术、快速仿生硅化技术、两步法仿生杂化技术、microRNA 可控释放 4 项技术突破；形成了双模版钙化理论、纤维内硅化理论、钙/硅杂化沉积理论、渗透压－电荷双平衡诱导纤维内矿化理论 4 项理论创新。实现了仿生矿化修复材料在成分、结构及功能上的高度仿生，为解决临床活性骨修复材料来源不足的问题提供了重要基础。

本项目在 *Nat Mater* (39.737)、*Nat Commun* (12.124)、*AdvFunct Mater* (12.124)、*AngewChem* (11.994)等国际著名期刊发表 SCI 论文 52 篇，累计影响因子 267。其中 20 篇主要论著累计影响因子 168，总他引 248 次，SCI 他引 220 次。研究成果获得多家国内外媒体专题报道，并为 *AdvFunct Mater*、*Biomaterials* 撰写封面文章。获批国家发明专利 4 项，实用新型专利 2 项。主办 2 届仿生矿化精粹论坛，4 次全国性专题研讨会，在国内外会议上作大会发言 50 次。培养博士 9 名，硕士 5 名，先后派 5 人赴美学习交流。

白丁教授团队项目
——青少年口颌面美学塑建的临床转化与基础探索

由四川大学、上海交通大学医学院附属第九人民医院共同完成的青少年口颌面美学塑建的临床转化与基础探索项目荣获四川省科技进步一等奖。口颌面畸形是青少年主要的口腔疾病，发病率高，不仅严重影响青少年的生长与发育，还会影响青少年性格及心理发育。项目组紧密围绕传统正畸治疗“美学评估无体系，临床诊断不科学，治疗技术不完善”的关键问题，通过创建美学体系，探索基础理论与研发创新技术，最终实现了青少年口颌面美学塑建的目标。

项目组首先通过明确微笑时牙显现与颌面部美观的三维空间位置关系，提出“饱满微笑”的美学概念，并在此基础上创建了口颌面微笑美学评估及目标体系；然后项目组在探究口颌面畸形治病机理与力学生物学的基础上，首次提出了突面畸形临床分类方法，将病因、诊断与治疗有机结合；最后项目组发明了 SGTB 促下颌骨生长矫治器、个性化托槽引导粘接技术、数字化骨块移动导航装置等系列正畸矫治新产品、新技术。

项目整体技术在临床效能、患者满意度与治疗精准度方面均有显著成效。项目成果的关键技术 SGTB 促下颌骨生长技术与同类技术相比，下颌骨增长量提高 68%，疗程缩短 28%；个性化托槽引导粘接技术对托槽定位的精度提高 60%；数字化辅助手术骨块定向移动导航装置极大减少骨块移动误差，手术时间缩短 30%，术后矫治时间减少 45%。

项目共发表学术论文 56 篇，出版专著 7 部，获发明专利 5 项，实用新型专利 7 项。项目成果在全国 34 个省、直辖市、自治区医院及医疗机构推广应用，其中涵盖了代表中国正畸治疗最高水平的 11 个国家临床重点专科单位。北京大学口腔医院等 12 家国内主要口腔医院，应用本项目正畸整体技术治疗了超过 3 万例病例；首都医科大学附属口腔医院等 3 家国内主要口腔医院应用关键技术之一 SGTB 促下颌骨生长技术治疗超过 3 000 例病例，获得广泛认可和一致好评。

项目成果在国内国际会议，培训班上推广 600 余次，听众 10 万余人次。培养专科硕/博士研究生 300 余人，进修专科人才1 000 余人。项目组多名成员受聘为贵州省医疗卫生援黔专家团核心专家，为精准扶贫贡献健康力量。同时项目组始终坚持学科建设发展与国家重大战略紧密结合，响应"一带一路"倡议，获准首批国家科技部国际培训计划，普惠沿线国家的人才培训，极大地提升了中国口腔正畸学的国际影响力与竞争力。

表 10　2018 年度中国高等院校口腔医学院（系）和口腔医院获科研基金资助一览表

项目名称	项目负责人	单位	基金或资助项目全称	批准号或编号	资助金额（万元）
基于数字装备的口腔疾病移动诊疗临床解决方案研究	杨　征	四川大学	国家重点研发计划课题	2018YFC0114505	378.00
植入材料物理特性对细胞行为、组织结合与再生的调控作用及其分子机制项目信息	邓旭亮	北京大学	国家重点研发计划课题	2018YFC1105300	1 258.00
口腔修复体 3D 打印应用研究与临床示范	周永胜	北京大学	国家重点研发计划课题	2018YFB1106900	908.00
口腔疾病临床研究公共服务平台建设	单艳华	北京大学	国家重点研发计划课题	2017YFC0840108	300.00
植入材料表面多物理特性对细胞行为及组织结合性能的调控	邓旭亮	北京大学	国家重点研发计划课题	2018YFC1105304	373.00
全口/种植支持义齿 3D 打印应用研究与临床示范	周永胜	北京大学	国家重点研发计划课题	2018YFB1106901	240.00
高性能氧化锆陶瓷固定义齿 3D 打印应用研究与临床示范	王　勇	北京大学	国家重点研发计划课题	2018YFB1106903	162.00
口腔种植机器人手术终端系统的研发、评估及 SOP 制定	吴轶群	上海交通大学	国家重点研发计划课题	2017YFB1302904	135.00
颅底及面侧深区穿刺诊疗机器人实用系统开发及示范应用	张海钟	解放军总医院	国家重点研发计划课题	2017YFB1304300	1 236.00
可治疗性结构畸形的临床诊治规范化体系研究	郭　斌	解放军总医院	国家重点研发计划课题	2018YFC1002205	350.00
牙髓生物学	叶　玲	四川大学	国家自然科学基金杰出青年科学基金	81825005	350.00

续表

项目名称	项目负责人	单位	基金或资助项目全称	批准号或编号	资助金额（万元）
系统性数字化正畸诊疗技术国际培训班	白　丁	四川大学	科技部发展中国家技术培训班	2018PXB1869	28.11
中英再生口腔医学联合论坛	叶　玲	四川大学	国家自然科学基金国际（地区）合作与交流项目	51881230143	15.00
转录因子 FrtR 调控变异链球菌生物膜形成和耐氟能力的遗传机制研究	李雨庆	四川大学	国家自然科学基金面上项目	31870065	60.00
PRC2 在牙发育过程中的功能及机制研究	汪成林	四川大学	国家自然科学基金面上项目	81873708	57.00
lncRNAs 在 NELL1 促人脂肪干细胞成骨分化中的作用机制研究	刘　钧	四川大学	国家自然科学基金面上项目	81870743	57.00
Bmal1 与 miRNA 的交互作用对骨衰老的影响及其机制	赵　青	四川大学	国家自然科学基金面上项目	81870745	57.00
肠道菌群与雌激素交互作用调控牙槽骨炎性吸收的机制研究	周学东	四川大学	国家自然科学基金面上项目	81870754	57.00
新型防龋智能材料调节口腔菌群作用的研究	程　磊	四川大学	国家自然科学基金面上项目	81870759	57.00
不同形态的白色念珠菌与口腔上皮细胞相互作用的机制研究	任　彪	四川大学	国家自然科学基金面上项目	81870778	57.00
上皮炎性衰老通过 NLRC4/TLR5 调控伴糖尿病牙周炎发生发展的研究	王　琪	四川大学	国家自然科学基金面上项目	81870779	58.00
含 TGF－β1/TβR 复合物的外泌体通过唾液腺发育相关长链非编码 RNA 促进放射性唾液腺炎发生和发展的机制研究	李春洁	四川大学	国家自然科学基金面上项目	81870782	57.00
种植神经损伤中谷氨酸介导的三叉神经节神经元－卫星胶质细胞交互对话机制研究	沈颉飞	四川大学	国家自然科学基金面上项目	81870800	58.00
EGCG 引导骨再生膜的骨免疫调节研究	屈依丽	四川大学	国家自然科学基金面上项目	81870801	58.00
MCU 调控线粒体动力学对糖尿病种植体骨结合的影响及机制研究	甘雪琦	四川大学	国家自然科学基金面上项目	81870802	57.00
正畸牙移动破骨前沿界面血小板衍化生长因子－BB 偶联血管与骨形成的机制研究	韩向龙	四川大学	国家自然科学基金面上项目	81870803	57.00

续表

项目名称	项目负责人	单位	基金或资助项目全称	批准号或编号	资助金额（万元）
应力微环境下 YAP - Sox2 转录轴调控髁突软骨细胞成骨转化的机制	白　丁	四川大学	国家自然科学基金面上项目	81870804	53.00
生物材料诱导骨生成中破骨细胞的确证及其作用机制研究	包崇云	四川大学	国家自然科学基金面上项目	81870814	57.00
有效清除端粒功能缺陷诱发的衰老细胞抑制 OSCC 肿瘤发生及恶性发展的研究	孙崇奎	四川大学	国家自然科学基金面上项目	81872207	54.00
新长链非编码 RNA ORAOV1 - B 促进口腔黏膜癌变的机制及潜在的临床意义研究	江　潞	四川大学	国家自然科学基金面上项目	81872208	57.00
HIV Tat 蛋白激活 YAP1 信号途径参与调控卡波氏肉瘤代谢转变	刘　锐	四川大学	国家自然科学基金面上项目	81872218	54.00
口腔鳞癌恶性进程中 circRF-WD3/miR27/PPARγ 正反馈循环形成的机制及意义	李　敬	四川大学	国家自然科学基金面上项目	81872211	57.00
牙龈卟啉单胞菌 LPS 促乳腺癌发展的分子机制研究	黄睿洁	四川大学	国家自然科学基金青年项目	31800114	25.00
高盐 - 氢氧化铝复合佐剂诱导特异性细胞免疫反应的机制研究	罗　敏	四川大学	国家自然科学基金青年项目	31800773	27.00
microRNA 93 通过 JMJD3 调控牙间充质干细胞分化参与牙本质形成的研究	周雅川	四川大学	国家自然科学基金青年项目	81800927	21.00
PTH1R/Zfp467 信号轴调控颌骨骨髓间充质干细胞成骨分化影响牙萌出动力的机制研究	樊　怡	四川大学	国家自然科学基金青年项目	81800928	22.00
ER/EZH2/E - Cadherin 信号轴参与调控牙釉质发育的表观遗传学研究	万　冕	四川大学	国家自然科学基金青年项目	81800929	22.00
基质硬度调控脂肪干细胞分化的表观遗传学机制与骨软骨复合组织重建	张　陶	四川大学	国家自然科学基金青年项目	81800947	21.00
Hippo 和 Wnt 信号通路串联对话在不同成骨方式的牵张成骨力传导条件下的时空转换机制	宋　健	四川大学	国家自然科学基金青年项目	81800948	21.00
泛素连接酶 Nedd4l 介导细胞自噬调控腭裂发生的作用机制研究	曾　妮	四川大学	国家自然科学基金青年项目	81800951	21.00

续表

项目名称	项目负责人	单位	基金或资助项目全称	批准号或编号	资助金额（万元）
基于载 SDF－1 水凝胶微孔道系统构建血管化牙髓组织的研究	陈金龙	四川大学	国家自然科学基金青年项目	81800962	21.00
环状样 RNA 竞争内源性 msRNAs 调控变异链球菌胞外多糖代谢和致龋性的作用及其机制研究	雷　蕾	四川大学	国家自然科学基金青年项目	81800964	21.00
Peptide－PAMAM－galardin 系统的构建及其诱导Ⅰ型胶原仿生再矿化的分子机制研究	梁坤能	四川大学	国家自然科学基金青年项目	81800965	22.00
黄连素调控肠道菌群对 OVX 大鼠牙周炎性骨吸收的作用和机制研究	杨　燃	四川大学	国家自然科学基金青年项目	81800989	21.00
骨关节炎状态下 PTH/PTH1R－SOX9 信号轴对下颌髁突软骨干细胞的调控机制研究	毕瑞野	四川大学	国家自然科学基金青年项目	81801003	21.00
PPARβ 对高糖环境下正畸骨改建的影响及机制研究	易俭如	四川大学	国家自然科学基金青年项目	81801018	21.00
L－WNT3A 调控 Wnt 反应细胞自噬水平促进骨质疏松牙槽骨重塑的机制研究	尹　星	四川大学	国家自然科学基金青年项目	81801019	21.00
降钙素基因相关肽（CGRP）在低强度脉冲超声（LIPUS）促进骨质疏松大鼠骨结合中的作用机制研究	陈晨峰	四川大学	国家自然科学基金青年项目	81801020	21.00
压应力微环境下 miR－146a/CCR5 轴在牙周膜细胞外泌体调控骨吸收中的分子机制研究	金　樱	四川大学	国家自然科学基金青年项目	81801032	21.00
二甲双胍介导 AMPK 通路调控 iPSCs 促进组织工程骨血管化的研究	张　弛	四川大学	国家自然科学基金青年项目	81801033	21.00
蛋白激酶 D1 调控免疫检查点分子 PD－L1 促进口腔鳞癌免疫逃逸的临床潜力研究	陈　娇	四川大学	国家自然科学基金青年项目	81802717	20.00
FGFR4 特异性底物调控口腔鳞癌发生发展的生物学功能与机制研究	刘　锐	四川大学	霍英东教育基金会高校青年教师基金	161036	14.40

续表

项目名称	项目负责人	单位	基金或资助项目全称	批准号或编号	资助金额（万元）
不同树脂表面处理方法对新旧树脂结合强度影响的研究	裴锡波	四川大学	中华口腔医学会青年临床科研基金牙科粘接技术研究项目	CSA－B2018－09	3.00
复合树脂－牙体组织粘接界面的磨损破坏及微渗漏机理研究	甘雪琦	四川大学	中华口腔医学会青年临床科研基金牙科粘接技术研究项目	CSA－B2018－08	5.00
抗菌－可“充电”钙磷树脂介导口腔微环境中牙本质仿生再矿化的实验研究	梁坤能	四川大学	中华口腔医学会青年临床科研基金	CSA－B2018－06	5.00
不同树脂表面处理方法对新旧树脂结合强度影响的研究	张　敏	四川大学	中华口腔医学会青年临床科研基金	CSA－B2018－05	3.00
三叉神经节神经元膜表面蛋白转运在牙移动疼痛中的调控作用及机制	简　繁	四川大学	四川省重点研发项目	2018SZ0232	20.00
马甲子应用于活髓保存治疗的基础研究	苏　勤	四川大学	四川省重点研发项目	2018SZ0129	20.00
β－catenin/p63/irf6 区域调控腭融合的机制研究及腭裂新注射治疗模型的建立	李承浩	四川大学	四川省重点研发项目	2018SZ0120	20.00
人工智能拔牙的力学基础理论研究及验证	华成舸	四川大学	四川省重点研发项目	2018SZ0181	20.00
仿生唾液蛋白组功能多肽防龋作用的研究	张凌琳	四川大学	四川省重点研发项目	2018SZ0020	20.00
新型 GBR 膜－3D 打印个性化骨块－黏附性水凝胶复合体的构建及其修复牙槽骨缺损的机理研究	万乾炳	四川大学	四川省重点研发项目	2018SZ0037	100.00
肠道微生物与雌激素交互作用调控牙周炎病理性骨吸收的基础与临床研究	徐　欣	四川大学	四川省重点研发项目	2018SZ0121	20.00
非编码 RNA 干预变异链球菌转录蛋白 VicR 调控牙菌斑生物膜防龋的效果和机制研究	雷　蕾	四川大学	四川省重点研发项目	2018SZ0125	20.00
牙龈卟啉单胞菌在阿尔兹海默病发病中的作用及机制研究	吴红崑	四川大学	四川省重点研发项目	2018SZ0163	20.00
生物钟基因 Clock 和 Bmal1 通过 BMP 信号通路调控牙胚上皮和间充质细胞的机制研究	田　也	四川大学	四川省重点研发项目	2018FZ0027	20.00

续表

项目名称	项目负责人	单位	基金或资助项目全称	批准号或编号	资助金额（万元）
Hippo 通路在低频脉冲超声诱导牙周膜干细胞成骨分化中的作用机制研究	岳　源	四川大学	四川省重点研发项目	2018FZ0042	20.00
关于正颌术后软组织三维变化模拟及其准确性评价的研究	唐　甜	四川大学	四川省重点研发项目	2018SZ0209	20.00
Piezo1 - YAP/TAZ 介导力学生物学信号转导调控骨膜来源 MSC 在构建组织工程骨复合体修复骨缺损中的调控机制研究	金　樱	四川大学	四川省重点研发项目	2018SZ0202	20.00
Pg 调控髓样细胞触发受体促进口腔鳞状细胞癌发生发展的研究	赵　蕾	四川大学	四川省重点研发项目	2018SZ0161	20.00
颌骨畸形智能化三维数字诊疗系统的建立及应用研究	罗　恩	四川大学	四川省重点研发项目	2018SZ0119	20.00
MicroRNA 经 JAK/STAT 信号通路介导甲状旁腺激素 调控骨质疏松牙槽骨应力性骨改建的机制研究（面上）	邹淑娟	四川大学	四川省应用基础研究面上项目	2018JY0139	10.00
Cdh5 驱动内皮细胞特异性过表达 DKK1 影响骨形成的初步研究（面上）	韩向龙	四川大学	四川省应用基础研究面上项目	2018JY0271	10.00
基于云计算的数字化口腔颌面种植手术与修复平台关键技术合作研究	杨　征	四川大学	四川省国际科技合作与交流研发重点项目	2018HH0012	50.00
基因组测序在沙门氏菌分型及食品安全风险评估中的应用	李雨庆	四川大学	四川省国际科技合作与交流研发项目	2018HH0030	30.00
口腔健康科技互动平台与科普示范基地建设	蒋　琰	四川大学	四川省科普培训项目科普场馆创新示范	2018KZ0002	200.00
基于马可夫多状态模型的管理式儿童口腔保险模式研究	瞿　星	四川大学	四川省软科学一般项目	2018ZR0163	10.00
Wnt/β - catenin 信号通路在 FoxO1 调控老龄鼠种植体骨整合和骨缺损修复的机制研究	伍颖颖	四川大学	四川省科技创新苗子工程重点项目	2018RZ0088	10.00
Hippo - YAP 信号轴调节种植体周骨代谢的机制及应用研究	向　琳	四川大学	四川省科技创新苗子工程重点项目	2018RZ0087	10.00
骨微孔术结合局部注射 PTH 缓释制剂促进上颌扩弓的研究	李　宇	四川大学	四川省重点研发项目	2018SZ0379	20.00
前扣带回 - 导水管周围灰质（ACC - PAG）神经通路调控颌面部疼痛的基础及临床应用研究	赖文莉	四川大学	四川省应用基础研究计划项目	2018JY0558	15.00

续表

项目名称	项目负责人	单位	基金或资助项目全称	批准号或编号	资助金额（万元）
靶向 c – di – AMP 合成酶抑制口腔致龋生物膜的研究	彭　显	四川大学	四川省应用基础研究计划面上项目	2018JY0561	10.00
Wnt 信号通路在肺癌骨转移部位差异中的作用与机制研究	李　鑫	四川大学	四川省应用基础研究计划面上项目	2018JY0568	10.00
RNaseⅢ同源蛋白 DCR1 转录后调控口腔白色念珠菌致病性的机制初探	杨英明	四川大学	四川省应用基础研究计划面上项目	2018JY0580	10.00
增材制造多孔钛表面氨基微环境的构建及诱导成骨的研究	邢海霞	北京大学	国家自然科学基金青年科学基金	51801003	27.00
基于多源异构分层数据特征建立汉族人群口腔唇齿龈关系及牙周生理形态的评估模型	胡文杰	北京大学	国家自然科学基金面上项目	61876005	64.00
长链非编码 RNA MIR22HG 在人骨髓间充质干细胞成骨向分化中的作用及机制研究	金婵媛	北京大学	国家自然科学基金青年科学基金	81800942	20.00
EZH2 调节 CCL2 介导牙髓炎症免疫应答的作用机制研究	惠甜倩	北京大学	国家自然科学基金青年科学基金	81800959	21.00
血小板在牙周炎宿主免疫炎症反应中的作用	詹雅琳	北京大学	国家自然科学基金青年科学基金	81800976	21.00
Del – 1 在牙龈卟啉单胞菌介导的牙周炎导致糖耐量异常中的作用及机制	张　勇	北京大学	国家自然科学基金青年科学基金	81800978	21.00
基于 iPSC – MSCs 细胞的 3D 打印生物材料构建及牙周再生效果评价	殷晓晖	北京大学	国家自然科学基金青年科学基金	81800987	21.00
咬合干扰通过增强前扣带回兴奋性突触传递介导慢性咀嚼肌疼痛的机制研究	徐啸翔	北京大学	国家自然科学基金青年科学基金	81800998	21.00
巨噬细胞在创伤性颞下颌关节强直软骨形成中的作用及机制研究	何临海	北京大学	国家自然科学基金青年科学基金	81801000	22.00
长链非编码 RNA – NEAT1 参与正畸压力区牙周膜干细胞自噬的研究	黄一平	北京大学	国家自然科学基金青年科学基金	81801010	21.00
机械力刺激下牙周膜干细胞来源外泌体参与调控正畸牙齿移动的研究	张怡美	北京大学	国家自然科学基金青年科学基金	81801014	21.00
可摘局部义齿基牙精确预备刚性引导机制和关键技术研究	叶红强	北京大学	国家自然科学基金青年科学基金	81801015	21.00

续表

项目名称	项目负责人	单位	基金或资助项目全称	批准号或编号	资助金额（万元）
交联剂对脱矿牙本质稳定及再矿化作用的机制研究	唐　琳	北京大学	国家自然科学基金青年科学基金	81801027	21.00
新型骨仿生材料引导牙槽骨垂直向骨再生的研究	尉华杰	北京大学	国家自然科学基金青年科学基金	81801031	21.00
应用特异性唾液多肽标志物检测乳牙龋不同患病状态的研究	孙翔宇	北京大学	国家自然科学基金青年科学基金	81801037	21.00
IL－24 修饰的益生菌双歧杆菌抑制头颈部鳞状细胞癌的分子机制研究	王　琳	北京大学	国家自然科学基金青年科学基金	81802699	21.00
磷酸烯醇式丙酮酸羧激酶 PCK2 通过影响细胞能量代谢调控间充质干细胞成骨分化的作用和机制	周永胜	北京大学	国家自然科学基金面上项目	81870742	57.00
ECM29 基因突变在非综合征型唇腭裂发病中的作用与机制研究	陈　峰	北京大学	国家自然科学基金面上项目	81870747	58.00
3D 生物活性玻璃多功能复合支架在炎症微环境中诱导牙髓再生的研究	董艳梅	北京大学	国家自然科学基金面上项目	81870753	57.00
血凝素样低密度脂蛋白受体－1 在 Pg 促进动脉粥样硬化形成中的作用及机制	欧阳翔英	北京大学	国家自然科学基金面上项目	81870772	57.00
牙周炎引起的血小板活化对内皮细胞功能的影响	孟焕新	北京大学	国家自然科学基金面上项目	81870773	57.00
MFN2 提升 iPSCs 向 MSCs 分化和牙周再生能力的作用及其机制研究	栾庆先	北京大学	国家自然科学基金面上项目	81870774	57.00
3D 打印光－胶原复合物神经导管重建面神经的实验研究	蔡志刚	北京大学	国家自然科学基金面上项目	81870781	53.00
慢性疼痛模型中枢小胶质细胞活化方式及分子调控机制	傅开元	北京大学	国家自然科学基金面上项目	81870788	57.00
三维复杂颜面畸形对称参考平面智能提取算法研究	王　勇	北京大学	国家自然科学基金面上项目	81870815	61.00
糖尿病环境下口腔菌群肠道异位定植对骨髓间充质干细胞功能影响及其机制研究	肖　锷	北京大学	国家自然科学基金面上项目	81870816	57.00
基于仿生矿化胶原的内源性骨再生与骨免疫调控机制的研究	刘　燕	北京大学	国家自然科学基金面上项目	81871492	57.00

续表

项目名称	项目负责人	单位	基金或资助项目全称	批准号或编号	资助金额（万元）
LncRNA MRPL23 - AS1 结合 EZH2 调控上皮间质转化促进涎腺腺样囊性癌肺转移的作用和机制研究	葛兮源	北京大学	国家自然科学基金面上项目	81872190	57.00
DLX3 通过长链非编码 RNA H19 甲基化表观调控牙髓干细胞矿化功能	马泽云	北京大学	北京市自然科学基金面上项目	7182181	20.00
TET 介导去甲基化调控间充质干细骨组织再生及其机制研究	杨瑞莉	北京大学	北京市自然科学基金面上项目	7182182	20.00
UBE2C - CDC20 泛素蛋白酶体系调控人间充质干细胞成骨向分化的作用及机制研究	周永胜	北京大学	北京市自然科学基金面上项目	7182183	20.00
HBG1 基因突变在非综合征型唇腭裂发病中的作用与机制研究	陈　峰	北京大学	北京市自然科学基金面上项目	7182184	20.00
机械门控离子通道 Piezo1 在形貌诱导的骨髓间质干细胞的成骨分化中的作用研究	黄　颖	北京大学	北京市自然科学基金面上项目	7182185	20.00
一体化可摘局部义齿的数字化设计与制作及其应用研究	叶红强	北京大学	首都卫生发展科研专项	首发 2018 - 2 - 4101	40.00
广泛型重度牙周炎患者全牙弓种植即刻修复临床研究	邸　萍	北京大学	首都卫生发展科研专项	首发 2018 - 2 - 4102	40.00
基于 3D 打印的全口义齿功能易适修复系统及临床解决方案优化	孙玉春	北京大学	首都卫生发展科研专项	首发 2018 - 2 - 4103	40.00
一种基于绿光 LED 的可穿戴式设备治疗牙齿敏感疾患的临床研究	周永胜	北京大学	北京市科技计划	Z181100001718186	100.00
牙周组织再生结合骨皮质切开术防治重度错𬌗畸形患者牙周软硬组织缺陷的前瞻性研究	徐　莉	北京大学	北京市科技计划	Z181100001718111	16.00
虚拟环境下上颌分块截骨建立终末咬合关系的技术流程及临床应用	李自力	北京大学	北京市科技计划	Z181100001718130	16.00
名称 前瞻性临床随机对照试验对比不同模式手术优先的正畸 - 正颌治疗效率及效果的研究	姜若萍	北京大学	北京市科技计划	Z181100001718112	16.00
低龄儿童龋标准化诊疗模式及疗效评估技术的推广应用研究	秦　满	北京大学	北京市科技计划	Z181100001618008	60.00
电响应性颌骨缺损修复支架材料的研发	张学慧	北京大学	北京市科技计划	Z181100002018001	200.00

续表

项目名称	项目负责人	单位	基金或资助项目全称	批准号或编号	资助金额（万元）
牙颌战伤缺损 3D 打印快速修复技术研究	孙玉春	北京大学	教育部装备预研联合基金	6141A020226XX	100.00
数字修复诊疗技术的临床应用及规范	刘云松	北京大学	宁夏回族自治区重点研发计划	2018BEG02012 -01	59.32
数字正畸诊疗技术的临床应用及规范	刘　怡	北京大学	宁夏回族自治区重点研发计划	2018BEG02012 -02	59.32
数字口腔颌面外科诊疗技术的临床应用及规范	彭　歆	北京大学	宁夏回族自治区重点研发计划	2018BEG02012 -03	59.32
口腔医学数字化技术支撑平台建设	赵一姣	北京大学	宁夏回族自治区重点研发计划	2018BEG02012 -05	112.72
信号转导和转录活化因子 STAT3 通过 MSX1 - DLX5 轴调控间充质干细胞成骨向分化在遗传性高 IgE 综合征相关颅面骨发育畸形发生中的作用与机制研究	代庆刚	上海交通大学	国家自然科学基金青年项目	81800949	22.00
抑癌基因 NDRG2 调控氧化应激的腺样囊性癌化疗耐药机制研究	李　江	上海交通大学	国家自然科学基金面上项目	81872187	55.00
口腔癌细胞源性外泌体 - lncRNAs 调控 NK 细胞杀伤作用及机制	陈万涛	上海交通大学	国家自然科学基金面上项目	81874126	60.00
Sirt3 促进肿瘤相关巨噬细胞 M2 样极化及其在干扰素治疗口腔鳞癌中的机制研究	胡镜宙	上海交通大学	国家自然科学基金面上项目	81872185	54.00
口腔鳞癌——神经交互调控中 GDNF - RET - SEMA4D 轴促进肿瘤年血管生成的机制研究	季　彤	上海交通大学	国家自然科学基金面上项目	81872189	57.00
突变 p53 - R282W 通过 lincRNA - p21 促进 Cdc7 表达调控口腔鳞癌细胞周期的机制研究	金淑芳	上海交通大学	国家自然科学基金青年项目	81802695	21.00
LSD1 通过 Bmi - 1 调控口腔鳞癌干细胞特性的实验研究	刘术利	上海交通大学	国家自然科学基金青年项目	81802696	21.00
pH 响应型协同增氧型纳米光敏剂的构建和其光动力治疗口腔癌的机制研究	沈玲悦	上海交通大学	国家自然科学基金青年项目	81802694	20.00
基于 PDX 模型队列“临床替代性试验”的口腔鳞癌西妥昔单抗耐药机制研究	孙树洋	上海交通大学	国家自然科学基金面上项目	81872199	57.00
利用 TIE2 条件性突变小鼠模型研究 EGFL7 在静脉畸形发生发展中的作用及机制	王延安	上海交通大学	国家自然科学基金面上项目	81870780	58.00

续表

项目名称	项目负责人	单位	基金或资助项目全称	批准号或编号	资助金额（万元）
基于EPD技术掺锶/负载BMP－2介孔硅基纳米微球修饰钛种植体表面促进快速骨整合的研究	张晓晨	上海交通大学	国家自然科学基金青年项目	81801023	21.00
仿生双层鱼胶原基纳米复合支架的构建及其引导牙周组织再生的效应与机制研究	周　恬	上海交通大学	国家自然科学基金青年项目	81801022	21.00
SPHK1/S1P/S1PR1信号轴介导NLRP3炎症小体在口腔扁平苔藓中的致病机理研究	陈福祥	上海交通大学	国家自然科学基金面上项目	81870762	57.00
机械敏感钙离子通道蛋白Piezo1在咬合应力调控成骨改建防止骨质疏松牙槽骨骨丢失中的作用及机制研究	江凌勇	上海交通大学	国家自然科学基金面上项目	81870740	57.00
激活内源性干细胞的骨修复材料构建及其原位诱导骨再生机制研究	林开利	上海交通大学	国家自然科学基金面上项目	81871490	57.00
ΔNp63α调控Annexin A1影响头颈部鳞状细胞癌发生发展及预后的分子机制的研究	杨　筱	上海交通大学	国家自然科学基金青年项目	81802697	21.00
低氧环境下HIF－1激活Serotonin通路促进大鼠周围神经缺损早期轴突再生的机制研究	于雯雯	上海交通大学	国家自然科学基金青年项目	81800992	21.00
颞下颌关节生理运动模拟分析与运动实验台的基础设计	白　果	上海交通大学	国家自然科学基金青年项目	81801039	21.00
LCM3负载BMSCs调控巨噬细胞M2极化促进成骨成血管的机理研究	蒋　倩	上海交通大学	国家自然科学基金青年项目	31800816	26.00
自组装生物功能化复合水凝胶用于牙槽骨再生修复的研究	马志贵	上海交通大学	国家自然科学基金青年项目	81800932	21.00
高表达NEAT1诱导Th1/Th2细胞免疫失衡在舍格伦综合征发病分子机制研究	石　欢	上海交通大学	国家自然科学基金青年项目	81800990	21.00
miR－335－5p靶向SP1调控髁突软骨成骨分化的作用及机制研究	杨　驰	上海交通大学	国家自然科学基金面上项目	81870785	61.00
基于纳米级仿ECM多功能微球载体支架的组织工程个性化修复颅颌面临界骨缺损的临床前研究	邹多宏	上海交通大学	国家自然科学基金面上项目	31870969	59.00

续表

项目名称	项目负责人	单位	基金或资助项目全称	批准号或编号	资助金额（万元）
口腔修复常用金属合金腐蚀产物激活 Nrf2ARE 信号通路参与牙周局部炎症反映的机理研究	忻贤贞	上海交通大学	国家自然科学基金青年项目	81801006	21.00
circRNA 在细环病毒相关牙周炎中作用机制的研究	张　羽	上海交通大学	国家自然科学基金青年项目	81800967	21.00
掺锶钙磷材料介导的 T 细胞免疫微环境调控颅颌面骨组织再生及机理研究	房　兵	上海交通大学	国家自然科学基金面上项目	81870790	57.00
NLPR3 炎症小体在粪场球菌诱导 THP－1 巨噬细胞 IL－1β 分泌中的作用和机制探讨	冉淑君	上海交通大学	国家自然科学基金青年项目	81800953	21.00
磁性纳米复合物对口腔细菌生物膜的抗菌作用研究	唐子圣	上海交通大学	国家自然科学基金面上项目	81870749	57.00
儿童口腔健康，邀您参与	汪　俊	上海交通大学	上海市科委科普项目	18dz2312000	55.00
上海市口腔颌面部肿瘤组织样本及生物信息数据库专业技术服务平台	陈万涛	上海交通大学	上海市科委研发平台	18DZ2291500	150.00
低强度超声加速正畸牙移动仪器研发	房　兵	上海交通大学	上海市科委科技支撑	18441903600	35.00
3D 打印硅酸钙/丝蛋白复合材料样品开发及其颌面部成骨应用研究	徐袁瑾	上海交通大学	上海市科委科技支撑	18441902900	35.00
可吸收支撑型纳米仿生屏障膜的研发及其在垂直骨增量中的作用研究	王绍义	上海交通大学	上海市科委科技支撑	18441903000	35.00
基于多维动态图像融合技术在体分析正颌手术 对颞颌关节运动影响的实验研究	李　彪	上海交通大学	上海市科委扬帆计划	18YF1412500	20.00
颅颌面骨整形精准外科可视化指导系统的建立与临床验证	王旭东	上海交通大学	上海市科委政府间国际合作项目	18410712000	50.00
表面蛋白及分泌蛋白在粪肠球菌生物膜抵抗环境压力过程中的作用初探	姜　葳	上海交通大学	上海市科委上海自然基金	18ZR1422300	20.00
microRNA－223 调控 NLRP3 炎症小体活化及牙槽骨炎性骨丧失的机制研究	谢玉峰	上海交通大学	上海市科委上海自然基金	18ZR1422400	20.00
唾液腺恶性多形性腺瘤不同恶变成分 HER－2 扩增/E－cadherin 表达差异的深入研究	田　臻	上海交通大学	上海市科委上海自然基金	18ZR1422200	20.00

续表

项目名称	项目负责人	单位	基金或资助项目全称	批准号或编号	资助金额（万元）
人β防御素110在恒牙外伤冠折模型牙髓炎症进展及修复中的作用与机制研究	陶　疆	上海交通大学	上海市科委上海自然基金	18ZR1422700	20.00
核内 miR－196a－5p 介导头颈鳞癌西妥昔单抗耐药的机制	张建军	上海交通大学	上海市科委基础重点项目	18JC1413700	60.00
增强现实技术（AR）辅助外科导航系统的研发及临床评价	王旭东	上海交通大学	卫生计生委智慧医疗项目	2018ZHYL0208	200.00
牙种植牵引器（DID）结构及表面性能的优化与研发	刘剑楠	上海交通大学	卫生计生委优青项目	2018YQ34	30.00
生物标志物指导口腔鳞癌个体化治疗的转化研究	钟来平	上海交通大学	卫生计生委学带项目	2018BR41	45.00
第四次全国口腔健康流行病学调查科普解读－成人组	陈　曦	上海交通大学	中华口腔医学会项目	CSA2018KP003	6.32
DNA 定量分析联合肿瘤干细胞标记物表达早期诊断口腔癌变的临床队列研究	刘　伟	上海交通大学	上海市科委医学引导	18411965300	20.00
基于数控切削的固定和活动修复树脂材料的开发与性能评价	钱　超	上海交通大学	中华口腔医学会青年项目	CSAR201809	5.00
纳米银颗粒改性粘接剂的牙本质黏结效果和体外抗菌效果的研究	冉淑君	上海交通大学	中华口腔医学会青年项目	CSAB201807	5.00
数字化全瓷嵌体系统不同粘接剂及黏结间隙设置对粘接效果的影响	吴玉琼	上海交通大学	中华口腔医学会青年项目	CSAB201808	3.00
GDF15 指导 T3/4N0M0 口腔鳞癌 TPF 诱导化疗的 II 期临床试验	张志愿	上海交通大学	申康新兴前沿项目	SHDC12018104	180.00
外泌体转运表观遗传修饰酶 GCN5 持久恢复牙周炎条件下牙周膜干细胞功能的机制研究	周　峻	空军军医大学	国家自然科学基金面上项目	31870970	59.00
交感信号激活软骨细胞线粒体自噬促进 TMJ－OA 软骨退变的机制研究	焦　凯	空军军医大学	国家自然科学基金面上项目	81870787	57.00
梯度结构及梯度应力对齿科陶瓷磨损行为的影响	张少锋	空军军医大学	国家自然科学基金面上项目	81870792	57.00
MiR－21/自噬环路响应力学信号调控牙周膜干细胞功能在正畸所致牙周改建中的作用研究	金　钫	空军军医大学	国家自然科学基金面上项目	81870796	57.00

续表

项目名称	项目负责人	单位	基金或资助项目全称	批准号或编号	资助金额（万元）
耐低氧粪肠球菌临床分离株生物膜形成、功能及其相关分子机制的研究	余　擎	空军军医大学	国家自然科学基金面上项目	81870751	57.00
炎症环境中 GSK3β 调控内质网线粒体偶联影响牙周膜干细胞再生能力的机制研究	李　蓓	空军军医大学	国家自然科学基金面上项目	81870768	57.00
聚电解质改性自矿化胶原膜的构建及其引导骨再生的机制研究	牛丽娜	空军军医大学	国家自然科学基金面上项目	81870805	57.00
种植体表面微纳米形貌与地塞米松协同诱导巨噬细胞 M2c 极化及其机理研究	宋　文	空军军医大学	国家自然科学基金青年项目	31800790	26.00
间充质干细胞释放凋亡小体转运 miR－26a 促进骨再生的机制研究	刘思颖	空军军医大学	国家自然科学基金青年项目	31800817	25.00
乳牙牙髓干细胞 α7 nAChR 调控炎性因子 IL－1β 在乳牙生理性根吸收发生发展中的作用及机制研究	汪璐璐	空军军医大学	国家自然科学基金青年项目	81800924	22.00
V 型 ATP 酶 H 亚基在糖尿病性骨质疏松症中作用的研究	杨少青	空军军医大学	国家自然科学基金青年项目	81800787	21.00
季铵盐化二氧化硅生物玻璃对粪肠球菌临床分离株的杀灭作用及抑制其黏附过程的机制研究	程小刚	空军军医大学	国家自然科学基金青年项目	81800955	21.00
CD100－Plexin－B2 介导“T 细胞抵抗”参与口腔扁平苔藓发病的机制研究	柯　瑶	空军军医大学	国家自然科学基金青年项目	81800970	21.00
巨噬细胞外泌体对牙周膜干细胞再生潜能的调控及其机制研究	田蓓敏	空军军医大学	国家自然科学基金青年项目	81800971	21.00
PDGF－D 通过 PDGFR－β 通路调控周细胞的成血管作用促进脂肪移植早期微血管形成的机制研究	李治冶	空军军医大学	国家自然科学基金青年项目	81801969	21.00
利用低温等离子体促进牙本质反应性粘接剂作用效果的研究	周　唯	空军军医大学	国家自然科学基金青年项目	81801009	20.00
气凝胶支架缓释金纳米棒促进颌骨缺损愈合的光热治疗研究	程　谷	武汉大学	国家自然科学基金青年项目	81800943	21.00

续表

项目名称	项目负责人	单位	基金或资助项目全称	批准号或编号	资助金额（万元）
IRX5 调控炎性微环境下 BMSCs 成脂/成骨分化的作用机制研究	宋芳芳	武汉大学	国家自然科学基金青年项目	81800945	22.00
去泛素化酶 USP30 介导线粒体自噬调控破骨细胞分化的作用研究	李瑞芳	武汉大学	国家自然科学基金青年项目	81800946	21.00
组蛋白去乙酰化酶 HDAC6 通过调节自噬参与成牙本质细胞分化	裴　斐	武汉大学	国家自然科学基金青年项目	81800963	21.00
ERK/PKM2 信号轴介导的上皮细胞糖酵解在牙源性角化囊肿发展中的作用及机制研究	钟文群	武汉大学	国家自然科学基金青年项目	81800994	21.00
间充质干细胞源性外泌体通过 miR－22 促进静脉畸形内皮细胞凋亡的分子机制	钟皓研	武汉大学	国家自然科学基金青年项目	81800995	21.00
活性氧（ROS）激活 NLRP3 炎症小体在滑膜炎介导的下颌骨髁突软骨细胞焦亡中的作用	李　威	武汉大学	国家自然科学基金青年项目	81801001	21.00
介孔硅纳米颗粒负载 HAS2 对颞下颌关节骨关节炎的治疗作用及机制研究	郭慧琳	武汉大学	国家自然科学基金青年项目	81801002	21.00
miR－365a－3p 在牙周膜细胞外泌体招募间充质细胞参与正畸张应力骨改建中的作用	常茂琳	武汉大学	国家自然科学基金青年项目	81801017	20.00
基于细胞源性微粒的靶向药物递送载体构建及其在肿瘤免疫治疗中的应用	余自力	武汉大学	国家自然科学基金青年项目	81801842	22.00
口腔鳞癌细胞中缺氧－CD73 介导的腺苷信号促进单核细胞向 M－MDSCs 转化的机制研究	马思锐	武汉大学	国家自然科学基金青年项目	81802715	21.00
LRIG1 在前列腺癌中的生物学功能和分子调控机制的研究	李秋慧	武汉大学	国家自然科学基金青年科目	81802973	21.00
Akt/Rab8 调控外泌体分泌介导静脉畸形细胞外基质降解的机制研究	陈　刚	武汉大学	国家自然科学基金面上项目	81870361	57.00
DDIT3 对软骨内成骨的调控作用及相关机制研究	王家伟	武汉大学	国家自然科学基金面上项目	81870744	57.00
基于 ClyR 细胞壁结合域的靶向双重防龋功能裂解酶构建及其应用基础研究	李宇红	武汉大学	国家自然科学基金面上项目	81870756	57.00
GATA4 调控牙髓炎症及修复反应的分子机制研究	孟柳燕	武汉大学	国家自然科学基金面上项目	81870761	61.00

续表

项目名称	项目负责人	单位	基金或资助项目全称	批准号或编号	资助金额（万元）
炎性环境下 lncRNA - Gm10435 相关的 ceRNA 网络参与 miR - 155 - 3p/经典 Wnt 信号通路调控成牙骨质细胞分化的机制研究	曹正国	武汉大学	国家自然科学基金面上项目	81870776	53.00
脉管畸形中血管壁干细胞分化的调控机制研究	赵怡芳	武汉大学	国家自然科学基金面上项目	81870783	57.00
转录因子 ETS1 调节滑膜巨噬细胞致颞下颌关节骨关节病作用机制	柯　金	武汉大学	国家自然科学基金面上项目	81870789	58.00
ENO1 + 外泌体促进口腔癌淋巴转移的分子机制研究	刘　冰	武汉大学	国家自然科学基金面上项目	81872203	57.00
口腔鳞癌免疫原性细胞死亡调控 MDSC 功能转化的机制研究	孙志军	武汉大学	国家自然科学基金面上项目	81874131	58.00
口腔颅颌面学科发展趋势与关键科学问题的调研报告	边　专	武汉大学	国家自然科学基金应急项目	81842023	10.00
PCBP1 通过调控 STAT3 基因可变剪接抑制口腔黏膜癌变过程的作用研究	贾　荣	武汉大学	湖北省卫健委重点项目	WJ2019Z014	10.00
P2X 参与牙髓炎性疼痛中神经元 - 胶质细胞相互作用的研究	陈杨曦	武汉大学	湖北省卫健委青年项目	WJ2019Q052	4.00
3D 打印预成修复体应用于颌骨缺损的早期治疗	赵　熠	武汉大学	湖北省卫健委面上项目	WJ2019M217	2.00
后牙双斜面导板矫治器治疗骨性 III 类错合的临床应用研究	华先明	武汉大学	湖北省卫健委面上项目	WJ2019M218	2.00
颞下颌关节退行性骨关节病始动因子的筛选及其在疾病发生中的作用	孟庆功	武汉大学	湖北省卫健委面上项目	WJ2019M219	2.00
氧化石墨烯 - 仿生骨水泥诱导牙髓再生的应用研究	聂　敏	武汉大学	湖北省卫健委面上项目	WJ2019M220	2.00
武汉市三级甲等医院口腔医生肌肉骨骼疾患调查及危险因素分析	廖幼文	武汉大学	湖北省卫健委面上项目	WJ2019M221	2.00
舒适化治疗在老年患者口腔种植手术中的应用研究	彭　伟	武汉大学	湖北省卫健委面上项目	WJ2019M222	2.00
HIPK2 胞核离位解锁口腔鳞癌中间态 EMT 表型的网络调控机制	张佳莉	武汉大学	湖北省卫健委面上项目	WJ2019M223	2.00
不同全麻方法对口腔恶性肿瘤手术患者免疫球蛋白和免疫细胞因子的影响	张铁军	武汉大学	湖北省卫健委面上项目	WJ2019M224	2.00

续表

项目名称	项目负责人	单位	基金或资助项目全称	批准号或编号	资助金额（万元）
Class3 Semaphorin 基因及其受体在腭发育过程中的功能和分子作用机制的研究	傅夏洲	武汉大学	湖北省自然科学基金青年项目	2018CFB416	3.00
巨噬细胞在种植体周围骨缺损区骨形成中的“开关”机制研究	马克娜	武汉大学	湖北自然科学基金青年项目	2018CFB419	3.00
人参皂苷 Rh2 对致龋生物膜的作用及机制研究	刘　畅	武汉大学	湖北自然科学基金一般面上项目	2018CFB486	5.00
CTGF 通过 Notch 信号通路介导的骨痂过度增生在骨折延期愈合中的分子机制研究	程　谷	武汉大学	湖北自然科学基金一般面上项目	2018CFB497	5.00
外显子组测序搜寻非综合征型唇腭裂家系致病基因	何　淼	武汉大学	湖北自然科学基金一般面上项目	2018CFB507	5.00
E3 泛素连接酶 WWP2 泛素化修饰 AKT 调控肿瘤发生的分子机制研究	尹　伟	武汉大学	湖北自然科学基金一般面上项目	2018CFB629	5.00
自噬与 TGF－β 信号通路及低氧间的调控在腭部发育中的功能研究	杜　娟	首都医科大学	国家自然科学基金面上项目	81873706	60.00
TiO_2原子层沉积复合氧化石墨烯/N 离子共掺杂 TiO_2 纳米管的光催化抗菌性与抑炎性研究	陈　溯	首都医科大学	国家自然科学基金面上项目	81873722	57.00
CD11c(high)MHC－II＋树突状细胞在牙周炎症微环境中对 Treg/Th17 细胞分化的作用及机制研究	罗振华	首都医科大学	国家自然科学基金青年项目	81800968	21.00
GREM1－BMP 信号通路对根尖牙乳头干细胞定向分化及牙齿组织再生功能的影响及调控机制研究	刁　树	首都医科大学	国家自然科学基金青年项目	81800923	21.00
异体人牙髓干细胞治疗慢性牙周炎临床试验研究	王松灵	首都医科大学	北京市科委首都临床特色应用研究	Z181100001718208	100.00
牙周炎正畸中不同大小正畸力诱导 Th17/Treg 平衡变化及调节骨代谢的实验研究	陈　莉	首都医科大学	北京市自然科学基金面上项目	7182062	20.00
牙龈卟啉单胞菌检测方法研究	杨秋波	首都医科大学	北京市自然科学基金面上项目	7182061	20.00
全程数字化口腔修复	郑东翔	首都医科大学	扬帆计划重点医学	ZYLX201828	100.00
登峰计划(二期)	刘　怡	首都医科大学	登峰计划	DFL20181501	39.40

续表

项目名称	项目负责人	单位	基金或资助项目全称	批准号或编号	资助金额（万元）
聚碘树脂对口腔综合治疗台水路的持续消毒效果及应用安全性研究	苏　静	首都医科大学	北京市医管局扬帆计划临床技术创新项目	XMLX201850	30.00
口腔鳞癌颈部转移预测基因表达谱型有效性的前瞻性队列研究	冯芝恩	首都医科大学	北京市医管局扬帆计划临床技术创新项目	XMLX201819	30.00
口腔癌风险指数在口腔白斑预后评估中的应用	刘　瑶	首都医科大学	北京市卫健委首都卫生发展科研专项	首发 2018 - 4 - 2141	20.00
镇静技术用于儿童牙病治疗的临床疗效评价及	尚佳健	首都医科大学	北京市医管局医学学科协同发展中心项目	XTYB201830	20.00
仿生矿化丝素蛋白屏障膜修复牙槽骨缺损的实验研究	侯本祥	首都医科大学	北京市教委科技发展项目	KM201810025026	15.00
护齿训练营推广项目	刘　敏	首都医科大学	北京市卫健委项目	2018 - TG - 80	10.00
雷帕霉素预防唾液腺放射损伤纤维化的研究	朱　钊	首都医科大学	北京市医管局青苗计划	QML20181502	6.00
miRNA21 在正畸牙齿移动中的功能及机制研究	郭力嘉	首都医科大学	北京市医管局青苗计划	QML20181501	6.00
微波调控骨缺损修复低氧环境的敏感材料设计与机制研究	赵立升	解放军总医院	国家自然科学基金青年项目	51802350	27.00
现代根管技术在老年人牙体器官保存修复及促进全身健康的临床应用研究	郭　斌	解放军总医院	国家老年疾病临床医学研究中心开放课题	NCRCG - PLAGH - 2018004	30.00
基于表面等离激元微胶囊的单细胞代谢物分析检测新技术研究	纪　季	复旦大学	国家自然科学基金面上项目	21874025	64.00
可追踪型 CEMP1 缓释复相支架诱导牙周功能性界面再生	陈小凤	复旦大学	上海市青年科技英才扬帆计划	18YF1420600	20.00
伶牙俐齿，一生健康——中小学生口腔健康系列科普课件	王　艳	复旦大学	上海市科委科普领域项目	18dz2304000	43.00
健康微信，微信助力	李　强	复旦大学	上海市科委科普领域项目	18dz2306000	17.00
负载炎症刺激 MJ - MSC 衍生外泌体的仿生支架修复颞下颌关节髁突骨软骨缺损的效能及免疫机制研究	张智玲	南开大学	国家自然科学基金青年项目	81800931	21.00
基于医教协同理念的口腔医学教学模式改革研究	戴艳梅	南开大学	教育部规划课题	FIB180534	5.00

续表

项目名称	项目负责人	单位	基金或资助项目全称	批准号或编号	资助金额（万元）
釉基质蛋白大分子组分诱导牙髓-牙本质复合体再生研究	邹慧儒	天津市口腔医院	天津市自然科学基金	2018JCYBJC27000	10.00
时序释放白介素 4 和锌促进种植体早期骨结合的机理研究	李长义	天津医科大学	国家自然科学基金	81870809	53.00
基于胶原自组装/矿化协同策略制备掺锶矿化胶原支架修复骨缺损	张 旭	天津医科大学	国家自然科学基金	31870947	59.00
径向 Denosumab /P34HB 电纺支架的制备及其在下颌骨骨缺损修复中的基础研究	傅 娜	天津医科大学	国家自然科学基金	81800930	21.00
协同分级矿化胶原膜引导骨组织再生能力及机理研究	王 瑶	天津医科大学	天津市自然科学基金	18JCQNJC72100	6.00
TNF-α 调控人成牙本质细胞中温度敏感瞬时感受器电位通道蛋白的作用机制	臧程程	天津医科大学	天津市自然科学基金	18JCQNJC72100	6.00
活性氧敏感的阿霉素-卟啉纳米载药体系靶向治疗口腔鳞状细胞癌的研究	王 悦	天津医科大学	天津市自然科学基金	18JCYBJC92400	10.00
飞秒激光表面处理技术提高氧化锆陶瓷与树脂粘接强度的研究	李 睿	天津医科大学	天津市自然科学基金	18JCYBJC95500	10.00
应用双功能嵌合肽改性种植体表面抑制细菌生物膜形成的研究	张 溪	天津医科大学	天津市自然科学基金	18JCYBJC95700	10.00
下颌前移矫治器治疗 OSAHS 前后对肺动脉功能及结构的影响及机制探讨	王 雯	河北医科大学	河北省科技厅重点研发计划项目	18277756D	5.00
纤维桩核全瓷冠或全瓷高嵌体修复上颌前磨牙腭尖缺损的抗折性能研究	陈志宇	河北医科大学	河北省科技厅重点研发计划项目	18277723D	6.00
低功率激光治疗复发性阿弗他溃疡的应用研究	刘 莉	河北医科大学	河北省科技厅重点研发计划项目	18277776D	5.00
两种甘氨酸砂粉对慢性牙周炎患者菌斑控制效果影响的临床研究	刘 冰	河北医科大学	河北省科技厅科技计划项目	182777233	1.00
随访干预对天疱疮患者的辅助疗效分析	门文雯	河北医科大学	河北省科技厅科技计划项目	182777231	1.00
牙周-正畸联合治疗重度牙周病和严重错殆畸形的研究	杨冬茹	河北医科大学	河北省政府项目	2018133206-2	40.00
口腔舒适化治疗的适用性研究	林瑞华	河北医科大学	河北省政府项目	2018133206-2	10.00

续表

项目名称	项目负责人	单位	基金或资助项目全称	批准号或编号	资助金额（万元）
不同日常介质保存方法对全脱位牙再植后牙周愈合的影响	杨运田	河北医科大学	河北省政府项目	2018133206－2	10.00
低龄儿童龋活性及相关影响因素的研究	石　宏	河北医科大学	河北省政府项目	2018133206－2	10.00
前牙美学区软硬组织解剖形态与即刻种植的应用研究	张旭东	河北医科大学	河北省政府项目	2018133206－2	10.00
PAD 技术治疗口腔黏膜病的研究	刘　庆	河北医科大学	河北省政府项目	2018133206－2	10.00
四手操作在牙周内窥镜中应用	黄香河	河北医科大学	河北省政府项目	2018133206－2	5.00
使用自体荧光检测装置 VELscopeTM 筛查口腔癌前病变	李向军	河北医科大学	河北省财政厅项目	361029	10.00
改良合型全口义齿的对比研究	沈文静	河北医科大学	河北省财政厅项目	361029	8.00
老年人根面龋防治项目	李　涛	河北医科大学	河北省财政厅项目	361029	6.00
显微超声技术在老年人钙化根管治疗的应用研究	李春年	河北医科大学	河北省财政厅项目	361029	4.00
下颌偏斜对咬肌形态结构的影响及 IGF－1 调节机制的研究	王　雯	河北医科大学	河北省教育厅项目	QN2018145	2.50
下颌前移矫治器治疗睡眠呼吸暂停综合征伴心血管疾病患者疗效观察	卢海燕	河北医科大学	河北省卫生计生委项目	G2018090	1.00
龋病预防适宜技术的推广应用	李　涛	河北医科大学	河北省卫生健康委项目	2018012	3.00
颈部不同微螺纹结构不均衡螺纹钛人工牙种植体的生物力学研究	栗兴超	河北医科大学	河北省卫生计生委项目	20180598	0.50
三种瓷材料修复年轻恒牙牙体缺损的临床研究	孟令强	河北医科大学	河北省卫生计生委项目	20180600	0.50
SMO 癌基因突变与成釉细胞瘤临床病理研究	张旭东	河北医科大学	河北省卫生计生委项目	20180603	0.50
不同镍钛器械及根管冲洗液对根管再治疗效果评价的研究	李春年	河北医科大学	河北省卫生计生委项目	20180604	0.50
安氏Ⅱ亚类患者儿童与成人下颌骨偏斜情况的研究	马文盛	河北医科大学	河北省卫生计生委项目	20180606	0.50
铒激光在牙体缺损性疾病治疗中的研究	李　雅	河北医科大学	河北省卫生计生委项目	20180607	0.50
茎突的锥形束 CT 研究及其临床意义	张　扬	河北医科大学	河北省卫生计生委项目	20180608	0.50
改良前方牵引矫治器治疗骨性Ⅲ类伴拥挤病例的研究	刘　晔	河北医科大学	河北省卫生计生委项目	20180609	0.50
镍钛根管器械使用的损伤评估及风险防控研究	徐彦彬	河北医科大学	河北省卫生计生委项目	20180610	0.50

续表

项目名称	项目负责人	单位	基金或资助项目全称	批准号或编号	资助金额（万元）
中药野菊花提取物应用于抗骨质疏松及骨缺损修复的研究	李　涛	河北医科大学	河北省中医药局中医药类科研计划课题	2018144	0.50
槲皮素对实验性被动吸烟牙周炎大鼠牙周组织及肺组织的影响	胡永青	河北医科大学	河北省中医药局中医药类科研计划课题	2018145	0.50
复杂牙列缺损的设计与治疗	郭长军	河北医科大学	河北省专业学位教学案例立项建设项目	KCJSZ2018052	4.00
Andrews 六要素在正畸案例教学快速形成规范化中的应用	卢海燕	河北医科大学	河北省专业学位教学案例立项建设项目	KCJSZ2018053	4.00
口腔医学专业课程体系与教学内容整体优化的研究	杨冬茹	河北医科大学	河北省高等教育教学改革研究与实践项目	2018GJJG142	2.00
全方位、多层次建设省级口腔实验教学示范中心的研究	刘　庆	河北医科大学	河北省教育厅教育规划项目	GH181040	1.20
不同胚层起源骨髓间充质干细胞的 Exosome 在骨再生中的作用及机制研究	王　兴	山西医科大学	国家自然科学基金青年项目	81801004	21.00
Vitamin D/VDR 通过 HIF－1α 调控肠上皮细胞炎症反应在炎症性肠病中发挥作用	杜　杰	山西医科大学	国家自然科学基金青年项目	81800499	21.00
用于骨修复的丝素/羟基磷灰石/氧化石墨烯多孔支架的制备及性能研究	赵　彬	山西医科大学	山西省重点研发计划项目	201803D121041	20.00
基于多维数字化分析的腭皱同一认定标准研究	李　冰	山西医科大学	山西重点研发计划项目	201803D421062	20.00
双槽沟舌侧托槽－牙槽骨－颞下颌关节”正畸系统的虚拟建模与实验研究	武秀萍	山西医科大学	山西重点研发计划项目	201803D31065	20.00
基于 PTCH1 基因治疗综合征型牙源性角化囊肿的实验研究	余飞燕	山西医科大学	山西省应用基础研究项目	201801D221270	3.00
山西省第一次口腔健康流行病学调查	赵　彬	山西医科大学	山西省 2018 年度卫生健康科研课题	2018104	420.83
山西省乡村医生稳定与发展中主要问题与对策研究	田志强	山西医科大学	山西省 2018 年度卫生健康科研课题	2018105	3.00
抗坏血酸抗点通过 p38 信号通路促进骨髓间充质干细胞黏附作用的机制	孙宏晨	中国医科大学	国家自然科学基金项目	81870741	57.00

续表

项目名称	项目负责人	单位	基金或资助项目全称	批准号或编号	资助金额（万元）
炎性微环境下 ATF4/MALAT1/miR－138/Jmjd3 轴促进牙髓干细胞成牙本质向分化的机制研究	仇丽鸿	中国医科大学	国家自然科学基金项目	81870752	57.00
FOXO1 转录激活 Kcnq1ot1 调控 BMP4 介导 LIPUS 促进多孔钛合金成骨的分子机制	吴　琳	中国医科大学	国家自然科学基金项目	81870811	57.00
牙龈卟啉单胞菌通过 STAT1，3/FLI1/KRT 途径调节口腔上皮细胞增殖和异常分化的作用机制研究	潘亚萍	中国医科大学	国家自然科学基金项目	81870771	53.00
富组蛋白 5 通过 PG1237 抑制牙龈卟啉单胞菌共聚的分子机制研究	王宏岩	中国医科大学	国家自然科学基金青年项目	81800974	21.00
干预 Twist1 相关信号通路对口腔白斑病发生发展的影响及其机制研究	刘东娟	中国医科大学	国家自然科学基金青年项目	81800975	21.00
LIPUS 通过 Stat3/miR－30c－1－3p/Rhob 通路调控支架材料内成骨细胞迁移的机制研究	曹洪娟	中国医科大学	国家自然科学基金青年项目	81801807	21.00
牙龈卟啉单胞菌影响 IBD 肠道菌群及免疫的机制研究	刘东娟	中国医科大学	中国博士后科学基金	2018M640269	8.00
AB 源 miRNA 激活 β－catenin 信号促 AB 骨侵袭作用机制研究	刘　赛	中国医科大学	中国博士后科学基金	2018M641751	5.00
3D 打印口腔修复体的全链条研发及产业化推广	孙宏晨	中国医科大学	辽宁省重点研发计划－创新平台建设	2018225059	50.00
牙髓间充质干细胞库细胞制备技术与干细胞性能调控体系研发	陈　旭	中国医科大学	辽宁省重点研发计划－资源平台建设	2018225061	50.00
梯度纳米金属纯钛促进人羊膜间充质干细胞增殖、黏附与分化的分子生物学机制研究	王　蔚	中国医科大学	辽宁省重点研发计划－共性关键技术	2018225078	10.00
基于深度学习的口腔颌骨病变辅助识别与诊断技术研究	伊　哲	中国医科大学	辽宁省重点研发计划－共性关键技术	2018225080	10.00
唾液富组蛋白 5 调控牙龈卟啉单胞菌脂多糖介导巨噬细胞极化的机制研究	王宏岩	中国医科大学	辽宁省博士科研启动基金	20180540096	5.00

续表

项目名称	项目负责人	单位	基金或资助项目全称	批准号或编号	资助金额（万元）
钛酸钡压电陶瓷电信号对成骨细胞增殖和分化的影响及机制的研究	吴　琳	中国医科大学	辽宁自然科学基金医疗健康联合基金	20180530082	5.00
牙龈卟啉单胞菌通过 MIF 调控内皮细胞黏附活性增强的相关受体及信号通路研究	张冬梅	中国医科大学	辽宁自然科学基金医疗健康联合基金	20180530089	5.00
脱落乳牙干细胞通过血小板反应蛋白 4 治疗口面部肌源性疼痛的机制研究	张　霞	中国医科大学	辽宁自然科学基金医疗健康联合基金	20180530097	5.00
外泌体在口腔癌早期诊断及预后评价的应用研究	黄绍辉	中国医科大学	辽宁自然科学基金指导性计划	20180550213	5.00
miRNA 调控 Pyk2 介导的牙龈卟啉单胞菌又发的细胞自噬研究	寇育荣	中国医科大学	辽宁自然科学基金指导性计划	20180551232	5.00
钛表面 CaP－Mg 双涂层的制备及体内外研究	刘　奕	中国医科大学	辽宁自然科学基金指导性计划	20180550420	5.00
去乙酰化酶 SIRT1 通过 TAK1/Smad 途径调控炎症微环境下人牙髓干细胞成骨向分化的作用研究	曲　柳	中国医科大学	辽宁自然科学基金指导性计划	20180550532	5.00
脱落乳牙干细胞对血管性痴呆神经再生的作用及机制研究	朱　姝	中国医科大学	辽宁自然科学基金指导性计划	20180551110	5.00
基于微流控芯片技术仿生牙周病模型的构建及微环境－细胞－药物相互作用研究	刘慧颖	大连医科大学	国家自然科学基金一般面上项目	61871068	67.00
linc00311 介导 MSX1 表达调控正畸牙移动骨改建的功能及机制研究	卢　云	大连医科大学	国家自然科学基金青年项目	81801016	20.00
LIS1/CLIP170 蛋白复合体调控侵袭性伪足小体形成在头颈部鳞状细胞癌侵袭和转移中的作用及机制研究	高　璐	大连医科大学	国家自然科学基金青年项目	81802706	21.00
人仿生唾液腺芯片的构建及其在放射损伤研究中的应用	刘婷姣	大连医科大学	国家自然科学基金一般面上项目	81870784	25.00
WDR66 介导黏附分子促进唾液腺腺样囊性癌嗜神经侵袭的机制研究	刘　涵	大连医科大学	辽宁科研项目医疗健康联合基金	－	5.00
20～40nm 纳米银消毒感染根管的体内外研究	史　春	大连医科大学	辽宁省科研项目自然基金指导计划	－	5.00

续表

项目名称	项目负责人	单位	基金或资助项目全称	批准号或编号	资助金额（万元）
CCL25 及其受体 CCR9 在涎腺腺样囊性癌中的作用及转移机制的研究	柴松岭	大连医科大学	辽宁省科研项目自然基金指导计划	–	5.00
fimA 基因缺失对 IL – 12 介导的巨噬细胞清除 P. gingivalis 能力的影响及机制	刘　硕	大连医科大学	辽宁省科研项目自然基金指导计划	–	5.00
LC3Av1/p62 协同调节的自噬在牙槽骨吸收中的作用研究	白　桦	大连医科大学	辽宁省科研项目自然基金指导计划	–	5.00
低浓度三氧化二砷抑制头颈部鳞状细胞癌侵袭和转移的作用机制研究	高　璐	大连医科大学	辽宁省科研项目自然基金指导计划	–	5.00
基于 GSDMD 蛋白介导的细胞焦亡 研究薯蓣皂苷防治根尖周骨破坏的作用	王丽娜	大连医科大学	辽宁省科研项目自然基金指导计划	–	5.00
下颌骨髁突缺损的骨 – 软骨一体化组织工程修复研究	韩　冰	吉林大学	国家自然科学基金面上项目	81771041	56.00
PEEK 骨植入材料表面 BMP – 2 基因缓释系统的构建及其促成骨作用研究	刘　红	吉林大学	国家自然科学基金面上项目	81771123	56.00
氨基活化的碳纤维增强聚醚醚酮种植体力学业及骨整合性能研究	赵静辉	吉林大学	吉林省科学技术厅项目	20180101123JC	15.00
桃叶珊瑚苷抗骨质疏松作用及其机制的研究	胡　敏	吉林大学	吉林省科学技术厅项目	20180101274JC	12.00
不同种类 D – 氨基酸的联合应用对牙龈卟啉单胞细胞肽聚糖破坏作用的研究	孟维艳	吉林大学	吉林省科学技术厅项目	20180101121JC	15.00
浓缩血小板纤维蛋白在上颌窦底提升术中的机理与临床应用研究	周延民	吉林大学	吉林省科学技术厅项目	20180414030GH	25.00
Mongersen 通过调控巨噬细胞 Smad7/NF – κB 信号通路对牙周炎的治疗作用及机制研究	于维先	吉林大学	吉林省科学技术厅项目	20180414053GH	20.00
新型双固化耐水解型牙本质粘接剂的研究与制备	朱　松	吉林大学	吉林省科学技术厅项目	20180414080GH	20.00
阿司匹林改性载 BMP – 2 基因 PLGA 微球促进骨形成的机理研究	乔春燕	吉林大学	吉林省科学技术厅项目	20180520058JH	10.00
可吸收高分子骨内植入物的研究与开发	韩　冰	吉林大学	吉林省科学技术厅项目	20180201053YY	100.00

续表

项目名称	项目负责人	单位	基金或资助项目全称	批准号或编号	资助金额（万元）
吉林省口腔种植学临床医学研究中心	周延民	吉林大学	吉林省科学技术厅项目	20180623051TC	100.00
吉林省口腔正畸数字化诊疗平台及错殆畸形三维数据库的开发与建立	胡　敏	吉林大学	吉林省发展和改革委员会项目	20180052 - 11	10.00
数字化外科技术在下颌骨缺损修复重建中的应用	徐志民	吉林大学	吉林省发展和改革委员会项目	20180052 - 12	10.00
兼具血管化和抗炎功效的微球型可塑性骨修复支架材料的研制	刘志辉	吉林大学	吉林省教育厅项目	JJKH20180236KJ	2.50
烯醇酶与变形链球菌耐氟菌株致龋性增强的关系研究	张　红	吉林大学	吉林省教育厅项目	JJKH20180231KJ	2.50
促骨再生 PLGA/nHA/Gelatin 功能等级双层膜的实验研究	付　丽	吉林大学	吉林省教育厅项目	JJKH20180228KJ	2.50
不同来源的诱导多能干细胞促进牙周硬组织再生的研究	王　林	吉林大学	吉林省教育厅项目	JJKH20180235KJ	2.50
新型抗菌性室温固化 PMMA 材料临床应用前的生物安全性研究	孙世群	吉林大学	吉林省教育厅项目	JJKH20180233KJ	2.50
改善根管壁微环境促进牙本质靶向形成的研究	李祥伟	吉林大学	吉林省教育厅项目	JJKH20180229KJ	2.50
二茂铁维甲酸/紫杉醇纳米粒子靶向治疗口腔癌的研究	孙　宾	吉林大学	吉林省教育厅项目	JJKH20180230KJ	2.50
环境友好型水凝胶缓释 Aspirin 碳点和 EPO 促牙周组织再生的研究	王晓筠	吉林大学	吉林省教育厅项目	JJKH20180232KJ	2.50
内窥镜辅助上颌窦底提升术的研究	周延民	吉林大学	吉林省财政厅项目	jsz2018170 - 1	20.00
MMPs 抑制剂对变形链球菌环境下牙本质粘接效果的影响	张志民	吉林大学	吉林省财政厅项目	jsz2018170 - 2	20.00
植物雌激素调控涎腺细胞水通道蛋白的分子作用研究	李　江	吉林大学	吉林省财政厅项目	jsz2018170 - 3	20.00
安式Ⅱ类错殆畸形与气道的相关研究	胡　敏	吉林大学	吉林省财政厅项目	jsz2018170 - 4	20.00
CEREC3D 椅旁 CAD/CAM 系统应用于成人殆贴面的修复研究	陈英新	吉林大学	吉林省财政厅项目	jsz2018170 - 6	20.00
酸蚀症造成牙列重度磨耗患者的美学功能重建	董树君	吉林大学	吉林省财政厅项目	jsz2018170 - 7	10.00

续表

项目名称	项目负责人	单位	基金或资助项目全称	批准号或编号	资助金额（万元）
载有 VEGF 及万古霉素的纳米钙增强型骨支架材料的研制	刘志辉	吉林大学	吉林省财政厅项目	jsz2018170 - 8	10.00
不同垫底方式对 CAD/CAM 修复下颌磨牙缺损的有限元分析	刘玉艳	吉林大学	吉林省财政厅项目	jsz2018170 - 9	10.00
Er:YAG 激光处理后自酸蚀体系下牙本质粘接强度的研究	李男男	吉林大学	吉林省财政厅项目	jsz2018170 - 10	10.00
静电纺 PBS 纳米纤维在牙髓再生中作用的实验研究	孙淑芬	吉林大学	吉林省财政厅项目	jsz2018170 - 11	10.00
miR - 34a 对牙周炎大鼠牙槽骨吸收的影响作用	申玉芹	吉林大学	吉林省财政厅项目	jsz2018170 - 12	10.00
TiO_2纳米管负载糖微球体系的生物学评价	王战鑫	吉林大学	吉林省财政厅项目	jsz2018170 - 13	10.00
Rorβ 调控成牙骨质细胞分化的机制研究	包幸福	吉林大学	吉林省财政厅项目	jsz2018170 - 14	10.00
碳化亚胺对一步法自酸蚀牙本质粘接影响的 2 年体外研究	李　贺	吉林大学	吉林省财政厅项目	jsz2018170 - 5	5.00
Wnt - β - catenin 信号通路在低能量激光照射促进骨形成中的作用	李秋实	吉林大学	吉林省财政厅项目	jsz2018170 - 15	5.00
载地塞米松缓释微球的构建及其作为活髓保存制剂的实验研究	李　毅	吉林大学	吉林省财政厅项目	jsz2018170 - 16	10.00
浓缩血小板纤维蛋白作用下微创上颌窦底提升同期种植体植入的研究	周延民	吉林大学	吉林省卫生和计划生育委员会项目	2017J039	5.00
多巴胺 - 透明质酸促进 DPSC 靶向黏附牙本质的研究	李祥伟	吉林大学	吉林省卫生和计划生育委员会项目	2017J065	3.00
ACVRI 介导的 BMP 与 WNT 信号交互对牙本质形成作用的机理研究	孙宏晨	吉林大学	吉林省卫生和计划生育委员会项目	2017J067	3.00
MARPE 对颅面部软组织的影响的研究	胡　敏	吉林大学	吉林省卫生和计划生育委员会项目	2017J068	3.00
基于遗传算法的颅面结构相关性研究	杨陆一	吉林大学	吉林省卫生和计划生育委员会项目	2017J069	3.00
新型抗菌性室温固化 PMMA 材料对预防口腔疾病致病菌的研发与临床应用研究前的生物安全	王晓容	吉林大学	吉林省卫生和计划生育委员会项目	2017J070	3.00
CGF 联合 GTR/GBR 在牙周组织再生修复的临床应用	马　宁	吉林大学	吉林省卫生和计划生育委员会项目	2017S026	2.00

续表

项目名称	项目负责人	单位	基金或资助项目全称	批准号或编号	资助金额（万元）
肌功能矫治器推广的研究	史瑞新	吉林大学	吉林省卫生和计划生育委员会	2017S028	2.00
胸锁乳突肌瓣修复腮腺手术后缺损的应用	刘炜炜	吉林大学	吉林省卫生和计划生育委员会项目	2018FP037	2.00
颞下颌关节疾病的检查诊断和治疗规范	李明贺	吉林大学	吉林省卫生和计划生育委员会项目	2018FP011	2.00
热压成型技术制作囊肿阻塞器及其拓展应用(夜磨殆垫、个性化运动合垫、阻鼾器等)	钱　明	吉林大学	吉林省卫生和计划生育委员会项目	2018FP001	2.00
负载 TiO_2 的上转换纳米粒子制备及其光动力抗菌性能研究	王　林	吉林大学	吉林省卫生和计划生育委员会项目	2018－33－07	10.00
多形貌纳米二氧化铈改性纯钛种植体表面的抗菌抗炎性能的	李春艳	吉林大学	吉林省卫生和计划生育委员会项目	2018－33－06	10.00
口腔正畸治疗中邻面去釉技术的操作规程	朱宪春	吉林大学	吉林省卫生和计划生育委员会项目	DBXM145－2018	5.00
中药清热消炎固齿缓释剂联合龈下喷砂治疗	马　宁	吉林大学	吉林省中医药管理局项目	2018117	1.00
中药五倍子与穿心莲内酯提取液配合超声荡洗和牙周内镜治疗牙髓牙周联合病变的临床疗效评价	张　莉	吉林大学	吉林省中医药管理局项目	2018118	1.00
葫芦素 B 联合顺铂抑制口腔鳞癌的增殖并诱导其凋亡的体内、体外研究	刘炜炜	吉林大学	吉林省中医药管理局项目	2018119	1.00
BMP4 调控 Wnt 信号通路在腭裂小鼠中对细胞增殖和凋亡的影响	焦晓辉	哈尔滨医科大学	“十三五”国家重点研发项目	－	30.00
PHYIN 家族新成员 IFIX 在口腔鳞状细胞癌中作用及机制	王　姗	哈尔滨医科大学	中国博士后基金面上项目	2018M6641872	5.00
石墨烯膜/壳聚糖导管诱导牙髓干细胞修复面神经损伤	何丽娜	哈尔滨医科大学	中国博士后基金	2018M641871	5.00
RNA 甲基化的 m6A 修饰在 TCDD 诱导小鼠腭裂发生中的分子机制研究	张　伟	哈尔滨医科大学附属第四医院	黑龙江省博士后资助项目	LBH－Z18186	7.00
硬组织生物矿化	孙　瑶	同济大学	国家优秀青年科学基金项目	81822012	130.00
牙周膜成纤维细胞外泌体递送的骨保护素对再植牙根吸收的保护作用及机制研究	张　旗	同济大学	国家自然科学基金面上项目	81870760	57.00

续表

项目名称	项目负责人	单位	基金或资助项目全称	批准号或编号	资助金额（万元）
产黑普氏菌通过 TLR4 引发局部免疫失衡促进口腔扁平苔藓发病的作用和机制研究	何　园	同济大学	国家自然科学基金面上项目	81870764	25.00
聚合物囊泡包载的硫化氢对炎症微环境下正畸牙移动的作用研究	华咏梅	同济大学	国家自然科学基金面上项目	81870791	57.00
ALK3 对骨再生的调控及其促进颌面部骨缺损修复的研究	林淑贤	同济大学	国家自然科学基金面上项目	81873709	57.00
lincRNA - EPS 在 LPS 诱导性牙周炎发生发展中的作用及其机制研究	苏俭生	同济大学	国家自然科学基金面上项目	81873715	53.00
构建钛种植体表面载钙微纳结构对骨整合的促进作用及其机制的研究	张　磊	同济大学	国家自然科学基金面上项目	81873721	57.00
外泌体介导 IL - 17 信号途径在吸烟与白念珠菌协同促进口腔白斑发生发展中的作用机制研究	王　翔	南京大学	国家自然科学基金面上项目	81870767	53.00
慢性牙周炎调控肝肠代谢促进动脉粥样硬化形成的作用及机制研究	谢思静	南京大学	国家自然科学基金青年项目	81801041	20.00
PHD2 基因沉默后骨髓间充质干细胞修复炎症微环境状态下大鼠牙周组织缺损的研究	陈畅行	南京大学	国家自然科学基金青年基金	81800973	21.00
Bmi1 在调控牙槽骨骨质疏松中的作用及机制研究	尹　颖	南京大学	国家自然科学基金青年基金	81800933	21.00
不同微地貌氟磷灰石 - 聚己内酯纳米纤维三维支架对牙周膜干细胞矿化分化作用的研究	郭　婷	南京市口腔医院	江苏省卫计委医学科研课题面上项目	H2018043	4.00
Bmi1 缺失引起的颌骨骨质疏松的机制研究	尹　颖	南京市口腔医院	江苏省自然科学基金青年项目	BK20180137	20.00
CCL - 15 调控 TAMs 与口腔鳞癌细胞在低氧微环境中的交互对话并促进顺铂耐受的机制研究	韩生伟	南京市口腔医院	江苏省自然科学基金青年项目	BK20180138	20.00
基于 NDI 分子的第二近红外窗口纳米光敏剂的制备及其在口腔鳞癌光诊疗中的应用	蔡　宇	南京市口腔医院	江苏省自然科学基金青年项目	BK20180136	20.00
荧光分子手术导航系统的研发及其在口腔癌中的应用	王志勇	南京市口腔医院	江苏省重点研发计划项目	BE2018618	200.00

续表

项目名称	项目负责人	单位	基金或资助项目全称	批准号或编号	资助金额（万元）
唇腭裂早期序列治疗中面中部形态发育与肌力作用机理的研究	吴国锋	南京市口腔医院	江苏省“六大人才高峰”项目	WSW－093	4.00
新型二氧化锆全瓷桩/钉在中老年人牙体缺损中的临床应用	陈　燕	南京市口腔医院	江苏省干部保健科研课题	BJ18004	3.00
低频/罕见变异在非综合征型唇腭裂发病中的作用研究	王　林	南京医科大学	国家自然科学基金	81830031	293.00
骨细胞自噬在正畸牙移动中的作用及其分子机制	张卫兵	南京医科大学	国家自然科学基金	81870797	53.00
YAP 活化介导钛腐蚀产物促进种植体周围炎的作用机制	邱　憬	南京医科大学	国家自然科学基金	81870799	57.00
LncRNA ANRIL/miR－7－5p/IGF－1R 轴调控炎性牙周膜干细胞衰老及骨向分化的机制研究	于金华	南京医科大学	国家自然科学基金	81873707	57.00
新型壳－芯结构载 γ－Fe2O3 构建磁性纳米复合支架促进骨缺损修复的研究	章非敏	南京医科大学	国家自然科学基金	81870807	59.00
人羊膜间充质干细胞 LncRNA ANRIL－miR－125a－APC 在种植体周围炎骨缺损修复中的作用与机制研究	王羽立	南京医科大学	国家自然科学基金	81800936	21.00
高强度镁合金/纳米银复合膜在引导骨再生中成骨效应和抗菌性能的基础研究	郭　宇	南京医科大学	国家自然科学基金	81800937	21.00
含 45S5BGs 的引导骨组织再生膜抗菌性能及其机制研究	马　骞	南京医科大学	国家自然科学基金	81801029	21.00
环状 RNA 在口腔鳞癌诊断中的应用价值及其作用机制研究	苗利民	南京医科大学	国家自然科学基金	81803322	21.00
个性化口腔正畸矫治器设计的关键技术研究	严　斌	南京医科大学	江苏省重点研发计划项目	BE2018723	50.00
颌面部骨代谢与炎症的免疫调控	孙　雯	南京医科大学	江苏省省杰出青年基金	BK20180034	100.00
激活 AMPK 抑制 TAK1 减少 MMP9/2 表达缓解神经炎症治疗三叉神经痛机制研究	杨颜菁	南京医科大学	江苏省自然科学基金	BK20181363	10.00
基于靶向测序对 NTN1 基因非综合征型唇腭裂相关遗传变异的筛选及功能研究	李丹丹	南京医科大学	江苏省自然科学基金	BK20180667	20.00

续表

项目名称	项目负责人	单位	基金或资助项目全称	批准号或编号	资助金额（万元）
LncRNAANRIL – miR – 125a – APC 在人羊膜间充质干细胞修复种植体周围炎骨缺损中的机制研究	王羽立	南京医科大学	江苏省自然科学基金	BK20180668	20.00
涎腺腺样囊性癌中 claudin – 7 基因甲基化及其机制的研究	钟　旖	南京医科大学	江苏省自然科学基金	BK20180669	20.00
颞下颌关节精准 4D 运动系统研究	谢理哲	南京医科大学	江苏省自然科学基金	BK20180670	20.00
可注射含锶重组丝素蛋白水凝胶诱导 DPSCs 再生血管化牙本质/牙髓复合体的机制研究	江　飞	南京医科大学	江苏省自然科学基金	BK20180671	20.00
SATB2 和 HoxA2 在牙髓干细胞成牙本质向分化中的作用机制	何丽娜	哈尔滨医科大学	黑龙江省博士后基金	LBH – Z17177	5.00
骨架相关蛋白介导的材料物理性征对干细胞命运的调控及其机制研究	王慧明	浙江大学	国家自然科学基金面上项目	31872752	59.00
机械敏感性离子通道 Piezo 在正畸牙周组织疼痛感受及骨改建中的功能研究	康　婷	浙江大学	国家自然科学基金青年项目	81801011	21.00
hBD – 1 基因重组乳酸工程菌对炎症状态 GMSCs/BMSCs 功能的影响及机制研究	石　珏	浙江大学	国家自然科学基金青年项目	81801024	21.00
ECM 膜片介导 Ln332 – Integrin – FAK 信号轴在种植体牙龈生物学封闭形成中的作用及机制	王　莹	浙江大学	国家自然科学基金青年项目	81801026	21.00
FoxO1 转录因子介导巨噬细胞极化调控糖尿病小鼠种植体周血管化的机制研究	王　宇	浙江大学	国家自然科学基金青年项目	81800934	21.00
小分子磷酸酯单体诱导仿生矿化的机理研究	吴志芳	浙江大学	国家自然科学基金青年项目	81801028	21.00
基于纳米簇新型材料的生物学效应及其仿生装配复合组织的基础研究	谢志坚	浙江大学	国家重点研发计划子课题	2018YFC1105103	66.00
基于纳米簇新型材料的生物学效应及其仿生装配复合组织的基础研究	陈　卓	浙江大学	国家重点研发计划子课题	2018YFC1105103	66.00
炎症微环境对 NELL – 1 过表达牙囊干细胞成骨分化的影响及机制研究	陈学鹏	浙江大学	浙江省自然科学基金一般项目	LY18H140001	9.00

续表

项目名称	项目负责人	单位	基金或资助项目全称	批准号或编号	资助金额（万元）
抗菌单体合成及抗菌口腔粘接材料的构建	李晓军	浙江大学	浙江省自然科学基金一般项目	LY18C100001	9.00
全反式维甲酸（ATRA）拮抗骨形成蛋白（BMP）诱导成骨效应的信号转导分子机制的研究	孙　威	浙江大学	浙江省自然科学基金青年项目	LQ18H140003	8.00
Wnt/β - catenin 信号通路在 LMHF 振动促 BMSCs 在颞下颌关节 OA 大鼠体内归巢中的作用及机制研究	侯玮玮	浙江大学	浙江省自然科学基金青年项目	LQ18H140002	8.00
纳米材料对牙本质胶原纤维的原位仿生矿化的研究	徐婧秋	浙江大学	浙江省自然科学基金青年项目	LQ18H140001	8.00
益生菌对口腔微生态的调节及口腔益生菌制剂的开发	赵永旗	浙江大学	浙江省公益技术应用研究计划	GF18H140009	15.00
信号素家族 Sema4D 双向调节骨稳态治疗双膦酸盐相关性颌骨坏死的临床机制研究	李志勇	浙江大学	浙江省医药卫生科技计划平台项目	2018ZD008	5.00
FoxO1 转录因子介导巨噬细胞分型趋化调控高糖环境下内皮细胞血管化的分子机制研究	王　宇	浙江大学	浙江省医药卫生科技计划平台项目	2018RC012	3.00
神经营养因子受体 p75NTR 在外胚间充质干细胞成牙分化与矿化的信号通路及调控机制研究	聂　鑫	温州医科大学	国家自然科学基金面上项目	31870971	59.00
MOF@ ZrNT 释药体系促进骨质疏松条件下氧化锆种植体骨结合	刘劲松	温州医科大学	国家自然科学基金面上项目	81870810	61.00
光敏凝胶/微纳米钙磷缓释抗炎、促矿化 NGR1 的新型盖髓材料构建及作用机制研究	潘乙怀	温州医科大学	国家自然科学基金面上项目	81870757	59.00
Drp1 介导的线粒体功能障碍及 NLRP3 炎症小体活化在牙周炎中的作用及调控机制研究	黄盛斌	温州医科大学	国家自然科学基金面上项目	81870777	57.00
净尺寸仿生釉质结构牙科陶瓷的快速成型及其性能研究	麻健丰	温州医科大学	国家自然科学基金面上项目	81870813	59.00
一种仿病毒结构的无机纳米基因转运系统在干细胞三维组织工程中的应用研究	叶青松	温州医科大学	国家自然科学基金面上项目	81871503	57.00
GelMA/nHA 复合水凝胶支架的构建及其促进牙周再生的研究	任曼曼	温州医科大学	浙江省公益技术应用研究项目	LGF19H140005	10.00

续表

项目名称	项目负责人	单位	基金或资助项目全称	批准号或编号	资助金额（万元）
多产精氨酸变异链球菌用于龋病生态防治的基础研究	章可可	温州医科大学	浙江省公益技术应用研究项目	LGF19H140004	10.00
羟基酪醇对糖尿病性骨质疏松的治疗作用及机制研究	毛亦欣	温州医科大学	浙江省公益技术应用研究项目	LGF19H140003	10.00
口腔健康促进对脑卒中肺炎并发症作用的研究	戴若曦	安徽医科大学	安徽省自然科学基金青年项目	1808085QH247	10.00
直流电场辅助仿生诱导牙齿微结构再生的临床转化研究	李全利	安徽医科大学	安徽省重点研究与开发计划项目	1804h08020232	30.00
Tet-on 调控下的 ETV2 基因修饰 DPSCs 定向血管内皮细胞分化的研究	徐建光	安徽医科大学	安徽高校自然科学研究项目重点项目	KJ2018A0199	6.00
CXCL12 基因修饰 hPDLCs 复合 Pluronic F-127 凝胶促进标准骨缺损再生及其机制	张　雷	安徽医科大学	安徽高校自然科学研究项目重点项目	KJ2018A0203	6.00
构建新型纳米复合材料并评价其在龋齿预防和浅龋自修复中的效果	陈佳龙	安徽医科大学	安徽省高校优秀青年人才支持计划项目	gxyq2018007	6.00
骨质疏松状态下巨噬细胞对 CEMP1 基因修饰 BMSCs 异体移植实现牙周组织再生的作用及机制研究	骆　凯	福建医科大学	国家自然科学基金面上项目	81870766	57.00
数字化成型的金属修复体表面性状及其戴用时长对生物学效应影响的研究	程　辉	福建医科大学	国家自然科学基金面上项目	81870794	25.00
FAT 非典型钙黏素的遗传学及表观遗传学失活在舌癌发生发展中的作用及分子机制研究	郑大利	福建医科大学	国家自然科学基金面上项目	81872186	25.00
WNT 信号通路分子在舌癌个体化治疗中的作用	卢友光	福建医科大学	福建省科技厅科技创新联合资金项目	2017Y9096	100.00
基于深度学习医学影像数据的牙齿龋损分析、诊断与应用	于　皓	福建医科大学	福建省科技厅引导性项目	2018Y0029	15.00
MMP1、MMP7 对舌癌增殖、侵袭与转移作用机制的研究	苏柏华	福建医科大学	福建省自然科学基金面上项目	2018J01816	7.00
miR-224 对人牙髓干细胞表型转化的影响及调控机制	吕红兵	福建医科大学	福建自然科学基金面上项目	2018J01817	8.00
基于循证医学的种植体周围炎管理模型的构建研究	鄢明东	福建医科大学	福建自然科学基金面上项目	2018J01818	8.00
上颌窦内骨再生的分子机制及其表观遗传学调控研究	吴　东	福建医科大学	福建省自然科学基金面上项目	2018J01819	8.00

续表

项目名称	项目负责人	单位	基金或资助项目全称	批准号或编号	资助金额（万元）
通用型底涂剂对陶瓷托槽与氧化锆黏结强度的耐久性研究	钟萍萍	福建医科大学	福建省自然科学基金面上项目	2018J01820	8.00
氧化锆陶瓷与自粘接树脂水门汀粘接影响因素及机制研究	张长源	福建医科大学	福建省自然科学基金面上项目	2018J01821	8.00
正畸牙周组织改建中 HMGB1 调控牙周膜干细胞的分子机制	许濰于	福建医科大学	福建省自然科学基金面上项目	2018J01822	8.00
自身生长因子 CGF 和根尖乳头干细胞促进牙周再生作用的体内外研究	林敏魁	福建医科大学	福建省自然科学基金面上项目	2018J01823	8.00
树脂基陶瓷材料的机械强度及黏结强度的耐久性研究	林　捷	福建医科大学	福建省科技厅科技创新联合资金项目	2017Y9095	15.00
载 EPO 壳聚糖温敏水凝胶在牙槽骨再生中的应用研究	赵　亮	厦门医学院附属口腔医院	福建省卫生计生项目	2018－2－74	3.00
黄藤素对三叉神经节 P2X7 受体介导的三叉神经痛的作用研究	熊　伟	南昌大学	国家自然科学基金	81860199	35.00
环状 RNA－1971 作为竞争性内源 RNA 结合 miR－103a－3p 影响口腔鳞癌发生发展的机制研究	廖　岚	南昌大学	江西省科技厅重点项目	20181ACB20022	50.00
纳米银离子涂层改性口腔综合治疗台水路的研制及抑菌性能的实验研究	占莉琳	南昌大学	江西省科技厅应用研究培育计划	20181BBG78014	6.00
聚碘树脂与含氯消毒剂对口腔综合治疗台水路系统消毒效果的对比研究	占莉琳	南昌大学	江西省卫生健康委科技计划	20191069	0.40
黄藤素对三叉神经节中脑源性神经生长因子介导的三叉神经痛的作用研究	熊　伟	南昌大学	江西省卫生健康委科技计划	20191070	0.40
ETA 咬合诱导技术矫治替牙期错殆的临床研究	姜莉萍	南昌大学	江西省卫生健康委科技计划	20191071	0.40
口腔扁平苔藓患者外周血 CD4＋T 细胞中环状 RNA 表达谱的初步研究	黄　臻	南昌大学	江西省卫生健康委科技计划	20191072	0.40
百人远航工程项目	郑治国	南昌大学	江西省科协项目	序号 29	5.50
金属氧化物颗粒通过自噬途径产生的细胞毒性作用机制相关研究	孙圣军	山东大学	山东大学青年学者未来计划资助	2018WLJH79	50.00

续表

项目名称	项目负责人	单位	基金或资助项目全称	批准号或编号	资助金额（万元）
聚乳酸/羟基磷灰石/银复合纳米结构对干细胞命运的调控及其在口腔组织工程中的应用	葛少华	山东大学	山东大学交叉学科项目	2018JC005	25.00
功能梯度化口腔种植体的增材制造方法研究	蓝　菁	山东大学	山东省重大基础研究项目	ZR2018ZB0105	80.00
羟基磷灰石纳米带/聚乳酸复合膜的研发及其引导牙周/骨组织再生的研究	葛少华	山东大学	山东省重点研发计划	2018GSF118065	15.00
“迷你型塑造”骨形成在骨修复中的应用研究	李敏启	山东大学	山东省重点研发计划	2018GSF118134	10.00
SDMSCs 介导的巨噬细胞 M1/M2 极化对颞下颌关节骨关 节炎的免疫调控机制	陈　磊	山东大学	山东省重点研发计划	2018GSF118196	10.00
安氏Ⅲ类上颌发育不足儿童 OSAHS 患者扩弓前牵矫治后上气道功能变化的流固耦合评价	刘东旭	山东大学	山东省重点研发计划	2018GSF118199	10.00
牙周病菌群中致病风险微生物的分析与检测方法开发	冯　强	山东大学	山东省重点研发计划	2018GSF118231	10.00
不同错颌畸形患者上气道(病理)生理及其正畸干预机制的差异性研究	郭　泾	山东大学	山东省重点研发计划	2018GSF118240	10.00
Brd4 调控的自噬、线粒体自噬在口腔鳞癌抗肿瘤免疫效应的作用及其机制	张风河	山东大学	山东省自然基金面上项目	ZR2018MH023	15.00
MMP 响应的纳米载药体系用于治疗颞下颌骨关节炎的研究	马　川	山东大学	山东省自然科学基金培养基金	ZR2018PH022	4.00
肿瘤靶向微环境响应的肽核酸多肽自组装载体在口腔鳞癌治疗中的作用及其机制研究	李　青	山东大学	山东省自然科学基金博士基金	ZR2018BH024	7.00
基于靶向抑制 Sox2 增强舌鳞癌化疗敏感性的分子作用机制研究	刘兴光	山东大学	山东省自然科学基金培养基金	ZR2018PH022	4.00
Hippo - YAP 与 TGF - β/Smad 信号通路对牙周膜干细胞增殖及成骨分化的交互作用及调控机制	文　勇	山东大学	山东省自然科学基金面上项目	ZR2018MH018	15.00
自噬在正畸应力微环境下牙周膜干细胞成骨分化及凋亡中的作用及机制研究	杨双艳	山东大学	国家自然科学基金项目	81800926	21.00
组蛋白乙酰转移酶 Mof 通过调控‘Treg - Th17 向偏移’影响慢性牙周炎的机制研究	刘红蕊	山东大学	国家自然科学基金项目	81800982	21.00

续表

项目名称	项目负责人	单位	基金或资助项目全称	批准号或编号	资助金额（万元）
UCNPs－PDT 精准引发的 ROS 响应纳米载药体系在口腔鳞癌治疗中的作用及机制研究	李　青	山东大学	国家自然科学基金项目	81802709	21.00
负载 SDF－1 的羟基磷灰石纳米带/聚乳酸“双面神”复合膜促进牙周再生的研究	葛少华	山东大学	国家自然科学基金项目	81873716	57.00
智能钛核酸自组装载体在口腔鳞癌治疗中的作用及其机制研究	李　青	山东大学	中国博士后基金创新计划	－	40.00
利用干细胞诱导分化和 3D 打印构建含附件的功能型皮肤与神经用于战创伤修复的创新理论与关键技术研究——3D 打印构建含附件功能皮肤	黄　沙 吴训伟	山东大学	中央军委后勤保障部	AWS17J005	130.00
国防科技创新特区课题	冯　强	山东大学	国防科技创新特区课题	－	150.00
细胞质膜钙泵（PMCA1）与钙网蛋白（CRT）正反馈调控介导持续功能矫形 力诱发成肌细胞凋亡的机制研究	袁　晓	青岛大学	国家自然科学基金面上项目	31870929	59.00
EDTMP 修饰柔性纳米脂质体载野黄芩苷缓释系统的构建及其靶向促成骨作用的研究	滕敏华	青岛大学	国家自然科学青年基金	81800940	21.00
牙龈间充质干细胞外泌体调控巨噬细胞极化状态治疗牙周炎的机制研究	徐全臣	青岛大学	山东省重点研发项目	2018GSF118150	10.00
生物惰性 PEGDA 表面电荷通过 Fn 纤维构象变化影响材料成骨活性的研究	谈　飞	青岛大学	山东省自然科学基金	ZR2018BH015	10.00
重度早期婴幼儿龋与母亲妊娠期贫血及婴幼儿期贫血的相关性	马　雷	青岛大学	山东省科技厅项目	2018GSF118167	10.00
导师组协同制在口腔专业学位研究生与住院医师规培并轨教育过程管理和评价考核中的应用	孙慧斌	青岛大学	全国医学专业学位研究生教育指导委员会	B1－YX2018 0302－03	0.80
circRNA/miR－21 调控涎腺腺样囊性癌侵袭转移的机制研究	姜春苗	青岛大学	中国博士后基金	2018M642620	5.00
PMCA1 与 CRT 正反馈调控介导张应力刺激下的成肌细胞凋亡	任大鹏	青岛大学	中国博士后基金	2018M642621	5.00

续表

项目名称	项目负责人	单位	基金或资助项目全称	批准号或编号	资助金额（万元）
釉质发育过程中 Odaph（牙齿发生相关磷蛋白）生物学功能的研究	高玉光	滨州医学院	国家自然科学基金	81870738	53.00
氧化锆基纳米羟基磷灰石梯度功能材料的设计、制备及其性能评价	王青山	滨州医学院	山东省自然科学基金	ZR2018LH010	5.00
HIF－1α 基因修饰牙髓干细胞修复标准骨缺损的初步研究	付洪海	滨州医学院	山东省自然科学基金	ZR2018PH023	5.00
HPV16 紊乱肿瘤相关炎症微环境与口腔鳞癌的初步研究	马向瑞	滨州医学院	山东省自然科学基金	ZR2018BH026	7.00
纳米羟基磷灰石/胶原/聚乳酸乳牙根管桩的研制	高　黎	郑州大学	河南省科技厅自然科学基金	182300410375	10.00
牙本质基质诱导非牙源性间充质干细胞成牙分化及相关机制的研究	李　锐	郑州大学	河南省科技厅自然科学基金	182300410340	10.00
HDAC6 抑制剂在晚期口腔鳞癌免疫炎症网络 Toll 样受体中的功能研究	乔　彬	郑州大学	河南省科技厅自然科学基金	182300410319	10.00
负热膨胀材料制备可控膨胀系数牙科氧化锆陶瓷的设计及饰－核瓷界面匹配机制的研究	程　涛	郑州大学	河南省科技厅科技攻关项目	182102310015	10.00
负热膨胀材料制备可控膨胀系数牙科氧化锆陶瓷的设计及饰－核瓷界面匹配机制的研究	赵红宇	郑州大学	河南省高等学校重点科研项目	18A310036	3.00
慢性牙周炎致病菌的宏基因组学研究	张彦喜	郑州大学	河南省高等学校重点科研项目	18A310037	3.00
PAMPs 和 DAMPs 分别在乳牙尖周炎和乳牙挫入伤影响继承恒牙发育中的作用及机制探讨	潘文婷	郑州大学	河南省高等学校重点科研项目	18A320037	3.00
2－AI/T 对变形链球菌胞外多糖的作用研究	王　桃	郑州大学	河南省高等学校重点科研项目	18A320048	3.00
不同抛光工具对 e. max CAD 玻璃陶瓷抛光效果和机械性能的影响	邱晓霞	郑州大学	河南省高等学校重点科研项目	18A320055	3.00
遗传性牙本质发育不良Ⅰ型中 Vps4b 基因对 Osterix 表达的研究	陈　栋	郑州大学	河南省卫计委省部共建项目	SBGJ2018038	10.00
成人牙髓再生的临床及相关基础研究	王　静	郑州大学	河南省卫生计生科技英才海外研修工程项目	2018040	7.40

续表

项目名称	项目负责人	单位	基金或资助项目全称	批准号或编号	资助金额（万元）
ATF3 调控口腔鳞癌炎性微环境阻止癌细胞转移	乔　彬	郑州大学	河南省卫生计生科技英才海外研修工程项目	2018043	7.40
非平衡等离子体对种植体周围炎影响的实验研究	杜田丰	郑州大学	河南省卫生计生科技英才海外研修工程项目	2018045	7.40
全科口腔综合治疗理念与临床实践	张媛媛	郑州大学	河南省卫生计生科技英才海外研修工程项目	2018018	7.40
防龋 DNA 疫苗在高 IL－17 环境下的免疫效果和机制研究	潘文婷	郑州大学	河南省卫生计生科技英才海外研修工程项目	2018023	7.40
口腔白斑恶性转化相关环状 RNA 组群的诊断预后及其作用机制研究	孙　强	郑州大学	河南省卫生计生科技英才海外研修工程项目	2018048	3.90
有机质/水复合体扩散通道在辐射釉质龋形成中作用机制研究	冯晓伟	郑州大学	河南省卫健委合共建项目	－	20.00
Gli1 对慢性牙周炎成纤维细胞的作用机制和影响	程志芬	郑州大学	河南省卫健委联合共建项目	－	10.00
钟基因在颅颌面生长发育及再生修复中的作用	陈莉莉	华中科技大学	中组部“万人计划”科技领军人才	2018KFYRCPT002	80.00
颅颌面发育畸形人群的生物节律变化特征及早期防治策略	陈莉莉	华中科技大学	湖北省卫生健康委员会项目	WJ2019C001	30.00
基于 D－构型生物活性肽的牙体靶向抗菌涂层的构建及其龋病防治效能评价	马净植	华中科技大学	国家自然科学基金面上项目	81873714	53.00
口腔鳞癌生物时辰精准化治疗的基础与转化研究	唐清明	华中科技大学	中国科协青年托举人才项目	2018QNRC001	45.00
MAL1 介导牙龈卟啉单胞菌促动脉粥样硬化作用的机理研究	唐清明	华中科技大学	国家自然科学基金青年项目	81800986	22.00
TGF－β1/miR－29b 信号轴通过内皮微粒调控静脉畸形非稳态血管形成的研究	朱均一	华中科技大学	国家自然科学基金青年项目	81803113	21.00
HnRNP A1 选择性剪切 CDK2 以促进口腔癌生长及其机制研究	余　程	华中科技大学	国家自然科学基金青年项目	81802710	21.00
辛伐他汀经 AMPK 激活 ILC2s 免疫调节治疗牙周炎的实验研究	秦　旭	华中科技大学	国家自然科学基金	81800981	21.00

续表

项目名称	项目负责人	单位	基金或资助项目全称	批准号或编号	资助金额（万元）
生物钟核心基因 Bmal1 通过调控 IGF－1 影响牙周炎发生发展的机制研究	于然	华中科技大学	国家自然科学基金青年项目	81800984	20.00
基于内皮微粒的新型多功能纳米载体靶向递送 Survivin siRNA 治疗口腔鳞癌的研究	朱钧一	华中科技大学	湖北省自然科学青年基金	2018CFB201	5.00
CL316243 通过靶向调控PRDM16－UCP1 缓解肥胖对口腔健康的危害	胡丽	华中科技大学	湖北省自然科学基金面上项目	2018CFB558	5.00
不同胚层来源的骨髓间充质干细胞分泌的外泌体在颌骨大面积缺损修复中的作用及机制研究	胡丽	华中科技大学	湖北省卫健委青年人才项目	WJ2019Q036	4.00
生物钟核心基因 Bmal1 调控下颌骨软骨内成骨的机制性研究	刘加荣	华中科技大学	湖北省卫健委面上项目	WJ2019M157	2.00
基于 Axin 介导的 TGFβ 和 Wnt 信号通路串话探讨 OSF 癌变及中药干预机制	谭劲	湖南中医药大学	国家自然科学基金面上项目	81874496	59.00
DEC1 在 OSF 中调控 FAK 激活 PI3K/Akt 促进成纤维细胞活化增殖的机制研究	苏彤	中南大学	国家自然科学基金项目	81873717	57.00
麻风杆菌及 NOD2 通过铁调素致麻风患者牙槽骨吸收机制研究	冯云枝	中南大学	国家自然科学基金项目	81773339	50.00
LncRNA LINC00472 通过调节细胞自噬和凋亡抑制鼻咽癌细胞增殖的机制研究	龚朝建	中南大学	国家自然科学基金项目	81772901	50.00
TINCR 通过与 miR－31 和 C/EBP－α 相互作用调控脂肪基质干细胞成脂分化的机制研究	陈林	中南大学	国家自然科学基金项目	81500832	21.60
脂肪组织外泌体调控 Hippo－YAP 通路促进皮肤创面缺损修复机制研究	李昆	中南大学	国家自然科学基金项目	81800952	21.00
一个新的环状 RNA 分子 circRNF13 在舌鳞癌细胞耐药中的作用机制研究	张姗姗	中南大学	国家自然科学基金项目	81803025	21.00
液相飞秒激光烧蚀法构建氧化锆功能化表面及其性能和机理研究	周红波	中南大学	国家自然科学基金项目	81801035	20.00

续表

项目名称	项目负责人	单位	基金或资助项目全称	批准号或编号	资助金额（万元）
TRP/Pannexin1 通路介导机械刺激相关性牙本质敏感的机制研究	李　蓉	中南大学	国家自然科学基金项目	81700999	20.00
尿源干细胞外泌体借助适配体靶向 BMSCs 促进成骨的作用功效与分子机制	陈春媛 肖立伟	中南大学	国家自然科学基金项目	81702237	20.00
NOTCH1 与 STST3 互为 ceRNA 调控口腔鳞癌肿瘤干细胞的机制研究	赵志立	中南大学	国家自然科学基金项目	81702709	19.00
3D 打印个性化钽合金牙种植体临床前评价	黄俊辉	中南大学	湖南省科技厅项目	2018SK2014	30.00
基质血管成分联合 PRF 辅助自体脂肪移植的动物实验研究	黄谢山	中南大学	海南省自然科学基金面上项目	818MS138	10.00
基于深度学习的目标钛板形态的数字化模型设计及机器人系统的临床应用	梁　烨	中南大学	湖南省科技厅计划项目	2017SK2161	8.00
探讨 TGF－β1/NF－κB 通路在口腔黏膜下纤维化发生发展中的作用	刘斌杰	中南大学	湖南省自然科学基金	2018JJ2557	5.00
纯钛种植体表面微纳米结构调控 α－SMA/YAP/TAZ 反馈环路促进 BMSCs 成骨分化的作用和机制研究	左　军	中南大学	湖南省自然科学基金	2018JJ2546	5.00
谷氨酸消旋酶抑制剂 L－丝氨酸－O－硫酸酯的防龋作用及机制研究	张剑英	中南大学	湖南省自然科学基金	2018JJ3706	5.00
Tc－1 在脂肪移植中调节脂肪干细胞成脂向分化的作用机制	李　昆	中南大学	湖南省自然科学基金	2018JJ3712	5.00
腺苷对免疫介导的牙源性干细胞再生与修复的影响及机制研究	燕　飞	中南大学	湖南省自然科学基金	2018JJ3708	5.00
DKK1 的表达及甲基化与口腔黏膜下纤维性变发病及癌变的相关关系研究	许春姣	中南大学	湖南省自然科学基金	2018JJ2625	5.00
新型钽/类金刚石/微纳米复合涂层植入体的构建及骨整合、抗菌效应研究	康　懿	中南大学	湖南省自然科学基金	2018JJ3778	5.00
AMPK/FoxO3A 信号通路在 Adiponectin 调控高糖环境下骨细胞凋亡的机制研究	姚倩倩	中南大学	湖南省自然科学基金	2017JJ3418	5.00

续表

项目名称	项目负责人	单位	基金或资助项目全称	批准号或编号	资助金额（万元）
Notch1 信号通路在舌癌免疫抑制中的作用与机制研究	赵志立	中南大学	湖南省科技厅项目	2017JJ3458	5.00
高性能材料研究及应用合作专项	冯云枝	中南大学	湖南省教育厅项目	2017WK2041	50.00
健康口腔，微笑少年—走进东方	柳志文	中南大学	湖南省财政厅项目	湘财教指［2017］37 号	6.00
常山酮对口腔黏膜下纤维性变的抑制作用及其分子机制研究	高义军	中南大学	湖南省财政厅项目	湘财教指［2017］37 号	5.00
miR－145 靶向 C－Myc 在促发口腔白斑上皮异常增殖中的作用及机制	潘　灏	中南大学	湖南省卫健委项目	20190921	3.00
微酸性电解水用于印模制取消毒效果的评价	罗　姜	中南大学	湖南省卫健委项目	B2019103	1.20
微酸性电解水应用于中老年人印模制取的临床效果评价	罗　姜	中南大学	湖南省卫健委项目	B2018－07	0.80
表面麻醉剂在中老年口腔局部麻醉中的应用研究	陈章群	中南大学	湖南省卫健委项目	B2018－08	0.80
牙髓干细胞复合激光 3D 打印改良镁合金支架修复颌骨骨质缺损	闵安杰	中南大学	湖南省卫健委项目	B20180054	1.20
基于 ME2 介导的褪黑素促进细胞有氧代谢调控 DPCs 成牙本质向分化的分子机制	黄　芳	中山大学	国家自然科学基金面上项目	81870737	57.00
LPS 刺激牙髓干细胞来源的外泌体 miRNAs 介导根尖周炎免疫调节和骨吸收的作用研究	龚启梅	中山大学	国家自然科学基金面上项目	81870750	58.00
组蛋白乙酰化修饰调控 miR－1181－SOX2 轴在口腔白斑病发生发展中的作用及机制研究	夏　娟	中山大学	国家自然科学基金面上项目	81870769	57.00
牙龈卟啉单胞菌脂多糖通过 JMJD3－STAT3 调控 Th17 细胞分化的机制研究	赵川江	中山大学	国家自然科学基金面上项目	81870770	57.00
巨噬细胞－间充质干细胞外泌体信息交流紊乱：绝经女性牙周炎骨缺损加重的新机制	谭家莉	中山大学	国家自然科学基金面上项目	81873710	57.00
COL11A1 基因突变引起先天缺牙的分子机制及运用 CRISPR/Cas9 技术进行基因修复的实验研究	余东升	中山大学	国家自然科学基金面上项目	81873711	57.00

续表

项目名称	项目负责人	单位	基金或资助项目全称	批准号或编号	资助金额（万元）
QCMC 牙本质纤维外脱矿的疏水性粘接体系构建及机制研究	古丽莎	中山大学	国家自然科学基金面上项目	81873712	57.00
牙髓干细胞外泌体 miR－221 调控巨噬细胞极化促进骨组织修复的机制研究	林正梅	中山大学	国家自然科学基金面上项目	81873713	57.00
m6A 去甲基转移酶 FTO 调控自噬活化信号介导口腔鳞癌恶性进展的分子机制	侯劲松	中山大学	国家自然科学基金面上项目	81874128	57.00
基于链霉菌 I－E 型 CRISPR－Cas 系统的新型基因编辑工具的开发与应用	邱　益	中山大学	国家自然科学基金青年项目	31800006	24.00
CH6－aptamer/ADK－siRNA 联合修饰 pDA/PCL/nBG 靶向诱导成骨机制的研究	李　翔	中山大学	国家自然科学基金青年项目	81800941	21.00
STAT3 激活 Oct－4/Sox2 调控共培养体系中牙髓细胞多能性的功能和机制研究	彭正军	中山大学	国家自然科学基金青年项目	81800954	21.00
LncRNA FTX 介导 OCT4 调控损伤微环境下牙髓干细胞多能性的机制研究	洪　弘	中山大学	国家自然科学基金青年项目	81800956	21.00
变异链球菌耐氟菌的耐氟调控机制及其对不同龋易感人群的致龋作用研究	蔡艳玲	中山大学	国家自然科学基金青年项目	81800960	21.00
Foxq1 通过调控牙乳头细胞极性分化影响牙本质发育的机制研究	项露赛	中山大学	国家自然科学基金青年项目	81800961	21.00
CCL18 调控上皮代谢重编程促进白斑组织“酸化”的机制研究	王　娟	中山大学	国家自然科学基金青年项目	81800969	20.00
TLR4 介导高糖调节 OLP 上皮细胞炎症状态的作用及机制研究	曾　琪	中山大学	国家自然科学基金青年项目	81800977	20.00
HDAC 表观遗传修饰 NKILA 在 IL－1β 抑制颞下颌关节滑膜间充质干细胞成软骨分化中的调控机制	孙养鹏	中山大学	国家自然科学基金青年项目	81800996	21.00
细菌间相互作用在种植体周围炎发病机制中作用的研究	于晓琳	中山大学	国家自然科学基金青年项目	81801012	21.00
3D 打印钛金属骨小梁多孔的内部双活性层构建及其骨结合的研究	陈建宇	中山大学	国家自然科学基金青年项目	81801030	21.00

续表

项目名称	项目负责人	单位	基金或资助项目全称	批准号或编号	资助金额（万元）
STAU1/TP63 信号轴介导 TINCR 调控舌鳞癌 tumor budding 细胞干性维持	庄泽航	中山大学	国家自然科学基金青年项目	81802704	21.00
CH6/ADK/Ce6 光响应生物能量支架靶向诱导成骨机制研究	李　翔	中山大学	人社部中国博士后科学基金	2018M643350	5.00
RNA 去甲基化酶 FTO 通过 Notch 通路调控腭裂形成分子机制	张亚东	中山大学	人社部中国博士后科学基金	2018M643351	5.00
LncRNA DANCR 抑制 DDX5 调控牙髓细胞损伤修复的机制研究	陈玲玲	中山大学	人社部中国博士后科学基金	2018M633252	5.00
纳米纤维空间约束调控 hMSCs 多向分化及 YAP 信号通路研究	林　韩	中山大学	人社部中国博士后科学基金	2018M633253	5.00
链霉菌中 I－E 型 CRISPR－Cas 系统在基因编辑中的应用	邱　益	中山大学	人社部中国博士后科学基金	2018M631020	8.00
AKAP8 调控 AID 介导类别转换重组的机制研究	王　旭	中山大学	人社部中国博士后科学基金	2018M631023	8.00
基于 MRI 的计算机深度学习预测舌癌药物治疗疗效的研究	崔敏毅	中山大学	广东省自然科学基金自由申请项目	2018A0303130130	10.00
Aptamer/BFP－1 功能化修饰的 PCL/nBG 促进 BMSCs 成骨分化及骨再生机制研究	李　翔	中山大学	广东省自然科学基金自由申请项目	2018A0303130347	10.00
长非编码 RNA ZBED3－AS1 作为 ceRNA 抑制 miR－29a 促进 SFMSC 成软骨分化的机制	苏　凯	中山大学	广东省自然科学基金自由申请项目	2018A030313726	10.00
黄芩与活性成分白杨素通过 Beclin 1/Bcl－2 调控头颈鳞癌细胞自噬、凋亡及其交互作用的实验研究	王剑宁	中山大学	广东省自然科学基金自由申请项目	2018A030313704	10.00
基于“骨免疫微环境智能调控”的个性化仿缺氧型颌骨支架材料的研发及机制研究	陈泽涛	中山大学	广东省自然科学基金杰出青年项目	2018B030306030	100.00
CMC 诱导仿生矿化胶原支架复合载药介孔硅促进骨再生的研究	麦　穗	中山大学	广东省自然科学基金	2018B030311040	50.00
前破骨细胞来源外泌体 miR－21－5p 调控内皮祖细胞 PDGFR－β 表达的机制	郑广森	中山大学	广东省自然科学基金自由申请项目	2018A030313471	10.00

续表

项目名称	项目负责人	单位	基金或资助项目全称	批准号或编号	资助金额（万元）
转录因子 Foxq1 调控牙胚间充质细胞成牙向分化的作用及其机制研究	项露赛	中山大学	广东省自然科学基金自由申请项目	2018A030313098	10.00
ABC 转运蛋白在牙龈卟啉单胞菌与齿垢密螺旋体协同致病过程中的作用研究	高　雳	中山大学	广东省自然科学基金自由申请项目	2018A030313674	10.00
基于壳聚糖纤维外脱矿牙本质疏水性粘接模型的构建及机制研究	古丽莎	中山大学	广东省自然科学基金自由申请项目	2018A030313409	10.00
神经肽 Y 对软骨细胞功能和分化的调控及机制研究	马媛媛	中山大学	广东省自然科学基金自由申请项目	2018A030313153	10.00
RNA 聚合酶 II 的转录暂停与延伸促进 AID 介导抗体多样性的机制	孙建波	中山大学	广东省自然科学基金自由申请项目	2018A030313563	10.00
HDAC 家族在 IL1β 抑制颞下颌关节滑膜干细胞成软骨分化中的调控机制	孙养鹏	中山大学	广东省自然科学基金博士启动项目	2018A030310329	10.00
LncRNA FTX 介导 OCT4A 转录调控人牙髓干细胞增殖与分化的机制研究	洪　弘	中山大学	广东省自然科学博士启动纵向协同项目	2018A030310330	10.00
mTOR 信号通路通过乙酰化修饰介导 ATG5 依赖性自噬调控唾液腺腺样囊性癌细胞化疗敏感性的作用机制	欧阳黛峤	中山大学	广东省自然科学博士启动纵向协同项目	2018A030310332	10.00
同源盒基因 Lhx8 启动子异常甲基化在腭裂发生中的作用及其机制研究	王伟财	中山大学	广东省自然科学基金博士启动项目	2018A030310278	10.00
链霉菌中活跃的 I-E 型 CRISPR-Cas 系统在基因组编辑中的应用	邱　益	中山大学	广东省自然科学基金博士启动项目	2018A030310279	10.00
黄芩及其活性成分白杨素调控头颈鳞癌细胞自噬的实验研究	王剑宁	中山大学	广东省中医药局项目面上项目	20181065	1.00
口腔门诊小手术的疼痛控制方案研究	林　格	中山大学	广东省医学科研基金项目	C2018064	2.00
含 S2 玻璃纤维与 IMQ-16 单体的高强度抗菌复合树脂的性能优化与应用研究	黄绮婷	中山大学	广东省医学科研基金青年项目	A2018118	1.00
口腔颌面部肌功能对开合发生与矫治影响的研究	谢永健	中山大学	广东省医学科研基金面上项目	A2018418	0.50

续表

项目名称	项目负责人	单位	基金或资助项目全称	批准号或编号	资助金额（万元）
HDAC 家族在 IL1β 抑制颞下颌关节滑膜干细胞成软骨分化中的调控机制	孙养鹏	中山大学	广东省医学科研基金青年项目	A2018385	0.50
口颌肌功能影响下颌前突患者正颌术后稳定性的临床研究	冯志才	中山大学	广东省医学科研基金面上项目	A2018422	0.50
柚皮苷纳米缓释颗粒局部应用促骨质疏松症种植体骨结合的作用机制研究	李泽键	暨南大学	国家自然科学基金青年项目	81804153	21.00
Anti - miRNA214 纳米修饰成骨相关细胞的 3D 打印在种植骨结合中的应用研究	刘湘宁	暨南大学	广东省科学技术厅	2018A030313614	10.00
Ca2 +/Erk 通路介导的炎症反应调控纳米氧化锌致味觉障碍的相关机制研究	邵龙泉	南方医科大学	国家自然科学基金面上项目	81870786	53.00
唾液蛋白和口腔菌群对复合弓丝抗腐蚀性能影响的研究	张　超	南方医科大学	国家自然科学基金青年项目	81801007	21.00
瞬时受体电位通道 M7 对人牙髓干细胞成牙本质向分化的作用及其分子机制研究	徐帅妹	南方医科大学	国家自然科学基金青年项目	81800957	21.00
纯钛表面自由能的调控引导 Fn 功能构象激活 Rho 家族 GTPases 激酶通路促进成骨细胞黏附的机制研究	李少冰	南方医科大学	国家自然科学基金青年项目	81801008	21.00
IL - 7 协同 CD4 + T 细胞对正畸牙槽骨改建作用的机理研究	刘楚峰	南方医科大学	广东省自然科学基金	2018A0303130261	10.00
细胞膜片技术构建新型 3D 组织工程化口腔黏膜的实验研究	张兆强	南方医科大学	广东省自然科学基金	2018A030313759	10.00
基于紫外辐照下元素化合态结合能对纯钛表面再活化成骨机制研究	高　岩	南方医科大学	广东省自然科学基金博士启动项目	2018A030310439	10.00
复合弓丝在唾液有机成分中的抗腐蚀性能研究	张　超	南方医科大学	广东省自然科学基金博士启动项目	2018A030310442	10.00
不同表面活性种植体在高原低氧环境下骨结合的时效差异性研究	容明灯	南方医科大学	广东省科技厅科技援藏项目	2018KJYZ014	5.00
基于 CBCT 的维吾尔族人群上颌窦解剖结构形态的影像学分析研究	李少冰	南方医科大学	广东省科技厅科技援疆项目	粤科规财字[2018]145 号	3.00
改良式骨劈开术对颌骨厚度及其附着龈宽度的影响	郭泽鸿	南方医科大学	广东省科技厅项目	2017B020247009	3.00

续表

项目名称	项目负责人	单位	基金或资助项目全称	批准号或编号	资助金额（万元）
口腔门诊舒适化治疗在牙科恐惧症患者的临床应用研究	任　飞	南方医科大学	广东省医学科研基金指令性课题	C2018076	2.00
PHF8 对炎性环境下牙周膜干细胞成骨/成牙骨质分化的影响及作用机制研究	韩倩倩	南方医科大学	广东省医学科研基金	A2018066	1.00
量子点探针携带 Hpa 抑制剂阻断口腔原位癌突破基底膜的肿瘤微环境改变的研究	陈　军	南方医科大学	广东省医学科研基金	A2018444	0.50
表面修饰增加纳米羟基磷灰石珊瑚骨成骨效果的实验研究	赖春花	南方医科大学	广东省医学科研基金	A2018485	0.50
纳米羟基磷灰石的微结构在环保型牙膏中的功效研究	刘成霞	南方医科大学	广东省医学科研基金	A2018339	0.50
预血管化细胞膜片构建无支架口腔黏膜补片的实验研究	张兆强	南方医科大学	广东省医学科研基金	A2018358	0.50
氧化石墨烯-聚乙二醇-米诺环素载药系统对种植体周围炎致病菌的抑菌杀菌效能的研究	贾　芳	南方医科大学	广东省医学科研基金	A2018396	0.50
基于网络药理学策略的多靶点阵列式亲和色谱技术在线筛选群体感应抑制剂的研究	郭嘉亮	佛山科学技术学院	国家自然科学基金	81872832	57.00
EspB 通过介导 EsxA/B 的分泌影响结核分枝杆菌致病性的机制研究	张晓莉	佛山科学技术学院	国家自然科学基金	31800129	25.00
CXCL16 调控 DLBCL 微环境中单核/巨噬细胞表型、功能及机制研究	陈敏敏	佛山科学技术学院	国家自然科学基金	81801558	21.00
农杆菌蛋白 VirE2 在寄主细胞内定向转运的分子机制及其应用潜力研究	潘申权	佛山科学技术学院	国家自然科学基金	c010601	25.00
miR-181 和 miR-494 在小鼠心肌缺血再灌注损伤中的作用及分子调控机制的研究	刘大海	佛山科学技术学院	国家自然科学基金	kg38025	57.00
界面应力对纯钛 RAI 骨整合效能的影响和机制研究	李　鹏	佛山科学技术学院	广东省自然科学基金	2018A030313847	10.00
lncRNA 和 MicroRNA 调控胚胎内皮祖细胞 Notch、BMP、Wnt 信号通路参与牵张成骨血管发生的机制研究	周　诺	广西医科大学	国家自然科学基金面上项目	81870748	57.00

续表

项目名称	项目负责人	单位	基金或资助项目全称	批准号或编号	资助金额（万元）
弱酸性富钙磷离子环境下单核细胞来源外泌体的 miRNA 表达变化及其靶细胞效应研究	廖红兵	广西医科大学	国家自然科学基金地区基金	81860201	35.00
基于 NF - κB 信号通路探索青蒿琥酯对伴糖尿病牙周炎炎症反应及成骨调控的效应和机制研究	农晓琳	广西医科大学	国家自然科学基金地区基金	81860726	35.00
“口腔修复体 3D 打印临床应用示范”项目课题四“口腔修复体专用 3D 打印工艺与材料研究”	周　诺	广西医科大学	国家重点研发计划“增材制造与激光制造”专项子项目	2018YFB 1106900	20.91
HPV 和 EBV 协同诱导口腔鳞状细胞癌上皮 - 间质转化和转移的作用机制研究	李翠萍	广西医科大学	广西自然科学基金联合资助培育项目	2018GXNS FAA138003	10.00
Ihh/PTHrP 信号复合磷酸钙骨水泥缓释系统的生物学效应研究	廖红兵	广西医科大学	广西自然科学基金联合资助培育项目	2018GXNSFAA 138032	10.00
lncRNA TCONS_00000934 介导的 YAP1 - Hippo 信号在 DO 中调控骨新生的分子机理	郭　鹏	广西医科大学	广西自然科学基金面上项目	2018JJA140007	12.00
葛根素基于 SIRT1/FOXO1 通路对Ⅱ型糖尿病 β 细胞线粒体氧化应激损伤的作用及机制研究	梁　韬	广西医科大学	广西自然科学基金青年项目	2018JJB140012	9.00
MicroRNAs 靶向调控 Sox9 启动胶原水凝胶软骨诱导的机制研究	江献芳	广西医科大学	广西自然科学基金青年项目	2018JJB140296	10.00
SDF - 1/CXCR4 信号轴在牙髓再生中的作用及其机制的研究	陈文霞	广西医科大学	广西自然科学基金面上项目	2018JJA140880	12.00
两种生物陶瓷根管封闭剂的溶解度、抗菌性、生物相容性的比较研究	李贤玉	广西医科大学	广西自然科学基金面上项目	2018JJA140922	12.00
小鼠口腔癌早期播散细胞与原发灶肿瘤细胞的进化关系研究	曹　勇	广西医科大学	广西自然科学基金面上项目	2018JJA140733	12.00
BMP - 2/VEGF - A 双载体复合 PLAGA 对增龄性骨质疏松颌骨缺损 DO 骨愈合调控	郭　鹏	广西医科大学	广西教育厅项目	2018KY0101	3.00
microRNA - 206 在灼口综合征中的作用及调控机制研究	蒋兰岚	广西医科大学	广西教育厅项目	2018KY0106	3.00

续表

项目名称	项目负责人	单位	基金或资助项目全称	批准号或编号	资助金额（万元）
桑枝多糖通过 SIRT1/FOXO1 通路对Ⅱ型糖尿病 β 细胞损伤干预机制研究	梁 韬	广西医科大学	广西教育厅项目	2018KY0128	3.00
外泌体介导的 microRNAs 作为口腔癌耐药潜在标志物的研究	李翠萍	广西医科大学	广西教育厅项目	2018KY0129	3.00
保护性肺通气策略在口腔癌手术中应用的基础研究和临床研究	施小彤	广西医科大学	广西卫生健康委	S2018036	2.50
中性粒细胞 VEGF 及 MMP9 的表达对口腔癌细胞迁移的影响及其在液体活检中的临床意义	梁飞新	广西医科大学	广西卫生健康委	S2018067	2.50
不同剂量阿托伐他汀提高游离皮瓣移植术后存活率的研究	吴 训	广西医科大学	中华口腔医学会西部口腔医学临床科研基金资助项目	CSA－W2018－06	5.00
SIRT1 去乙酰化调控上皮间质转化进而促进口腔癌转移的机制研究	李 波	桂林医学院	广西教育厅项目	2018KY0406	2.00
基于冻干技术负载 BMP－2 改性聚醚醚酮表面促进骨整合的研究	陈 梅	桂林医学院	广西教育厅项目	2018KY0414	2.00
YAP/TAZ 复合体在下颌骨发育中的功能及作用机制	季 平	重庆医科大学	国家自然科学基金面上项目	31871464	59.00
SATB2 在炎症微环境下影响 BMP9 诱导根尖牙乳头干细胞成骨分化的作用研究	张红梅	重庆医科大学	国家自然科学基金面上项目	81870758	57.00
微结构拓扑变化调控下颌骨重建支架力学适配性的研究	王 超	重庆医科大学	国家自然科学基金面上项目	11872135	63.00
口腔白斑病衍进过程中 RNA 结合蛋白 DDX5 的调控效应研究	金 鑫	重庆医科大学	国家自然科学基金面上项目	81870775	57.00
YAP/PI3K 调控超负荷应力诱导的颞下颌关节软骨退变的机制研究	何 瑶	重庆医科大学	国家自然科学基金面上项目	31800786	23.00
基于 Wnt/β－catenin 信号通路探讨尿源性干细胞外泌体促进移动性牙根吸收修复的作用机制	周建萍	重庆医科大学	国家自然科学基金青年项目	31800818	25.00
线粒体去乙酰化酶 SIRT3 参与脂肪源性干细胞成骨分化调控的机制研究	李广悦	重庆医科大学	国家自然科学基金青年项目	81800938	21.00

续表

项目名称	项目负责人	单位	基金或资助项目全称	批准号或编号	资助金额（万元）
永生化牙髓干细胞外泌体基质诱导内源性细胞归巢实现牙髓再生的研究	窦　磊	重庆医科大学	国家自然科学基金青年项目	81800958	21.00
Let－7a－Fas/FasL 信号通路介导骨髓间充质干细胞膜片修复牙周缺损的研究	于　洋	重庆医科大学	国家自然科学基金青年项目	81800979	20.00
Smad6 精氨酸甲基化调控 LIPUS 诱导的 PDLSCs 外泌体对牙周再生作用机制研究	张莛蔚	重庆医科大学	国家自然科学基金青年项目	81800985	21.00
颞下颌骨关节炎中外泌体 miRNA 介导的滑膜对软骨功能调控的机制研究	许　杰	重庆医科大学	国家自然科学基金青年项目	81800999	21.00
可摘/固定义齿及颌面赝复体 3D 打印应用研究与临床示范	宋锦璘	重庆医科大学	科技部重大项目子课题	－	10.00
儿童口腔疾病智能化管理的云端智慧医疗平台研发及应用示范推广	宋锦璘	重庆医科大学	重庆市科委技术创新与应用示范项目	cstc2018jscx－mszdX0017	50.00
儿童阻塞性睡眠呼吸障碍（OSAS）伴错颌畸形多学科协作建立一体化序列治	邱靓星	重庆医科大学	重庆市科委技术创新与应用示范项目	cstc2018jscx－msybX0061	10.00
尿源性干细胞外泌体对移动性牙根吸收修复的影响以及相关机制研究	戴红卫	重庆医科大学	重庆市科委基础研究与前沿探索专项项目	cstc2018jcyjAX0220	10.00
自愈合可注射纳米明胶网络体系促进上颌窦底提升成骨作用相关研究	李晓东	重庆医科大学	重庆市科委基础研究与前沿探索专项项目	cstc2018jcyjAX0200	10.00
PAMAM 在树脂牙本质粘接界面微渗漏环境内诱导再矿化的作用	陈　亮	重庆医科大学	重庆市科委基础研究与前沿探索专项项目	cstc2018jcyjAX0275	5.00
环境响应性超支化聚合物药物递送系统的构建及相关评价	陈红应	重庆医科大学	重庆市科委基础研究与前沿探索专项项目	cstc2018jcyjAX0125	10.00
壳聚糖温敏水凝胶复合有序电纺纳米纤维素膜修复牙周缺损的机制及效果研究	张曦木	重庆医科大学	重庆市科委基础研究与前沿探索专项项目	cstc2018jcyjAX0807	10.00
Pluronic F－127 水凝胶复合 BMP9 用于根尖组织再生研究	王金华	重庆医科大学	重庆市科委基础研究与前沿探索专项项目	cstc2018jcyjAX0731	10.00

续表

项目名称	项目负责人	单位	基金或资助项目全称	批准号或编号	资助金额（万元）
生物钟基因 Per1 调控 PI3K－AKT 通路促进口腔鳞癌形成机制	杨　凯	重庆医科大学	重庆市科委基础研究与前沿探索项目	cstc2018jcyjAX0208	10.00
TTLL12 通过 Wnt 信号通路促进头颈鳞癌生长及转移的机制研究	李雅冬	重庆医科大学	重庆市科委基础研究与前沿探索项目	cstc2018jcyjAX0763	10.00
Exendin－4 对高糖环境下牙周膜干细胞增殖及成骨分化的作用及机制	王　萍	重庆医科大学	重庆市科委基础研究与前沿探索项目	cstc2018jcyjAX0829	10.00
颜面不对称伴骨性Ⅲ类错颌畸形颅颌面特征及规范化治疗策略的研究	郑雷蕾	重庆医科大学	重庆市卫计委重点项目	2018ZDXM020	10.00
个性化儿童口腔健康智能管理移动医疗平台研发与应用	宋锦璘	重庆医科大学	重庆市卫计委重点项目	2018ZDXM021	5.00
Er:YAG 激光联合 Nd:YAG 激光治疗慢性牙周炎的临床疗效	向学熔	重庆医科大学	重庆市卫计委重点项目	2018ZDXM031	10.00
龋病风险性评估及个性化档案管理建立的研究	李月恒	重庆医科大学	重庆市卫计委面上项目	2018MSXM036	2.00
LIPUS 联合曲安奈德治疗 ROU 的临床疗效研究及方案优化	胡　辉	重庆医科大学	重庆市卫计委面上项目	2018MSXM042	2.00
基于 CAM 切削和 SLM 技术的 RPD 钛支架卡环的应用性能研究	谭发兵	重庆医科大学	重庆市卫计委面上项目	2018MSXM061	2.00
水冲法联合 aPRF 在窦嵴距严重不足患者中应用的临床研究	刘云飞	重庆医科大学	重庆市卫计委面上项目	2018MSXM124	2.00
局部用氟预防学龄前儿童乳牙龋齿成本－效果评估	杨正艳	重庆医科大学	重庆市卫计委面上项目	2018QNXM023	2.00
IL－37b 在抑制颞下颌关节骨关节炎中的机制研究	许　杰	重庆医科大学	重庆市教委青年项目	KJQN201800414	5.00
基于 SLM 技术的国产 CoCr 牙冠修复体的应用基础研究	谭发兵	重庆医科大学	重庆市教委青年项目	KJQN201800421	5.00
骨形态发生蛋白 BMP9 在小鼠颌下腺发育及再生中的作用及机制研究	罗文萍	重庆医科大学	重庆市教委青年项目	KJQN201800436	5.00
指压或针刺麻醉在口腔种植手术中临床运用研究	李　婷	重庆医科大学	重庆市卫计委中医处一般项目	ZY201802031	2.00
LIPUS 调控炎症状态下牙周膜干细胞生物学行为的研究	何　瑶	重庆医科大学	中国博士后科学基金面上项目	205181	8.00

续表

项目名称	项目负责人	单位	基金或资助项目全称	批准号或编号	资助金额（万元）
血糖响应型、自律性控释体对糖尿病种植体周围炎治疗的研究	陈　陶	重庆医科大学	重庆市人力资源和社会保障局一等资助	XmT2018009	20.00
PRMT1 调控 LIPUS 诱导的 PDLSCs 外泌体对牙周再生的作用机制研究	张莛蔚	重庆医科大学	重庆市人力资源和社会保障局项目	XmT2018078	5.00
LIPUS 调控炎症状态下牙周膜干细胞生物学行为机制的研究	何　瑶	重庆医科大学	重庆市人力资源和社会保障局项目	XmT2018079	5.00
LncRNA 通过 DNA 甲基化调控 Wnt 信号通路在 II 型糖尿病性骨质疏松症脂肪干细胞骨向分化中的作用及机制	肖金刚	西南医科大学	国家自然科学基金面上项目	81870746	59.00
EMD 对 BMSCs 细胞膜片在钛种植体表面骨再生的效应与机制研究	董　强	贵州医科大学	国家自然科学基金地区基金	81860192	33.00
基于错颌畸形矫治与慢性氟中毒损伤的生物学机制矛盾研究丹参干预染氟大鼠正畸牙移动的作用	贾　莹	贵州医科大学	国家自然科学基金地区基金	81860795	34.00
慢性氟中毒大鼠牙周组织氟离子分布及病损特征	贾　莹	贵州医科大学	贵州省科技支撑计划	［2018］2754	20.00
低温常压等离子技术应用于牙周炎治疗的基础研究	王亚静	贵州医科大学	贵州省教育厅项目	［2018］194 号	5.00
牙髓干细胞及其来源外泌体对单核巨噬细胞的影响初探	谭　旭	贵州医科大学	贵州省教育厅项目	［2018］195 号	5.00
慢性牙周炎及其 Keystone 致病菌、龈下菌斑微生物群落调控 TCRβCDR3 受体库与阿尔茨海默病的关系及相关机制	葛　颂	遵义医科大学	国家自然科学基金	81860197	42.00
2 型糖尿病伴牙周炎牙周膜干细胞凋亡转归的线粒体损伤、自噬失调机制研究	刘　琪	遵义医科大学	国家自然科学基金	81860196	42.00
Sp5 在腭发育中的调节作用及与 wnt 和 shh 信号通路关系研究	宋庆高	遵义医科大学	国家自然科学基金	81860191	42.00
利用成骨功能化的人尿源性干细胞外泌体构建新型组织工程化骨的研究	王　帅	遵义医科大学	国家自然科学基金	81860193	42.00

续表

项目名称	项目负责人	单位	基金或资助项目全称	批准号或编号	资助金额（万元）
人羊膜间充质干细胞促进放射性损伤小鼠模型唾液腺功能修复及机制研究	张霓霓	遵义医科大学	国家自然科学基金	81860198	38.40
靶向多肽功能化的智能响应型疫苗佐剂递送龋齿抗原用于龋齿的防治	郭　众	遵义医科大学	国家自然科学基金	31860259	44.40
贵州省医用生物材料研发人才基地	刘建国	遵义医科大学	贵州省第六批人才基地	黔人领发［2018］3 号	160.00
Mage - D1 在 p75 + 外胚间充质干细胞体外矿化过程中的调控作用与机制研究	杨　琨	遵义医科大学	贵州省科技厅基础研究计划	黔科合基础［2018］1185	10.00
消退素 D1 在在诱导牙周炎巨噬细胞表型转化中的作用及分子机制	王超朋	遵义医科大学	贵州省教育厅青年科技人才成长项目	黔教合 KY［2018］232	6.00
改良折叠腓骨瓣重建下颌骨的临床研究	胡小华	遵义医科大学	中华口腔医学会西部口腔医学临床科研基金资助项目	CSA - W0218 - 02	5.00
长链非编码 RNA H19 调控静磁场中牙周膜干细胞成骨分化及牙周骨组织改建的研究	刘亚丽	昆明医科大学	国家自然科学基金地区科学基金项目	31860326	38.00
正畸压应力通过 Ets - 1/Tks5 信号通路调控侵袭性伪足促进破骨细胞形成的机制研究	胡江天	昆明医科大学	国家自然科学基金地区科学基金项目	81860200	35.00
ART 技术结合不同封闭材料与新型牙面处理技术应用于窝沟封闭的研究	吕长海	昆明医科大学	云南省科技厅项目	2018FE001 - 074	10.00
云南省农村老年人口腔疾病及健康行为对生命质量的影响研究	姚　兰	昆明医科大学	云南省科技厅项目	2018FE001 - 073	10.00
去分化脂肪细胞膜片再生牙周组织相关研究	杨禾丰	昆明医科大学	云南省科技厅项目	2018FE001 - 371	8.00
炎症微环境中牙周膜干细胞成骨分化特性的变化及其调控机制研究	刘亚丽	昆明医科大学	云南省科技厅项目	2018FE001 - 260	10.00
基于基因芯片的侵袭性牙周炎致病微生物检测方法探索	徐　杰	昆明医科大学	云南省科技厅项目	2018FE001 - 261	10.00
Tiger17 促进牙种植修复软组织再生的机制研究	李自良	昆明医科大学	云南省基础研究计划项目	2018FB122	10.00

续表

项目名称	项目负责人	单位	基金或资助项目全称	批准号或编号	资助金额（万元）
新时代高校附属医院党组织组织力提升实践研究	尹章成	昆明医科大学	云南省哲学社会科学教育科学规划项目	AZSZ18014	1.00
LncRNA－p21 通过 β－catenin 促进 TMJ－OA 软骨下骨丢失的机制研究	亓　坤	西安交通大学	国家自然科学基金青年项目	xjj2018163	20.00
NAP 对幼年氟曝露小鼠的神经保护作用及机制研究	刘　飞	西安交通大学	国家自然科学基金青年项目	xjj2018164	21.00
无定型磷酸钙前驱体通过线粒体自噬参与干细胞成骨分化的机制研究	裴丹丹	西安交通大学	国家自然科学基金面上项目	xjj2018165	53.00
颞下颌关节盘移位患者的心理应激及咬合状态特征分析及正畸治疗对其的影响	王　爽	西安交通大学	陕西省科技厅社会	xjj2018166	6.00
研制改良式 TE 矫治器矫正舌习惯导致开𬌗的应用和比较研究	李湘琳	西安交通大学	发展领域项目	xjj2018284	5.00
种植修复上部结构外形改良设计及效果评价	杜良智	西安交通大学	陕西省科技厅社会发展领域项目	xjj2018285	6.00
剩余牙槽嵴高度为 3～5mm 的上颌后牙区行经牙槽嵴顶上颌窦底提升术和上颌窦侧壁开窗术的临床疗效对比	赵宁波	西安交通大学	陕西省科技厅社会发展领域项目	xjj2018286	5.00
聚乙烯纤维带、纤维桩阻止穿髓型隐裂牙裂纹扩展的应用基础研究	蒋月桂	西安交通大学	陕西省科技厅社会发展领域项目	xjj2018223	5.00
右美托咪定改善术后认知功能障碍的机制研究	王　智	西安交通大学	陕西省科技厅社会发展领域项目	2018SF－031	6.00
个性化鼻模矫治唇裂鼻畸形的应用研究	任战平	西安交通大学	陕西省科技厅社会发展领域项目	2018SF－144	5.00
一种改进上颌窦腔植骨材料使用方法的技术研究	贺龙龙	西安交通大学	陕西省科技厅社会发展领域项目	2018SF－032	7.00
Dolphin 软件和 3D 打印技术在正畸正颌联合治疗中的应用	侯玉霞	西安交通大学	陕西省科技厅社会发展领域项目	2018SF－177	6.00
基于外周血 circRNA 标记的法医学个体年龄相关位点探索研究	孟昊天	西安交通大学	陕西省科技厅社会发展领域项目	2018SF－115	5.00
Runx2 在小鼠骨关节炎发病机理中的作用研究	廖立凡	西安交通大学	陕西省科技厅自然科学基础研究计划	2018SF－057	3.00

续表

项目名称	项目负责人	单位	基金或资助项目全称	批准号或编号	资助金额（万元）
Orai1 在牙髓牙本质复合体损伤修复中的调控作用及机制	刘瑞瑞	西安交通大学	陕西省科技厅自然科学基础研究计划	2018SF－118	3.00
CP 对 AD 模型的干预作用及其机制研究	陈　悦	西安交通大学	陕西省科技厅自然科学基础研究计划	2018SF－003	3.00
法医物证鉴识研究	朱波峰	西安交通大学	科技部第三批国家“万人计划”科技创新领军人才	201805100 YX8SF34(2)	80.00
Cariostat 用于大规模低龄儿童龋病风险评估的有效性研究	董　宁	西安交通大学	陕西省卫健委项目	2018A008	2.50
种植修复中不同粘接方式的粘接剂流动状态及应用研究	周　秦	西安交通大学	陕西省卫健委项目	2018D048	0.75
咖啡酸苯乙酯对口腔癌细胞的作用及其机制的研究	孙慧玲	西安交通大学	陕西省卫健委项目	2018D049	0.75
淫羊藿苷复合骨水泥缓释材料的构建与性能研究	刘　宁	西安医学院	国家自然科学基金青年项目	81801034	21.00
牙髓炎中内质网应激引起的 Nrf2 转录子对 AIM2 炎症体的调控机制	翟莎菲	西安医学院	国家自然科学基金青年项目	81800966	21.00
新型仿生磷酸钙缓释涂层改性三维支架表面的抗菌性能及促成骨机制研究	刘　宁	西安医学院	陕西省教育厅专项科研计划项目	18JK0663	2.00
MiR－195 靶向 RAF1 对口腔鳞状细胞癌生物学行为的机制性研究	郭　芳	西安医学院	陕西省教育厅专项科研计划项目	18JK0659	2.00
LuxS/AI－2 系统对变链菌硫代谢及生物膜致龋毒力的影响	张耀超	西安医学院	陕西省教育厅专项科研计划项目	18JK0656	2.00
3D 打印多孔钛金属个性化根形即刻种植体的临床应用研究	刘昌奎	西安医学院	陕西省卫生健康科研项目	2018D072	0.75
稳定传代的口腔黏膜上皮细胞系中相关凋亡 机制的研究	何祥一	兰州大学	甘肃省重点实验室开放基金	20180580	10.00
中华口腔医学会优秀青年人才托举项目	周　平	兰州大学	中国科学技术协会项目	20180582	45.00
支持人多能干细胞体外培养多肽序列的人工设计及其影响整合素受体的机制研究	周　平	兰州大学	国家自然科学基金	20180499	21.00
氨基酸组成影响 RGD 多肽支持人多能干细胞生长性能及分子机制研究	周　平	兰州大学	甘肃省科技厅项目	20180359	3.00
新型 DIVA 种植体基础临床研究应用与改进	殷丽华	兰州大学	甘肃省科技厅项目	20180573	30.00

续表

项目名称	项目负责人	单位	基金或资助项目全称	批准号或编号	资助金额（万元）
聚合物刷修饰的微粗糙拓扑结构对肿瘤细胞黏附和迁移行为影响的研究	刘　斌	兰州大学	甘肃省科技厅项目	20180470	5.00
内质网分子伴侣 GRP78 通过自噬调节染氟 LS8 细胞的毒性反应	赵　琳	宁夏医科大学	国家自然科学基金	81860564	35.00
层层自组装仿生胞外基质促进种植体周围炎中软组织再生修复的研究	孙小娟	宁夏医科大学	国家自然科学基金	81860203	35.00
Aspirin 联合牙周膜干细胞再生全脱位牙牙周组织机制研究	王　璇	新疆医科大学	国家自然科学基金	81760190	32.00
生物功能性外基质 3D 打印支架与共培养修复髁突软骨缺损及机制的研究	龚忠诚	新疆医科大学	国家自然科学基金	81760191	33.00
哈萨克族肥胖儿童口腔与肠道微生物群落相关性研究	赵　今	新疆医科大学	国家自然科学基金	81760194	34.00
妊娠期妇女唾液微生物群落变化的研究	张洋洋	新疆医科大学	新疆维吾尔自治区自然科学基金	2018D01C183	7.00
磁珠耳穴贴压在控制儿童口腔齿科焦虑应用和机制探索研究	孙大磊	新疆医科大学	新疆维吾尔自治区自然科学基金	2018D01C208	7.00
GDF5 点突变在牙髓细胞分化中的作用研究	刘　佳	新疆医科大学	新疆维吾尔自治区自然科学基金	2018D01C202	7.00
基于种植体支抗植入位点的汉族、维吾尔族上、下颌前牙区牙槽骨厚度的 CBCT 研究	聂　晶	新疆医科大学	中华口腔医学会西部口腔医学临床科研基金	CSA－W2018－08	3.00

（本文编辑　吴婷）

2018 年出版发行的口腔医学图书

［本栏目收录的图书目录为我国口腔医学或相关学科教师、医师所编（著、译）并公开出版发行的口腔医学专业图书，时限自 2018 年 1 月至 12 月。按各类图书书名的首字汉语拼音字母顺序排序］

著作与教材

Johnston 头影测量技术图解手册（第 2 版）

主　　编　（美）约翰斯顿　许天民　滕起民

出　　版　北京大学医学出版社

出版日期　2018 年 5 月

开　　本　16 开

字　　数　378 千字

口腔颌面创伤整形与美容外科诊疗与操作常规（华西口腔医院医疗诊疗与操作常规系列丛书）
总 主 编　周学东
主　　编　田卫东
出　　版　人民卫生出版社
出版日期　2018 年 11 月
开　　本　小 16 开
字　　数　203 千字
页　　数　178 页
定　　价　50.00 元

口腔颌面颈部创伤（现代创伤医学丛书）
主　　编　邱蔚六　韩德民　张志愿
出　　版　湖北科学技术出版社
出版日期　2018 年 7 月
开　　本　16 开
字　　数　750 千字
页　　数　396 页
定　　价　448.00 元

口腔颌面－头颈肿瘤外科诊疗与操作常规（华西口腔医院医疗诊疗与操作常规系列丛书）
主　　编　周学东
主　　编　李龙江
出　　版　人民卫生出版社
出版日期　2018 年 11 月
开　　本　小 16 开
字　　数　253 千字
页　　数　240 页
定　　价　50.00 元

口腔颌面外科手术图解
主　　编　（美）克里斯托弗·J. 哈格蒂，（美）罗伯特·M. 劳克林
主　　译　彭利伟
出　　版　河南科学技术出版社
出版日期　2018 年 2 月
开　　本　16 开
字　　数　920 千字
页　　数　478 页
定　　价　398.00 元

口腔颌面外科手术要点难点及对策
主　　编　陈莉莉　赵继志
出　　版　科学出版社 龙门书局
出版日期　2018 年 3 月
开　　本　16 开
字　　数　740 千字
页　　数　483 页
定　　价　228.00 元

口腔颌面外科学（第 2 版 全国高职高专教育口腔医学专业“十三五”规划教材）
主　　编　何伟　黄长波
出　　版　江苏凤凰科学技术出版社
出版日期　2018 年 10 月
开　　本　16 开
页　　数　367 页
定　　价　69.00 元

口腔护理基本知识与技能（口腔护士规范化培训教程）
总 主 编　赵佛容　李秀娥
主　　编　赵佛容　刘帆
出版日期　2018 年
开　　本　32 开
字　　数　143 千字
页　　数　171 页
定　　价　28.00 元

口腔护理临床操作流程
主　　编　高玉琴
出　　版　北方联合出版传媒（集团）股份有限公司 辽宁科学技术出版社
出版日期　2018 年 9 月
开　　本　小 16 开
字　　数　320 千字
页　　数　238 页
定　　价　49.80 元

口腔护理诊疗与操作常规（华西口腔医院医疗诊疗与操作常规系列丛书）
总 主 编　周学东
主　　编　赵佛容
出　　版　人民卫生出版社
出版日期　2018 年 11 月
开　　本　小 16 开
字　　数　203 千字

页　　数　180 页
定　　价　50.00 元

口腔基础与临床研究

著　　者　曾妍　郑军　徐江
出　　版　云南科技出版社
出版日期　2018 年 4 月
开　　本　16 开
页　　数　161 页
定　　价　45.00 元

口腔急诊诊疗与操作常规（华西口腔医院医疗诊疗与操作常规系列丛书）

总 主 编　周学东
主　　编　李龙江
出　　版　人民卫生出版社
出版日期　2018 年 11 月
开　　本　小 16 开
字　　数　186 千字
页　　数　156 页
定　　价　40.00 元

口腔疾病的诊断与治疗

主　　编　张扬 等
出　　版　科学技术文献出版社
出版日期　2018 年 1 月
开　　本　16 开
页　　数　349 页
定　　价　90.00 元

口腔疾病基础与临床

主　　编　张金龙　刘美蓉　李庆祝
出　　版　云南科技出版社
出版日期　2018 年 7 月
开　　本　16 开
页　　数　160 页
定　　价　36.00 元

口腔疾病临床策略与技巧

编　　著　李洁
出　　版　科学技术文献出版社
出版日期　2018 年 1 月
开　　本　16 开
页　　数　250 页
定　　价　68.00 元

口腔局部麻醉精要：针对牙髓治疗和修复治疗

主　　编　(美)艾尔·里德(Al Reader)
　　　　　(美)约翰·纳斯特
　　　　　(John Nusstein)，
　　　　　(美)梅利莎·德拉姆
　　　　　(Melissa Drum)
主　　译　徐礼鲜
出　　版　北方联合出版传媒(集团)股份有限公司 辽宁科学技术出版社
出版日期　2018 年 4 月
开　　本　16 开
字　　数　200 千字
页　　数　163 页
定　　价　198.00 元

口腔科常见病治疗实践

主　　编　董红波 等
出　　版　科学技术文献出版社
出版日期　2018 年 4 月
开　　本　16 开
页　　数　209 页
定　　价　148.00 元

口腔科常见疾病护理学

主　　编　尤　瑛　吕义美　谢清珍 等
出　　版　中国纺织出版社
出版日期　2018 年 1 月
开　　本　大 32 开
页　　数　220 页
定　　价　32.00 元

口腔科疾病处置要点

主　　编　陈乃玲　孙传红　吴国荣等
出　　版　吉林科学技术出版社
出版日期　2018 年 6 月
开　　本　16 开
页　　数　352 页
定　　价　88.00 元

口腔科疾病诊断思路与治疗对策

编　　著　鲁统斌
出　　版　吉林科学技术出版社

页　　数　234 页
定　　价　60.00 元

口腔修复科诊疗与操作常规(华西口腔医院医疗诊疗与操作常规系列丛书)
总 主 编　周学东
主　　编　于海洋
出　　版　人民卫生出版社
出版日期　2018 年 11 月
开　　本　小 16 开
字　　数　169 千字
页　　数　140 页
定　　价　40.00 元

口腔修复临床解决方案：原理与技术．上卷
主　　编　(巴西)路易斯·纳西索·巴拉提里(Luiz Narciso Baratieri)
主　　译　国洪波　夏应锋
出　　版　北方联合出版传媒(集团)股份有限公司 辽宁科学技术出版社
出版日期　2018 年 1 月
开　　本　12 开
字　　数　500 千字
页　　数　289 页
定　　价　398.00 元

口腔医学
主　　编　林久祥　赵铱民
出　　版　中国协和医科大学出版社
出版日期　2018 年 11 月
开　　本　16 开
定　　价　400.00 元

口腔医学(第 2 版 全国普通高等教育临床医学专业 5 + 3“十三五”规划教材)
主　　编　米方林
出　　版　江苏凤凰科学技术出版社
出版日期　2018 年 9 月
开　　本　16 开
页　　数　204 页
定　　价　38.50 元

口腔医学科诊疗实践
主　　编　王　丹 等
出　　版　黑龙江科学技术出版社
出版日期　2018 年 2 月
开　　本　16 开
字　　数　410 千字
页　　数　208 页
定　　价　88.00 元

口腔医学理论与实践
主　　编　李萍等
出　　版　天津科学技术出版社
出版日期　2018 年 4 月
开　　本　16 开
页　　数　195 页
定　　价　128.00 元

口腔医学与应用技术
编　　著　董传利　武传君　张庆正
出　　版　天津科学技术出版社
出版日期　2018 年 5 月
开　　本　16 开
页　　数　276 页
定　　价　80.00 元

口腔影像科诊疗与操作常规(华西口腔医院医疗诊疗与操作常规系列丛书)
总 主 编　周学东
主　　编　王虎
出　　版　人民卫生出版社
出版日期　2018 年 11 月
开　　本　小 16 开
字　　数　101 千字
定　　价　35.00 元

口腔诊断学
主　　编　樊明文
副 主 编　李宗族　许庆安
出　　版　人民卫生出版社
出版日期　2018 年 3 月
开　　本　大 16 开
字　　数　539 千字
页　　数　259 页
定　　价　156.00 元

口腔正畸矫治器临床制作与应用指南
主　　编　赵春洋
出　　版　江苏凤凰科学技术出版社

出版日期　2018 年 9 月
开　　本　大 16 开
字　　数　600 千字
页　　数　434 页
定　　价　328.00 元

口腔正畸舌侧矫治技术

主　　编　张栋梁
出　　版　北方联合出版传媒(集团)股份有限公司 辽宁科学技术出版社
出版日期　2018 年 1 月
开　　本　16 开
字　　数　320 千字
页　　数　254 页
定　　价　268.00 元

口腔正畸学：现代原理与技术(第 6 版)

主　　编　(美) 李 · W · 格雷伯 (Lee W. Graber)
　　　　　(美) 小罗伯特 · L · 范阿斯德尔 (Robert L. Vanarsdall. Jr.)
　　　　　(美)凯瑟琳 · W · L · 维格 (Katherine W. L. Vig) 等
主　　译　王林
出　　版　江苏凤凰科学技术出版社
出版日期　2018 年 10
开　　本　16 开
页　　数　1027 页
定　　价　698.00 元

口腔正畸治疗常用弓丝弯制技术(第 2 版)(口腔临床操作技术丛书)

著　　者　赵弘　李小彤
出　　版　人民卫生出版社
出版日期　2018 年 4 月
开　　本　16 开
字　　数　237 千字
页　　数　137 页
定　　价　80.00 元

口腔中医科诊疗与操作常规(华西口腔医院医疗诊疗与操作常规系列丛书)

总 主 编　周学东
主　　编　林梅　黄小瑾
出　　版　人民卫生出版社
出版日期　2018 年 11 月
开　　本　小 16 开
字　　数　169 千字
定　　价　40.00 元

口腔种植的精准植入技巧——如何避免种植手术的毫米级误差(中国医药学术原创精品图书出版工程)

主　　编　满毅
出　　版　人民卫生出版社
出版日期　2018 年 10 月
开　　本　16 开
字　　数　246 千字
页　　数　183 页
定　　价　198.00 元

口腔种植科诊疗与操作常规(华西口腔医院医疗诊疗与操作常规系列丛书)

总 主 编　周学东
主　　编　宫苹　袁泉
出　　版　人民卫生出版社
出版日期　2018 年 11 月
开　　本　小 16 开
字　　数　101 千字
定　　价　35.00 元

口腔正畸科诊疗与操作常规(华西口腔医院医疗诊疗与操作常规系列丛书)

总 主 编　周学东
主　　编　赵志河　白丁
出　　版　人民卫生出版社
出版日期　2018 年 11 月
开　　本　小 16 开
字　　数　203 千字
定　　价　50.00 元

口腔种植外科操作基础图谱

主　　编　(瑞士) 丹尼尔 · 布瑟 (Daniel Buser)
　　　　　(美) 赵俊勇 (JunYoung Cho)
　　　　　(新加坡) 杨 B. K. 阿尔文 (Alvin B. K. Yeo)
主　　译　宿玉成　刘倩

主　　编　武广增
出　　版　北方联合出版传媒(集团)股份有限公司 辽宁科学技术出版社
出版日期　2018 年 5 月
开　　本　大 16 开
字　　数　200 千字
页　　数　238 页
定　　价　198.00 元

实用口腔护理操作流程与要点
主　　编　张亚仙　马艳萍
出　　版　人民卫生出版社
出版日期　2018 年 2 月
开　　本　16 开
页　　数　263 页
定　　价　99.00 元

实用口腔疾病诊疗与临床应用
主　　编　袁得铭
出　　版　科学技术文献出版社
出版日期　2018 年 5 月
开　　本　16 开
页　　数　289 页
定　　价　98.00 元

实用口腔疾病治疗与预防
编　　著　刘庆新
出　　版　吉林大学出版社
出版日期　2018 年 1 月
开　　本　16 开
页　　数　334 页
定　　价　60.00 元

实用口腔修复学
编　　著　英敏霞
出　　版　天津科学技术出版社
出版日期　2018 年 7 月
开　　本　16 开
页　　数　219 页
定　　价　60.00 元

实用口腔医学基础与新进展
主　　编　吴萃
出　　版　科学技术文献出版社
出版日期　2018 年 5 月
开　　本　16 开
页　　数　675 页
定　　价　128.00 元

实用口腔医学与临床正畸治疗
编　　著　朱海琨
出　　版　天津科学技术出版社
出版日期　2018 年 1 月
开　　本　16 开
页　　数　225 页
定　　价　58.00 元

实用口腔医学治疗技术与临床应用
主　　编　潘业登　孙永红　张亮亮
出　　版　金盾出版社
出版日期　2018 年 11 月
开　　本　大 16 开
页　　数　182 页
定　　价　36.00 元

实用临床口腔医学
编　　著　路国 等
出　　版　天津科学技术出版社
出版日期　2018 年 6 月
开　　本　16 开
页　　数　518 页
定　　价　128.00 元

数字化口腔修复工艺图解
主　　编　郭吕华
出　　版　人民卫生出版社
出版日期　2018 年 3 月
开　　本　16 开
字　　数　165 千字
页　　数　99 页
定　　价　75.00 元

数字化种植导板临床应用技术图解
主　　编　赵世勇
出　　版　人民卫生出版社
出版日期　2018 年 9 月
开　　本　16 开
字　　数　189 千字

页　　数　112 页
定　　价　82.00 元

微创口腔种植手术图谱

主　　编　(美)丹尼尔·卡勒姆
(Daniel R. Cullum)
(加)道格拉斯·狄波特
(Douglas Deporter)
主　　译　王明国
出　　版　北方联合出版传媒(集团)股份有限公司 辽宁科学技术出版社
出版日期　2018 年 1 月
开　　本　16 开
字　　数　600 千字
页　　数　439 页
定　　价　398.00 元

微种植体支抗在正畸 – 正颌联合治疗中的应用

原　　著　(韩)朴孝尚(Hyo – Sang Park)
主　　编　白玉兴　厉松　王红梅
出　　版　人民卫生出版社
出版日期　2018 年 9 月
开　　本　大 16 开
字　　数　245 千字
页　　数　204 页
定　　价　260.00 元

微种植体支抗在正畸治疗中的高效应用

原　　著　(韩)朴孝尚(Hyo – Sang Park)
主　　编　白玉兴　厉松　王红梅
出　　版　人民卫生出版社
出版日期　2018 年 9 月
开　　本　16 开
字　　数　434 千字
页　　数　366 页
定　　价　350.00 元

微种植体支抗在正畸治疗中的应用基础

原　　著　(韩)朴孝尚(Hyo – Sang Park)
主　　编　白玉兴　厉松　王红梅
出　　版　人民卫生出版社
出版日期　2018 年 9 月
开　　本　大 16 开
字　　数　330 千字
页　　数　280 页
定　　价　300.00 元

现代口腔疾病治疗精要

主　　编　刘丽军
出　　版　吉林科学技术出版社
出版日期　2018 年 6 月
开　　本　大 32 开
定　　价　39.00 元

现代口腔种植临床技术精要

作　　者　张雪洋　刘小明
出　　版　天津科学技术出版社
出版日期　2018 年 3 月
开　　本　16 开
页　　数　486 页
定　　价　88.00 元

现代临床口腔疾病诊断与治疗进展

主　　编　汪振华 等
出　　版　科学技术文献出版社
出版日期　2018 年 4 月
开　　本　16 开
页　　数　425 页
定　　价　108.00 元

现代实用口腔医学

主　　编　王玮
出　　版　云南科技出版社
出版日期　2018 年 3 月
开　　本　16 开
页　　数　503 页
定　　价　99.00 元

循证牙周与种植体周整形手术

主　　编　(巴西)莱安德罗·查姆布朗
(Leandro Chambrone)
主　　审　王勤涛
主　　译　赵领洲
出　　版　北方联合出版传媒(集团)股份有限公司 辽宁科学技术出版社
出版日期　2018 年 6 月

主　　编　王兴　刘宝林
执行主编　宿玉成
出　　版　北方联合出版传媒(集团)股份有限公司 辽宁科学技术出版社
出版日期　2018 年 4 月
开　　本　8 开
页　　数　787 页
定　　价　668.00 元

中西医结合口腔科学
主　　编　谭劲
出　　版　中国中医药出版社
出版日期　2018 年 10 月
开　　本　16 开
字　　数　534 千字
页　　数　366 页
定　　价　69.00 元

种植牙小百科
主　　编　王少海　马威
出　　版　人民卫生出版社
出版日期　2018 年 12 月
开　　本　32 开
字　　数　113 千字
页　　数　126 页
定　　价　35.00 元

总义齿疑难病例解析
著　　者　(日)阿部二郎
主　　译　黄河　孙俊良
出　　版　北方联合出版传媒(集团)股份有限公司 辽宁科学技术出版社
出版日期　2018 年 6 月
开　　本　16 开
页　　数　210 页
定　　价　368.00 元

阻生智齿拔除术视频图谱:涡轮钻法(第 2 版)
主　　编　罗顺云
出　　版　人民卫生出版社
出版日期　2018 年 7 月
开　　本　16 开
字　　数　341 千字
页　　数　207 页
定　　价　168.00 元

工具书、科普类和其他

0 ~ 7 岁口腔保健全攻略
主　　编　李存荣
出　　版　中国中福会出版社
出版日期　2018 年 8 月
开　　本　32 开
字　　数　125 千字
页　　数　125 页
定　　价　28.00 元

哎呀呀,我可不想有虫牙
著　　者　(德) 巴贝尔 · 斯巴瑟夫
绘　　者　(德) 苏珊娜 · 塞妮
译　　者　孙红
出　　版　石油工业出版社
出版日期　2018 年 10 月
开　　本　16 开
字　　数　20 千字
页　　数　32 页
定　　价　20.00 元

不要忘记刷牙
主　　编　刘敬余
出　　版　北京教育出版社
出版日期　2018 年 6 月
开　　本　32 开
页　　数　32 页
定　　价　50.00 元

当心,蛀牙军团来啦!
著　　者　(日)五十岚玲子
绘　　者　(法)伊芙 · 塔勒
译　　者　杨玲玲　彭懿
出　　版　中信出版社
出版日期　2018 年 11 月
开　　本　16 开
页　　数　32 页
定　　价　39.80 元

第一次自己刷牙(宝宝成长第一次)

著　　者　谢茹
绘　　者　于洋
出　　版　天地出版社
出版日期　2018 年 7 月
开　　本　24 开
页　　数　21 页
定　　价　108.00 元

动物也刷牙

原　　著（德）苏菲·顺瓦尔德
译　　者　南曦
出　　版　北京科学技术出版社
出版日期　2018 年 10 月
开　　本　小 16 开
定　　价　36.00 元

儿童牙科：舒适的口腔之旅

著　　者　（美）派克
译　　者　郑成燚　赵蕊妮
出　　版　重庆出版社
出版日期　2018 年 8 月
开　　本　小 16 开
页　　数　72 页
定　　价　58.00 元

如果你有动物的牙齿!?

著　　者　（美）桑德拉·马克尔
绘　　者　（英）霍华德·麦克威廉
译　　者　何沁雨
出　　版　中信出版社
出版日期　2018 年 10 月
开　　本　16 开
页　　数　30 页
定　　价　98.00 元

我爱刷牙

著　　者　宝宝巴士
编　　者　宸唐工作室　天云文化
出　　版　四川少年儿童出版社
出版日期　2018 年 6 月
开　　本　24 开
字　　数　40 千字
页　　数　47 页
定　　价　14.80 元

我会刷牙（小脚鸭行为管理小绘本）

编　　写　孙静
出　　版　长江出版社
出版日期　2018 年 8 月
开　　本　16 开
字　　数　100 千字
页　　数　168 页
定　　价　31.00 元

小熊威尔爱刷牙（小熊威尔. 好习惯培养系列）

著　　者　杨立朋
绘　　者　宋娇
出　　版　天地出版社
出版日期　2018 年 9 月
开　　本　32 开
字　　数　100 千字
页　　数　168 页
定　　价　108.00 元

牙齿宝宝爱洗澡（北京市绿色印刷工程——优秀青少年读物绿色印刷示范项目）

编　　著　谢尚廷　吴妮蓉
出　　版　化学工业出版社
出版日期　2018 年 2 月
开　　本　16 开
字　　数　200 千字
页　　数　59 页
定　　价　39.80 元

再见，虫牙

著　　者　（美）玛吉·帕拉蒂尼
绘　　者　（美）杰克·E. 戴维斯绘
译　　者　侯超
出　　版　北京科学技术出版社
出版日期　2018 年 9 月
开　　本　大 16 开
页　　数　33 页
定　　价　39.00 元

（本文作者　吴婷　四川大学华西口腔医学院）

学会工作

学会组织机构

中华口腔医学会及其口腔医学专业委员会与学组

第二届口腔颌面修复专业委员会名单

主 任 委 员 周永胜

副 主 任 委 员 (4 人,按姓名笔画排序)

任卫红 李 彦 张陈平

赵铱民

常 务 委 员 (18 人,按姓名笔画排序)

白石柱 任卫红 伊 哲

孙 坚 李亚男 李 彦

杨家农 吴国锋 张陈平

尚政军 金 磊 周永胜

赵铱民 韩正学 焦 婷

蔡志刚 廖贵清 魏建华

委 员 (57 人,按姓名笔画排序)

马 霄 王少海 田 磊

白石柱 冯志宏 曲行舟

朱娟芳 任卫红 伊 哲

刘 冰 刘晓芳 刘晓秋

汤春波 孙长伏 孙 坚

孙 健 李风兰 李文刚

李吉辰 李亚男 李春洁

李 彦 李晓娜 杨 生

杨家农 吴国锋 吴珺华

何 巍 佟 岱 张丽仙

张陈平 张 胜 陈林林

林 成 林李嵩 尚 伟

尚政军 金武龙 金 磊

周永胜 庞丹琳 赵铱民

胡 建 秦海燕 耿 威

郭 玲 黄圣运 曹颖光

章少萍 逯 宜 董 研

韩正学 焦 婷 蒙 宁

蔡志刚 廖贵清 魏建华

青 年 委 员 (25 人,按姓名笔画排序)

丁玉梅 甘 抗 石 琦

叶红强 孙方方 孙 艳

李国林 李建学 杨 溪

吴淑仪 邹石泉 沈 毅

张雪明 陆 伟 邵 喆

周 琳 郑广森 单小峰

荣 琼 龚朝建 葛春玲

董 岩 韩 颖 韩 影

廖大鹏

学 术 秘 书 白石柱 吴国锋

工 作 秘 书 叶红强

第四届民营口腔医疗分会成员名单

主 任 委 员 贺 周

候任主任委员 何宝杰

前任主任委员 卢海平

副 主 任 委 员 (12 人,按姓名笔画排序)

王昭文 王鸿应 卢卫华

成 宏 邱彬彬 汪晓华

陈雪峰 林辉灿 单伟文

钟红阳 姚 雪 曹志毅

常 务 委 员 (75 人,按姓名笔画排序)

王 争 王丽娟 王 励

王昭文 王剑虹 王鸿应

王婕芯 王 聪 王 磊

牛惠燕 方玉柱 孔 宁

邓邦莲　甘宝霞　卢卫华
卢海平　白丽霞　冯天跃
成　宏　乔义强　任　福
刘　佳　刘炳华　齐春来
孙　莉　杜跃华　李卫斌
李玉超　李军安　李炎军
李诗佩　吴海珍　邱振兴
邱彬彬　何宝杰　何　超
汪晓华　张清洲　张增瑞
陈　彤　陈忠瑜　陈雪峰
陈清华　陈　强　邵永新
邵奇章　林辉灿　周华安
周荣贵　郑恩琪　单伟文
荣长根　钟红阳　侯传记
侯守虎　侯　军　洪　勇
姚　雪　贺　周　秦永生
聂永清　柴利国　徐荣俊
徐　琼　黄志军　黄坤友
曹广新　曹红旗　曹志毅
阎　川　梁利荣　韩　燕
程　铮　雷建亮　冀新江

委　　员　(346 人,按姓名笔画排序)
丁　杉　丁阿营　丁建兰
丁　鹏　丁德金　于　平
于兰义　于吉冬　马春敏
马彦龙　王之昌　王　丹
王正明　王　平　王永贵
王　戎　王传校　王　争
王兴彦　王聿明　王杏松
王丽娟　王　励　王秀华
王君臣　王青龙　王忠群
王荣华　王昭文　王贵江
王俊强　王剑虹　王炳贤
王　艳　王艳华　王晓林
王晓峰　王徐海　王海文
王　萍　王鸿应　王婕芯
王朝志　王寒荻　王　聪
王　磊　王德兴　王　曦
牛惠燕　毛长河　方小琴
方玉柱　方　刚　孔凡玲
孔　宁　邓汉高　邓邦莲
甘宝霞　艾则孜　左现武
石考龙　石　冰　石　岩
卢卫华　卢长亮　卢伯承
卢海平　白丽霞　冯天跃
冯奇洋　邢俊杰　成　宏
师海龙　曲天磊　吕万海
吕　军　朱小龙　朱功奇
朱北兰　朱晓杰　乔义强
伍　征　任　宏　任忠宝
任道普　任　福　朵开伟
刘　飞　刘凤杰　刘叶灵
刘名燕　刘江海　刘丽萍
刘明广　刘　佳　刘映雪
刘俊莉　刘炳华　刘冠馥
刘跃强　齐文英　齐　明
齐春来　许占国　孙佰军
孙建蓉　孙胜杰　孙　莉
严　明　严浩军　劳延虎
苏建宏　苏益敏　杜　娟
杜跃华　巫资雄　李　力
李大军　李卫斌　李玉超
李本光　李军安　李　君
李明星　李炎军　李宗族
李诗佩　李相礼　李剑英
李　勇　李根林　李海木
李　菲　李望松　李　超
李　强　李　璞　杨天才
杨艺农　杨永利　杨　旭
杨金锋　杨修安　杨　涛
杨娟明　杨维建　杨　晶
束　嫘　肖敬堂　肖　雷
吴志强　吴拓江　吴国照
吴海珍　邱振兴　邱彬彬
何　平　何宝杰　何祥言
何　超　何　锋　余文国
汪　伟　汪晓华　汪家斌
沈永胜　沈亚琴　沈洪敏

沈得伟　沈　翔　宋　海
张小军　张兆志　张守勤
张红伟　张劲松　张松涛
张昌宇　张春利　张春鹿
张　健　张梅花　张清洲
张绿平　张鹏程　张增瑞
陈　飞　陈今迈　陈红玉
陈志华　陈希柱　陈　彤
陈忠瑜　陈泽波　陈　钢
陈　俊　陈雪峰　陈清华
陈辉军　陈　强　陈　颖
陈　睿　邵永新　邵奇文
邵奇章　林永桂　林　松
林　勇　林辉灿　欧阳秋玲
易永利　易　艳　金帮明
金振富　周一天　周士强
周文波　周文渊　周永金
周亚军　周华安　周丽明
周荣贵　周梅晓　周　铭
周敏华　周　浩　周燕忠
冼逢珠　庞建国　庞　巍
郑　义　郑伦章　郑国健
郑荣涛　郑恩琪　郑　翼
单伟文　孟　笠　项光贵
赵文举　赵　宁　赵坤祥
赵明武　赵忠慧　赵春雨
赵海涛　赵　宾　赵　斌
荣长根　胡　伟　胡昕远
胡遒生　钟红阳　侯传记
侯守虎　侯　军(湖南)
侯　军(山西)　侯振华
俞国强　姜　明　娄铁盈
洪　勇　姚佳欣　姚　雪
贺　周　秦永生　秦　卓
聂永清　夏伟英　柴利国
钱卫东　钱　晨　徐杰安
徐荣俊　徐前洪　徐　琼
高志国　高建龙　高　辉
高善仁　郭光辉　郭　航
唐　群　涂良斌　黄北平
黄志军　黄坤友　黄林江
黄剑虹　黄美玲　黄　勇
黄锋云　萧　峻　曹广新
曹玉坤　曹炜晟　曹红旗
曹志毅　曹国新　龚青华
常国礼　常　亮　章捍东
章晓鸣　阎　川　梁利荣
梁国民　董长安　蒋志明
蒋志韬　韩　亮　韩　燕
韩　嫣　喻　宏　程　铮
程　喆　傅丽萍　曾志平
曾丽萍　曾昭玎　曾彦甲
谢正其　谢永志　谢发生
谢　伟　谢志付　谢跃世
谢燕峰　靳　华　赖　华
雷　丽　雷建亮　虞冠金
雍八益　赫　健　蔡　旭
廖　勇　稽国平　黎昌保
潘进勇　潘海雷　薛世杰
霍心海　冀新江　戴　瑛

青年委员　(21 人,按姓名笔画排序)
王　芳　史可梅　冯国梁
吕春阳　吕　琦　朱晓瑜
刘双斌　李　里　李佳欣
李德超　吴树洪　陈瑞君
陈新中　林弘恺　周　凯
郑淑敏　赵晓静　柏朝辉
姚红梅　钱雨菲　黄　韦

学术秘书　王　争
工作秘书　左晶媛　肖鹏飞
顾　　问　刘泓虎　高东华

第七届口腔黏膜病专业委员会名单

顾　　问　孙　正　陈瑞扬　王小平　陈作良
主任委员　唐国瑶
候任主任委员　周　刚
副主任委员　(5 人,按姓名笔画排序)
刘宏伟　刘　青　张玉幸

陈谦明　程　斌

常务委员　(20 人,按姓名笔画排序)

王万春　刘宏伟　刘　青
闫志敏　关晓兵　吴颖芳
何　园　张玉幸　张　英
陈谦明　周　刚　聂敏海
徐岩英　唐国瑶　陶人川
蒋伟文　程　斌　曾　昕
蔡　扬　魏秀峰

委　员　(58 人,按姓名笔画排序)

王万春　王　辉　王　翔
王新文　吕晓丽　朱建华
刘宏伟　刘　青　刘　莉
刘晓松　闫志敏　关晓兵
江崇英　江　潞　李泽慧
吴　岚　吴迎涛　吴颖芳
邱丽华　何　园　但红霞
张文萍　张玉幸　张　芳
张　英　张梅华　张　敬
张　静　陈立忠　陈谦明
苗群爱　罗　刚　周　刚
周海文　周　璿　郑立武
宗娟娟　赵丹萍　赵　民
赵　峰　洪　筠　聂敏海
徐岩英　高义军　唐国瑶
陶人川　陶小安　梁文红
蒋伟文　韩　莹　程　斌
曾启新　曾　昕　谢云德
蔡　扬　戴　琳　魏秀峰
魏　昕

青年委员　(30 人,按姓名笔画排序)

马立为　王宇峰　王　欣
邓冠红　刘　健　刘　瑶
许隽永　杜观环　杜　岩
李　敬　杨建堂　何明靖
何鹏飞　余飞燕　宋江园
陈小冰　罗小波　季晓黎
金建秋　金　鑫　周　倩
赵忠芳　赵　琛　赵雯雯
胡晓晟　高　峰　韩　琪
鲍喆煊　谭雅芹　魏　攀

学术秘书　吴　岚

工作秘书　王宇峰

顾　问　孙　正　陈瑞扬　王小平
陈作良

第四届中西医结合专业委员会名单

主任委员　华　红

候任主任委员　周永梅

副主任委员　(5 人,按姓名笔画排序)

王文梅　王　智　范　媛
周红梅　段开文

常务委员　(20 人,按姓名笔画排序)

王文梅　王　智　华　红
杜格非　何　虹　沈雪敏
陈英新　范　媛　林　梅
罗冬青　周永梅　周红梅
周　威　钟良军　段开文
黄小瑾　戚向敏　康　军
葛化冰　谭　劲

委　员　(57 人,按姓名笔画排序)

马鹏飞　王文梅　王汉明
王国芳　王　智　左渝陵
石　晶　卢　锐　付　洁
吕　霞　朱雅男　华　红
刘　英　刘　洋　刘铁军
许春娇　孙红英　孙志达
孙俊毅　杜格非　何　虹
谷群英　沈雪敏　张水龙
张媛媛　陈方淳　陈英新
陈晓涛　范　媛　林　梅
罗冬青　周永梅　周红梅
周　威　周　瑜　孟　箭
钟良军　段开文　段　宁
侯晓薇　宣　静　姚　华
袁昌青　聂艳萍　夏　娟
殷　操　高庆红　郭　伟
黄小瑾　戚向敏　康　军
葛化冰　董　岩　曾　堃

漆　明　谭　劲　薛　瑞

青年委员　(25 人,按姓名笔画排序)
马婧媛　叶　沛　任　倩
刘晨路　刘　瑾　杜永秀
李　多　李春蕾　李　敏
李维善　杨　宏　杨续艳
吴芳龙　吴　桐　何　昕
张招娣　周俊波　孟文霞
胡靖宇　施琳俊　娄佳宁
康媛媛　葛姝云　董文亮
储　庆

学术秘书　刘　洋

工作秘书　李春蕾

顾　问　周曾同　苟建重　张　虹

前任主任委员　林　梅

第二届口腔护理专业委员会名单

主任委员　徐佑兰

副主任委员　(8 人,按姓名笔画排序)
毕小琴　刘东玲　刘　蕊
李秀娥　林丽婷　俞雪芬
袁卫军　高玉琴

常务委员　(66 人,按姓名笔画排序)
马玉宏　马丽辉　王　卫
王　叶　王庆华　王芳云
王　鸣　王春丽　王春梅
王雪梅　王慧敏　文学锦
石兴莲　叶秀恬　由小蓉
冉　芳　白新华　毕小琴
吕艾芹　吕　艳　庄玉兰
刘东玲　刘　帆　刘志娟
刘治宇　刘　蕊　苏桂花
李秀娥　李岩峰　李　莉
吴红梅　邱钧琦　宋　贤
宋　清　张亚仙　张忠平
陈仕红　陈守会　林丽婷
罗　姜　罗　琼　金英淑
周红慧　赵佛容　赵树红
胡志萍　查春红　侯雅蓉
侯黎莉　俞雪芬　宫琦玮
姚　兰　姚志清　袁卫军
贾丽琴　徐佑兰　高玉琴
黄香河　黄　健　彭　军
韩佳南　焦菲菲　曾　健
雷建华　路海云　戴艳梅

委　员　(200 人,按姓名笔画排序)
马玉宏　马丽辉　马春凤
马艳萍　马　婕　王　卫
王凤英　王玉静　王　叶
王庆华　王宇群　王　芳
王芳云　王丽娟　王　鸣
王春丽　王春梅　王俊红
王　莉　王晓红　王晓萍
王雪梅　王　鸿　王　婷
王瑞芳　王翠萍　王慧敏
王　燕　文学锦　石凤红
石兴莲　叶丽娜　叶秀恬
叶国凤　叶慧铭　由小蓉
央　宗　冉　芳　付丽丽
白新华　冯　岩　毕小琴
吕艾芹　吕　波　吕　艳
朱雪美　庄玉兰　刘东玲
刘　帆　刘艮兰　刘志娟
刘英华　刘治宇　刘晓芬
刘晓霞　刘家宁　刘　婧
刘　然　刘　蕊　齐方梅
阮妙华　苏　娅　苏桂花
杜　青　杜　波　李大兰
李亚莉　李伟丽　李　华
李　丽　李秀娥　李岩峰
李秋华　李俊新　李艳秋
李　莉　李　倩　李继宏
李　静　李　聪　李　燕
李燕娥　杨苏琴　杨晓晖
杨　悦　杨　楠　肖　炜
肖　莉　吴红梅　吴丽玫
吴　宣　邱仁惠　邱钧琦
邹亚清　宋　贤　宋　清
张平英　张亚仙　张　芸

张丽萍　张忠平　张　娜
张晓丽　张　惠　张　瑜
张燕萍　张　霞　陈叶俊
陈仕红　陈守会　陈昕波
陈　香　陈　俭　陈晓红
陈　敏　陈章群　林丽婷
林朝虹　杭赛英　罗　姜
罗　琼　罗　葳　季中蕾
岳海莉　金英淑　周　军
周红慧　周国娟　周　群
郑晓丹　赵佛容　赵　宏
赵树红　赵　雯　赵渭娟
郝素萍　胡志萍　查春红
侯晓群　侯雅蓉　侯黎莉
俞雪芬　姜肖梅　宫琦玮
姚　兰　姚永萍　姚志清
姚　娜　姚　惠　贺艳霞
袁卫军　贾丽琴　贾美娜
顾忆闻　徐亚玲　徐佑兰
徐　胜　徐燕华　高玉琴
郭三兰　唐永平　唐爱红
唐　娟　黄春珍　黄香河
黄　健　黄慧萍　曹力燕
曹丽萍　戚培文　戚维舒
符云霞　章利淼　梁　燕
彭小莉　彭　军　彭　佳
董　航　蒋　愉　韩秀玲
韩佳南　惠秀丽　程　春
焦菲菲　曾　健　游　杰
雷建华　路海云　解志英
蔡亚南　廖　莹　端莉梅
谭晓娟　熊　英　黎　晔
潘丽珍　潘晓菁　薛　花
戴　轶　戴艳梅

青年委员　(30 人,按姓名笔画排序)
于洪丹　王　君　王烨华
王雅文　吕　苒　刘　伟
刘　克　刘　明　刘思敏
李　怡　李　娜　李雪晶
李　辉　李　媛　杨冬叶
杨丽君　杨　琴　陈兆冰
范小兰　郑明珠　侯亚丽
俞　娟　闻璐璐　姜　燕
秦　冰　高　苑　唐　鲁
程景霞　鲁银花　潘飞燕

学术秘书　王春丽

工作秘书　唐　娟

顾　　问　阮　洪

第一届口腔医学信息化管理分会名单

主任委员　曹战强

副主任委员　(8 人,按姓名笔画排序)
陆　曜　罗　勇　高　峰
韩　晟　廖　乍

常务委员　(8 人,按姓名笔画排序)
王　迪　田金萍　张　波
张　蓉　周治宇　姚　锋
倪　胜　徐　刚

委　　员　(48 人,按姓名笔画排序)
于舰斌　王　林　王　迪
史海波　代　泉　田金萍
吕中锴　朱　泓　刘　臣
刘　钊　李　俊　李　锐
杨晓莉　吴　强　沈海波
张　波　张凯亮　张　蓉
张栋良　张　速　张　睿
陈　伟　陈　群　陈　豪
陆　曜　欧阳小星　罗　勇
金文忠　周治宇　周道义
姚　锋　赵文艳　倪　胜
姜华东　徐　刚　徐志书
高　峰　殷　毅　郭　敬
曹战强　黄江红　黄　艳
韩　晟　彭红波　蒋　冰
傅海军　廖　乍　熊志圆

学术秘书　金文忠

工作秘书　陈怡帆

第四届全科口腔医学专业委员会名单

主任委员　王　霄

候任主任委员　陈莉莉

副 主 任 委 员　(8 人,按姓名笔画排序)

尹　林　邓旭亮　朱亚琴
陈永进　徐宝华　高承志
谢　洪　潘　宣

常 务 委 员　(68 人,按姓名笔画排序)

卫克文　马晟利　王左敏
王永功　王学金　王　霄
毛　钊　方厂云　尹　林
邓旭亮　申　海　冯兴梅
冯铁军　冯崇锦　吕亚林
朱亚琴　朱国雄　刘青梅
刘荣森　刘维贤　孙　勇
李　潇　杨文龙　杨　帆
杨　泓　吴佩玲　何　巍
余优成　奂忠平　冷卫东
汪建中　汪饶饶　张书平
张东升　张志宏　张　凯
张晓东　张　彬　张清彬
张　飚　陈巨峰　陈永进
陈莉莉　邵　丹　林松杉
周继祥　赵文峰　赵红宇
赵继志　胡永权　柯　杰
费　伟　贺小宁　袁昌青
夏登胜　徐宝华　高承志
郭　莉　郭家平　曹良菊
彭　诚　蒋　勇　韩晓兰
谢　洪　潘　洁　潘　宣
戴红卫　魏　斌

委　　　　员　(199 人,按姓名笔画排序)

丁　云　丁继芬　卜令学
于　旸　于　岚　卫克文
马　宁　马晟利　丰　景
王世霞　王左敏　王立军
王永功　王志刚　王志兴
王　芬　王　昊　王国栋
王忠东　王忠厚　王忠群
王学金　王秋旭　王莉莉
王海林　王　鸿　王　博
王　霄　牛文芝　毛小泉
毛　钊　方厂云　尹　林
邓旭亮　邓　巍　左渝陵
申　海　田晓文　丛　芳
冯兴梅　冯铁军　冯崇锦
成　洲　曲天磊　吕亚林
朱亚琴　朱　伟　朱　红
朱国雄　乔广艳　后　军
刘文娟　刘　宇　刘青梅
刘英志　刘荣森　刘维贤
米修奎　江　泳　农晓琳
孙世尧　孙　勇　李文超
李丛华　李克义　李启艳
李荣华　李海如　李海清
李雪莲　李雅彬
李斌(江苏)李斌(宁夏)
李　潇　李慧良　李毅萍
杨文龙　杨永进　杨再波
杨　成　杨　帆　杨　征
杨　泓　杨　剑　杨湘晖
杨德圣　肖玉鸿　肖希娟
吴佩玲　吴建勇　吴高义
何　巍　余优成　奂忠平
邹廷前　冷卫东　汪建中
汪饶饶　宋宏杰　张书平
张东升　张丛笑　张志宏
张　旻　张　凯(安徽)
张　凯(北京)　张　津
张晓东　张　彬　张清彬
张　斌　张新海　张　飚
陆尔奕　陈巨峰　陈正岗
陈永进　陈志远　陈建钢
陈莉莉　陈晓飞　陈菲菲
邵　丹　林松杉　欧阳奇明
罗云纲　罗　洪　周　建
周　威　周继祥　鱼灵会
郑雨燕　赵文峰　赵守亮
赵红宇　赵隽隽　赵继志
赵　晶　赵　强　赵　颖

郝自宝　荣　刚　胡永权
柯　杰　钟　凡　侯晓薇
律　娜　费　伟　姚金光
姚　瑶　贺小宁　贺慧霞
秦　卓　袁昌青　聂　嘉
夏志刚　夏登胜　钱文昊
徐远志　徐宏志　徐宝华
徐培成　徐静舒　高永波
高承志　郭红延　郭　莉
郭　涛　郭家平　黄长波
梅银娥　曹良菊　盛列平
梁宇红　随丽娜　彭友俭
彭　诚　葛化冰　葛　成
董志新　蒋　勇　韩晓兰
韩新光　程志刚　程　政
程　铮　程瑞修　谢　洪
廖旭辉　谭小尧　潘劲松
潘　洁　潘　宣　薛昌敖
戴红卫　戴　群　魏志民
魏利敏　魏　斌

青年委员　(29 人,按姓名笔画排序)
马　攀　王俊成　王　琳
王　燕　乔　敏　刘敬一
许永伟　杜　嵘　李　景
吴　赟　汪　丽　张　东
张艳丽　陈　琛　庞春燕
郑　苗　胡　丽　栗洪师
柴召午　钱　明　郭　嘉
崔　磊　阎　旭　彭　巍
谢红军　谢克贤　詹　静
廖正宇　燕　飞

学术秘书　马　宁
工作秘书　郑　苗　刘敬一
顾　　问　刘洪臣

第六届口腔颌面放射专业委员会名单

主任委员　王　虎
候任主任委员　王铁梅
副主任委员　(5 人,按姓名笔画排序)
王松灵　李　刚　张祖燕
郭　军　陶晓峰

常务委员　(17 人,按姓名笔画排序)
王松灵　王　虎　王铁梅
石慧敏　李　刚　李志民
李国菊　李　波　张祖燕
郑广宁　孟庆江　郭　军
陶晓峰　曹代荣　程　勇
傅开元　曾东林

委　　员　(54 人,按姓名笔画排序)
于美清　王松灵　王　虎
王铁梅　王　培　王朝俭
石慧敏　邢攀峰　朱　凌
朱祥奎　刘　敏　刘　鹏
闫　波　祁森荣　孙　超
杜　芳　李生娇　李　刚
李志民　李国菊　李　波
杨绿丽　肖　玲　吴大明
何展飞　沙晓雁　张　凯
张治勇　张祖燕　张智玲
张德明　陈建荣　武俊婷
林梓桐　郑广宁　屈振宇
孟存芳　孟庆江　赵晓帆
柳登高　夏东彬　郭兰田
郭　军　陶晓峰　曹代荣
董敏俊　韩方凯　程　勇
傅开元　普启宏　曾东林
游　梦　廖　兰　魏丽丽

青年委员　(10 人,按姓名笔画排序)
乐维婕　曲兴民　刘媛媛
孙志鹏　李　威　李晓敏
陈德华　袁　瑛　葛志朴
谢晓艳

学术秘书　李　刚
工作秘书　刘媛媛
前任主任委员　程　勇

第六届口腔种植专业委员会名单

主任委员　宿玉成
候任主任委员　赖红昌
副主任委员　(8 人,按姓名笔画排序)

王慧明 吴铁群 邱立新
宋应亮 陈 江 陈卓凡
宫 苹 徐淑兰

常务委员 (53 人,按姓名笔画排序)
马国武 马 威 王佐林
王慧明 戈 怡 邓飞龙
邓春富 叶 平 汤春波
李德华 吴 东 吴铁群
吴豪阳 邱立新 何家才
余优成 谷志远 邸 萍
宋应亮 张志勇 张 健
陈 宁 陈 江 陈卓凡
陈 明 陈 波 范 震
林 野 季 平 周延民
周 磊 孟维艳 赵保东
柳忠豪 施 斌 宫 苹
袁 泉 耿 威 夏海斌
顾新华 徐世同 徐淑兰
郭平川 唐志辉 黄远亮
黄盛兴 常晓峰 宿玉成
焦艳军 童 昕 谢志刚
赖红昌 满 毅

委员 (159 人,按姓名笔画排序)
马国武 马 威 王仁飞
王 方 王聿明 王远勤
王丽萍 王佐林 王劲茗
王 林 王国庆 王 峰
王稚英 王鹏来 王 熙
王慧明 木合塔尔．霍加
戈 怡 巴桑德吉 邓飞龙
邓春富 邓 悦 左 军
石培凯 叶 平 叶钟泰
史久慧 付 钢 白 轶
冯 青 兰 晶 曲 哲
朱兆夫 朱娟芳 任贵云
刘一涵 刘 月 刘正彤
刘亚林 刘传通 刘 倩
刘继红 刘清辉 刘静明
刘 鑫 汤春波 孙致宗
孙晓军 孙 竞 孙 烨
牟永斌 牟雁东 杜良智
李京平 李春明 李 涛
李德华 李德超 杨 成
杨国利 杨建军 杨晓喻
吴 东 吴铁群 吴润发
吴豪阳 邱立新 何 军
何宝杰 何家才 余占海
余优成 谷志远 邸 萍
邹德荣 汪振华 沈 铭
宋应亮 张大勇 张文云
张玉峰 张 宇(广州)
张 宇(北京) 张志宏
张志勇 张 健 张喆焱
张 磊 陈 宁 陈永辉
陈 江 陈希柱 陈卓凡
陈 明 陈 波 陈 辉
范 芹 范海东 范 震
林海燕 林 野 季 平
周 艺 周延民 周尚敏
周 磊 郑根建 郑葆春
孟培松 孟维艳 赵宝红
赵保东 赵静辉 胡文杰
胡劲松 柳忠豪 施 斌
姜宝岐 宫 苹 秦 猛
袁 泉 耿 威 莫安春
夏海斌 顾新华 徐世同
徐 欣 徐淑兰 殷丽华
高永波 郭平川 郭吕华
唐志辉 黄元丁 黄长波
黄文秀 黄 伟 黄远亮
黄建生 黄盛兴 常晓峰
宿玉成 葛精一 董广英
董 强 蒋 析 程志鹏
焦艳军 童 昕 温 波
谢志刚 赖红昌 雷建亮
满 毅 蔡潇潇 韶 波
谭包生 薛 毅 魏 娜

青年委员 (25 人,按姓名笔画排序)

王　凤　王　兴　方　巍
叶　颖　付　丽　吕绳漪
刘　鑫　汤雨龙　许舒宇
吴王喜　张馨文　陈　陶
尚德浩　周文娟　周　益
胡那日苏　贺龙龙　顾迎新
晏　奇　唐　华　黄宝鑫
程　伟　谢　超　雷　群
廖立凡

学术秘书　刘　倩
工作秘书　张　欣
前任主任委员　王佐林

第六届口腔颌面外科专业委员会名单

主任委员　石　冰
候任主任委员　沈国芳
副主任委员　(7 人,按姓名笔画排序)
王慧明　卢　利　李祖兵
杨　驰　张志光　胡开进
郭传瑸

常务委员　(43 人,按姓名笔画排序)
马　秦　王予江　王　如
王志勇　王慧明　石　冰
卢　利　朱保玉　刘彦普
刘　锋　孙长伏　孙沫逸
李龙江　李祖兵　杨　驰
吴汉江　吴煜农　何　悦
沈国芳　张东升　张　伟
张志光　张陈平　张　益
张　彬　张　斌
阿地力．莫名　林李嵩
尚政军　罗　恩　季　平
周　诺　郑家伟　胡开进
胡　敏　郭传瑸　郭家平
唐瞻贵　韩正学　韩新光
谢志坚　蔡志刚　廖贵清

委　员　(151 人,按姓名笔画排序)
马宇锋　马　洪　马　秦
王予江　王永功　王旭东
王　军　王　如　王志勇
王秋旭　王晓霞　王恩群
王　涛　王银龙　王稚英
王慧明　尹晓东　石　冰
卢　利　田　磊　达林泰
曲卫国　朱　林　朱保玉
朱慧勇　任战平　任贵云
多力昆 · 吾甫尔　刘少华
刘中寅　刘世杰　刘彦普
刘　浩　刘雁鸣　刘　锋
刘锡青　刘静明　江宏兵
汤　炜　许君武　许　彪
阮　征　孙小娟　孙长伏
孙志军　孙　坚　孙国文
孙明磊　孙沫逸　苏　彤
李龙江　李永生　李　军
李志勇　李克义　李劲松
李祖兵　李　勇　李福军
杨旭东　杨　驰　杨宏宇
杨建荣　吴汉江　吴　烨
吴煜农　何　悦　何黎升
何　巍　冷卫东　沈　军
沈国芳　张　力　张文峰
张东升　张　伟　张志光
张陈平　张　益　张　彬
张　斌　阿地力．莫名
陈仁吉　陈　刚　陈伟辉
陈林林　陈松龄　陈敏洁
邵乐南　邵益森　林李嵩
尚　伟　尚政军　罗　恩
季　平　周　青　周　炼
周　诺　郑根建　郑家伟
单小峰　孟　箭　赵云富
赵吉宏　赵华强　赵建江
赵洪伟　胡开进　胡图强
胡砚平　胡　敏　南欣荣
段晓峰　侯劲松　俞创奇
施　斌　祝颂松　费　伟
贾玉林　夏　超　徐晓刚
殷学民　高　瞻　郭传瑸

郭家平　唐瞻贵　黄永清
黄　欣　黄桂林　黄旋平
常群安　梁新华　屠军波
彭利伟　彭　歆　蒋灿华
韩正学　韩　冰　韩新光
喻建军　傅　升　焦晓辉
谢志坚　谢富强　路彤彤
蔡志刚　廖建兴　廖贵清
潘　剑　潘朝斌　魏建华

青年委员　(22 人,按姓名笔画排序)
马建明　王　成　孔　亮
冯芝恩　许　辉　麦华明
李云鹏　李运峰　李承浩
李　智　应彬彬　沈　毅
张富贵　胡延佳　钦传奇
徐中飞　黄圣运　黄明伟
黄海涛　黄雪蕾　龚朝建
蔡　鸣

学术秘书　何　悦

工作秘书　王琪贇　李承浩

顾　　问　赵怡芳

前任主任委员　刘彦普

第五届老年口腔医学专业委员会名单

主任委员　张亚庆

候任主任委员　吴红崑

副主任委员　(7 人,按姓名笔画排序)
吴补领　张汉平　陆支越
范　兵　黄晓晶　蒋伟文
储冰峰

常务委员　(36 人,按姓名笔画排序)
申　静　仪　红　朱国雄
刘　嘉　闫　萍　孙晓菊
李　冰　李　谨　李肇元
吴文蕾　吴红崑　吴补领
沙鑫家　张玉凤　张汉平
张亚庆　张忠提　张　蕾
陆支越　范　兵　林正梅
周崇阳　赵守亮　赵红宇
赵望泓　钱程辉　翁维民
高　杰　郭子杰　郭　斌
黄定明　黄晓晶　梁　燕
蒋伟文　储冰峰　戴丽霞

委　　员　(129 人,按姓名笔画排序)
于书娟　卫克文　卫　彦
王成坤　王旭东　王其宝
王国庆　王国轩　王建鸿
王恩群　王　燕　亓庆国
叶金海　申　静　仪　红
吕红兵　吕晓智　吕海鹏
朱庆萍　朱　奇　朱国雄
朱姗姗　朱保玉　朱琳虹
刘忠奇　刘　学　刘啸晨
刘　嘉　闫文娟　闫　萍
江千舟　汤雨龙　汤　晔
孙书昱　孙汉堂　孙晓菊
杜　娟　李天侠　李月玲
李生娇　李　冰　李　军
李丽华　李　艳　李彩霞
李淑娟　李　谨　李肇元
李磊磊　杨文丽　杨金锋
杨　泓　杨雪超　杨瑟飞
肖希娟　吴大明　吴文蕾
吴双燕　吴红崑　吴补领
何升腾　何　冰　何　俐
沙鑫家　宋恒国　张玉凤
张汉平　张亚庆　张　纯
张　明　张忠提　张　结
张晓芳　张新春　张　蕾
陆支越　陈敏慜　范　伟
范　兵　林正梅　林　成
林晓萍　林　媛　罗　峰
周崇阳　郑立娟　房付春
赵守亮　赵红宇　赵红萍
赵望泓　郝鹏杰　胡闻奇
胡　萍　胡腾龙　昭日格图
贾兴亚　夏春鹏　党　平
钱程辉　徐　斌　翁维民
翁蓓军　高永波　高　杰

郭子杰　郭红延　郭　峰
郭　斌　唐　颖　黄定明
黄胜春　黄晓晶　曹裕杰
曹福春　龚　娟　康　宏
商　红　梁广智　梁　燕
隋　文　随丽娜　彭文军
蒋伟文　程兴焕　储冰峰
楼北雁　戴丽霞　魏广治

青年委员　(25人,按姓名笔画排序)
王海燕　王润夫　史　亮
冯晓伟　冯　瑾　朱丽琴
朱笑菲　李光辉　李昌盛
李毓勤　汪　林　张　玮
张思思　张海峰　陈　飞
陈　帅　陈　明　陈　婷
周　毅　赵静辉　袁媛园
聂蓉蓉　黄小艳　阎　旭
蒋文凯

学术秘书　范　伟
工作秘书　吕海鹏

第二届口腔美学专业委员会名单

主任委员　徐　欣
候任主任委员　陈　江
副主任委员　(5人,按姓名笔画排序)
马楚凡　房　兵　黄　翠
韩向龙　谭建国

常务委员　(21人,按姓名笔画排序)
马楚凡　王光护　刘　峰
李鸿波　吴　哲　陈小冬
陈亚明　陈　江　陈　智
房　兵　孟玉坤　赵　克
侯本祥　徐　欣　黄　翠
黄　慧　曹　强　韩向龙
傅柏平　谭建国　樊　聪

委　员　(79人,按姓名笔画排序)
马红梅　马敏先　马楚凡
王小琴　王仁飞　王光护
王　屹　王　涛　王　熙
邓　婧　卢海燕　叶晓昂
史作慧　白　冰　白丽霞
包向军　冯云枝　冯剑颖
冯　敏　吕亚林　刘云松
刘伟才　刘　峰　江青松
孙　凤　孙迎春　孙　莉
李水根　李厚轩　李继遥
李鸿波　李超伦　李毅萍
杨　帆　连文伟　肖　瑞
吴轶群　吴　哲　邱晓霞
何　畏　邹　敏　汪振华
张磊涛　陈小冬　陈亚明
陈　江　陈　钢　陈　智
房　兵　孟玉坤　赵吉宏
赵　克　胡文杰　侯本祥
骆泉丰　徐　欣　高　旭
郭　航　郭　菁　黄元瑾
黄　弘　黄　翠　黄　慧
曹　阳　曹　强　章非敏
梁　晋　彭　勃　葛　颂
韩向龙　傅柏平　谢伟丽
詹　璇　蔡志斌　廖红兵
谭建国　樊　聪　魏文佳
魏　松

青年委员　(28人,按姓名笔画排序)
王亚珂　王芳萍　王　富
方　明　师晓蕊　任光辉
刘　宇　刘晓强　李　率
杨　秩　何利邦　邹　波
张　楠　张新春　张慧慧
陈　立　陈庆生　陈济芬
林　东　赵　宁　赵　伟
胡　铮　聂　晶　唐　甜
黄盛斌　黄　懽　程　立
雷　浪

学术秘书　高　旭
工作秘书　林　东　朱震坤
顾　问　王　兴　刘洪臣

第五届口腔医学教育专业委员会名单

主任委员　郭传瑸

候任主任委员　王　林
副主任委员　(7 人,按姓名笔画排序)
邓中荣　叶　玲　张玉峰
林正梅　周　诺　郑东翔
郑家伟
常务委员　(31 人,按姓名笔画排序)
王　林　王　茜　牛卫东
牛玉梅　邓中荣　邓嘉胤
叶　玲　边　专　孙卫斌
李奉华　李　松　李　昂
李铁军　吴补领　何家才
张玉峰　张　磊　陈　江
林正梅　季　平　周延民
周　青　周　诺　郑东翔
郑家伟　胡砚平　徐　欣
郭传瑸　郭　斌　谢志坚
廖　岚
委员　(99 人,按姓名笔画排序)
马净植　马　莉　马　健
王元银　王　永　王丽娜
王　林　王　珑　王　茜
王　静　牛卫东　牛玉梅
邓中荣　邓　婧　邓嘉胤
卢友光　叶　玲　冯剑颖
边　专　吕艳超　朱亚琴
朱　勇　朱　鹏　任秀云
刘良奎　刘劲松　米方林
江　泳　农晓琳　孙卫斌
孙建勋　纪　晴　严　斌
李　月　李宏捷　李奉华
李　松　李　昂　李金源
李铁军　李　琦　李　瑾
杨冬茹　杨　凯　杨　春
杨德琴　肖金刚　吴立鹏
吴补领　吴家媛　何家才
辛蔚妮　张玉峰　张　磊
陈凤贞　陈　江　陈　卓
林正梅　林　欣　林　静
季　平　岳阳丽　周延民
周　青　周海静　周　诺
郑东翔　郑家伟　赵望泓
胡砚平　胡　敏　胡温庭
柳忠豪　贺小宁　贺　瑞
秦明群　耿海霞　徐　欣
徐璐璐　高秀秋　高　静
郭传瑸　郭　斌　唐　昭
曹　颖　符起亚　阎　英
屠军波　彭　歆　葛林虎
曾常爱　谢中秋　谢志坚
谢　诚　谢思静　廖　岚
廖明华　熊世江　潘　灏
青年委员　(16 人,按姓名笔画排序)
王月红　王　林　王　莉
司　燕　孙书恺　孙　健
李小慧　吴　巍　张　源
周　政　郑庆华　胡亚军
洪　筠　葛少华　董　蕊
黎　彦
学术秘书　彭　歆
工作秘书　董美丽
前任主任委员　边　专
顾问　王松灵

第四届口腔麻醉学专业委员会名单

主任委员　张　惠
副主任委员　(5 人,按姓名笔画排序)
王　淼　邓晓明　杨旭东
张　卫　徐　辉
常务委员　(18 人,按姓名笔画排序)
王　淼　邓晓明　石立新
刘友坦　齐敦益　孙绪德
李建军　杨旭东　张　卫
张铁军　张　惠　陈志峰
郁　葱　周燕丰　姜　虹
耿智隆　贾　珍　徐　辉
委员　(57 人,按姓名笔画排序)
卜林明　弓胜凯　马鸿雁
王心怡　王冰舒　王雪峰
王　淼　王　智　邓晓明

石立新　白晓光　吕洁萍
朱　波　刘友坦　刘月江
刘　刚　刘春江　刘　毅
齐敦益　许　婷　孙　宇
孙绪德　孙　强　李建军
李　茜　李　荣　李　科
李　娟　杨旭东　杨　勇
闵红星　张　卫　张国良
张学政　张　娇　张铁军
张　倩　张　惠　陈志峰
范文国　林瑞华　郁　葱
周燕丰　郑周鹏　赵保建
施小彤　闻庆平　姜　虹
耿智隆　贾　珍　徐　辉
彭　伟　彭　涛　程凯军
蔡宏达　雒　珉　魏福生

学术秘书　张国良
工作秘书　刘　冰　梁丽荣
前任主任委员　姜　虹
顾　问　徐礼鲜　刘瑞昌　李　刚
单维芳

学术会议和展览会

在中国召开的国际性学术会议

第 10 届微笑列车唇腭裂治疗学术会议

时间:2018 年 3 月 16—17 日

地点:江苏省南京市

主办和承办单位:中华口腔医学会、微笑列车基金会主办,南京大学口腔医院承办

内容提要:国家卫生部前部长张文康、中华慈善总会副会长王树峰、中华口腔医学会会长俞光岩、南京大学医学院附属口腔医院院长胡勤刚出席开幕式并致辞,开幕式由美国微笑列车基金会全球高级副总裁兼中国项目首席代表薛揄主持。会议特别邀请了中华口腔医学会名誉会长王兴教授,中华口腔医学会口腔颌面外科专委会候任主委、中华口腔医学会唇腭裂诊治联盟主任委员石冰教授,中华口腔医学会唇腭裂诊治联盟候任主委尹宁北教授等专家出席并作特邀演讲。200 余位来自全国优秀项目医院的医疗骨干参加了会议,进行热烈讨论。为 43 家微笑列车项目优秀医院进行了颁奖。"微笑列车"唇腭裂修复慈善项目是旨在为我国贫困的唇腭裂患者提供医疗救助、为唇腭裂治疗定点医院的医护人员提供技术培训的一项世界性慈善项目。目前全国已有三十多个省、市、自治区共计四百多家医院成为其定点医院,共计逾十万余名贫困唇腭裂患者得到救治。华西口腔医院是微笑列车项目定点的 A 级医院,其唇腭裂外科是我国治疗与研究唇腭裂等先天性畸形的重要中心,为国家临床重点建设专科,治疗与研究水平国内领先、国际先进。十余年来,由石冰教授带领的唇腭裂治疗团队已为上万例贫困患者实施了唇腭裂慈善救助手术。由于工作表现突出,多次获得表彰,在此次大会上,华西口腔医院再次荣获 2018 年度微笑列车唇腭裂修复慈善项目"突出贡献医院"奖。

本次会议参会两百余人,内容涉及唇腭裂整复综合序列治疗、腭裂患者语音功能的评估与治疗、数字技术在唇腭裂治疗上应用

等热点内容,亮点突出,充分展示了近年来我国唇腭裂治疗领域的研究成果。

2018BITC 口腔种植国际论坛暨第六次 BITC 口腔种植大奖赛总决赛

时间:2018 年 3 月 23—25 日

地点:北京市

主办单位:BITC、士卓曼中国、盖氏中国等

内容提要:本次大会邀请到 6 位国际讲师、17 位国内专家联袂精彩演讲、近 80 位国内著名专家组成的决赛评审团以及参会的 1500 多位业界参加。经过 2017 年全国 12 场分赛激烈的角逐,最终评选出 20 篇优秀稿件参与此次大奖赛。

大会共分为骨增量、无牙颌、美学、数字化以及并发症等 5 个模块。中华口腔医学会名誉会长王兴教授、大会主席刘宝林教授、中华口腔医学会会长俞光岩教授、大会执行主席宿玉成教授分别为大赛做开幕式致辞。

23 日上午“骨增量”模块,会议主席为张志勇、周延民、李德华、宿玉成教授。

23 日下午“无牙颌”模块,会议主席为王佐林、陈江、邱立新、宿玉成教授。

24 日上午“美学”模块,会议主席为刘洪臣、冯海兰、王仁飞、宿玉成教授。

24 日下午“数字化”模块,会议主席为周磊、季平、柳忠豪、宿玉成教授。

25 日上午“并发症”模块,会议主席为周永胜、施斌、陈波、宿玉成教授。

大会总主持人张雪洋教授以及何家才教授、余占海教授、刘静明教授组成的计票委员会。选手们同台竞技,获得一等奖的是空军军医大学口腔医院丁明超(骨增量模块)、南京大学医学院附属口腔医院方明(无牙颌模块)、四川大学华西口腔医院周蜜(美学模块)、首都医科大学附属北京口腔医院林潇(数字化模块)和南京医科大学附属口腔医院汪乔那(并发症模块)。此外,5 人获得二等奖,10 人获得三等奖。

2018 年国际牙科研究协会(International Association for Dental Research,IADR)中国分会年会

时间:2018 年 3 月 28—30 日

地点:湖北省武汉市

主办和承办单位:中华口腔医学会批准,IADR 中国分会主办,武汉大学口腔医院承办

内容提要:共有近 300 名代表注册参会。中华口腔医学会会长俞光岩教授首先致辞,随后,IADR 中国分会主席郭传瑸教授和执行主席边专教授分别致辞,最后 IADR 副主席 Paula Moynihan 教授发言。

国际牙科研究协会年会是口腔医学研究领域最高级别的综合性学术盛会,设置基础研究和临床研究 2 个分论坛。特邀 IADR 副主席、英国纽卡斯尔大学 Paula Moynihan 教授、JDR - Clinical &Translational Research (JDR - CTR)主编、加拿大麦吉尔大学 Jocelyne Feine 教授、中国工程院外籍院士、美国国家医学院院士、美国加州大学洛杉矶分校王存玉教授和 IADR 亚太区侯任执行理事、香港大学牙学院金力坚教授 4 位外宾以及多位国内著名专家进行特邀演讲。另外,分别有 30 位参会代表进行大会发言,152 位会议代表进行壁报展示。上海交通大学口腔医学院口腔修复科蒋欣泉教授受邀发表“New Strategies for the Restoration of Oral - maxillofacial Morphology and Function”的主题报告;四川大学华西口腔医学院院长叶玲教授受大会邀请,做了题为“Epigenetic control of skeletal mesenchymal stem cells’ fate decision via histone methyltransferase Ash1l”的演讲。

年会期间,召开 IADR 中国分会理事会议,选举产生了新一届理事会,陈吉华教授任 IADR 中国分会主席(2018—2020)。同期举行的第 14 届 IADR 中国分会杰出青年学者奖比赛,来自全国口腔院校的 16 位代表参加了此次评比。口腔领域国际知名专家评委组根据选手研究内容、综合素质以及临场表现进

行评分。来自华西口腔医学院樊怡博士和上海交通大学的文晋博士获得了专家评委的好评与肯定,荣获比赛一等奖,并将代表中国分会参加 2019 年于加拿大举办的 IADR 年会总决赛。来自空军军医大学柯瑶、蒋文凯、武汉大学林楚娇、北京大学刘洋分别荣获二等奖,其余十名选手获得优秀奖。闭幕式上,进行了杰出青年学者奖颁奖仪式。

第十七届泛太平洋口腔种植学会议暨第二届西湖国际口腔种植高峰论坛

时间:2018 年 4 月 12—14 日

地点:浙江省杭州市

主办和承办单位:泛太平洋口腔种植学会主办,浙江大学医学院附属口腔医院、浙江省口腔医学会承办

内容提要:本次大会主题为“精准种植与修复的创新发展”。精准医学已成为现代医学发展的明确方向和核心课题,随着口腔医学的发展和种植技术的进步,精准种植已成为目前种植领域的主要发展方向。本次大会主要分为 4 个专场,包括数字化种植与修复、软硬主治的再造与重建、微创上颌窦底提升术的革新以及口腔前沿基础研究等,形式包括主题论坛、自由投稿以及优秀病例战士等。国内外口腔种植领域专家学者围绕口腔种植前沿技术、数字化精准口腔种植技术方案的系统评价等方面的前沿学术观点进行了演讲交流,对当前口腔种植医学进行了集大成的总结与创造性的探索,共同分享了口腔种植医学领域的丰硕成果,携手共推口腔种植医学事业的发展。

2018 年国际学术会议暨新院士授予大会(International Congress and Induction Ceremony)

时间:2018 年 6 月 19—20 日

地点:中国澳门

主办和承办单位:ICD 十三区、十五区联合主办,澳门口腔医学会承办

内容提要:大会主席由 ICD 第十三区主席周学东教授和第十五区主席侯锦泉医师共同担任。大会邀请了中央人民政府驻澳门特别行政区联络办公室宣传文化部邵彬副部长级助理,澳门特别行政区立法会陈亦立议员及黄洁贞议员,国际牙医师学院 John Hinterman 秘书长,中华口腔医学会名誉会长赵铱民、副会长凌均棨、卢海平、秘书长岳林、国际交流部部长刘怡、ICD 中国区秘书长陈谦明、ICD 中国区司库叶玲,澳门口腔医学会会长黄骏杰、香港牙医学会会长廖伟民、澳门贸易投资促进局执行委员刘关华、澳门医务界联合总会会长罗肖金等嘉宾代表出席了大会。联合新院士授予大会在庄严的中华人民共和国歌声中开始,岳林秘书长代表中华口腔医学会在大会上致辞,来自十三区的 57 名和十五区的 122 名牙科医生因突出贡献被授予国际牙医师学院院士称号。

学术大会紧紧围绕口腔感染性疾病与全身健康、CBCT 在口腔科的应用、智慧口腔医学等前沿方向,邀请美国 Michael Glick 教授、澳大利亚 Mark Bartold 教授、中国大陆周学东教授、赵铱民教授、司燕教授、中国香港 Michael Bornstein 教授、Maurizio Tonetti 教授等 12 位国内外知名专家和学者进行大会演讲,互动与讨论,与会代表享受到国际顶尖水平的口腔医学盛会。

国际牙医师学院举行“一带一路”国际论坛

时间:2018 年 6 月 21 日

地点:中国澳门

主办和承办单位:ICD 十三区、十五区联合主办,澳门口腔医学会承办

内容提要:为了深化“一带一路”沿线国家与地区口腔医学的交流与合作,国际牙医师学院(International College of Dentists)第十三区(中国区)与第十五区(由 13 个“一带一路”沿线国家和地区组成)联合举办“一带一路”论坛(Belt and Road Forum),中国区主席周学东、十五区主席侯锦泉主持论坛。越南、阿富汗、孟加拉国、印度尼西亚、缅甸、巴基斯坦、越南、泰国、新加坡、中国香港、中国澳门

的专家学者分别就加强“一带一路”国家和地区口腔医学的共同发展，从口腔医学教育、科技发展、口腔医疗经营模式的多样化、提高牙科服务质量等多个维度展开了精彩讨论。中国区秘书长陈谦明介绍中国区提出的关于深化“一带一路”沿线国家和地区口腔医学交流与发展的倡议，得到与会代表的高度评价和一致赞同，成为“澳门倡议”，即保持两个区经常性的交流与合作，每两年两个区举办国际学术会议，2020 年会议地点定为上海。

2018 年牙周与种植新进展国际研讨会暨黑龙江省牙周专委会年会

时间：2018 年 7 月 13—15 日

地点：黑龙江省哈尔滨市

主办单位：哈尔滨医科大学附属第四医院

内容提要：来自美国、加拿大、日本、韩国、中国台湾等地的知名口腔专家以及多位北京大学知名教授参会，黑龙江省牙周专委会委员及省内各地市口腔工作者，参加本次会议。本次会议主题为“2018 年牙周与种植新进展国际研讨会”，涵盖牙周、种植、美学修复、口腔医学教育等多个学科，介绍各领域最新的研究进展、科研创新、前沿信息、学术成果和精彩病例，有助于口腔医学多学科综合治疗理念交流与推广。

来自加拿大英属哥伦比亚大学 Larjava 教授做了《αvβ6 结合上皮整合素对牙周炎症及骨吸收的调控》，美国华盛顿大学牙科学院 Darveau 教授做了《先天防御系统对牙周内稳态维持的促进作用》，美国得克萨斯 A&M 大学牙科学院 Diekwisch 教授做了《牙周病的遗传因素分析》，美国得克萨斯 A&M 大学秦春林教授做了《牙本质磷酸涎蛋白（DSPP）：生物矿化的特征和作用》，北京大学口腔医学院栾庆先教授做了《牙周基础手术的原则与选择》，汉城国立大学牙科学院 Ku Young 教授做了《GTR 与 GBR 是否可以共存》，美国华盛顿大学牙科学院陈华教授做了《种植牙临床治疗中面临的挑战》，东京医科大学和泉祐一教授做了《牙周组织再生最新进展的临床前和临床研究》，庆熙大学赣东口腔医院 Park 教授做了《牙周治疗的公共和个人教育》，拜尔齿科培训中心主席林保莹教授做了《DSD 之上——牙周种植美学牙龈线之建构》，日本池田齿科池田院长做了《咬合力的控制与评价》，日本北海道大学有马太郎教授做了《磨牙症的诊断与评估》，哈尔滨医科大学附属第四医院毕良佳教授做了《牙周病治疗的成功之路》等精彩学术讲座。

第二届中国 · 东盟医学教育论坛——中国 · 东盟第一届口腔医学教育交流论坛

时间：2018 年 7 月 26 日

地点：贵州省贵阳市

主办和承办单位：贵州医科大学、贵州省口腔医学会主办，贵州医科大学附属口腔医院承办。

内容提要：中国工程院院士张志愿教授，英国玛丽皇后口腔学院 Teh Muy Teck 教授，柬埔寨菩提萨大学 Soeun Sopharith 教授，越南堪萨斯医科大学 Truong Nhut Khue 教授，老挝医科大学 Sidaphone Bounnhong 教授，泰国国立玛希隆大学 Pattarawadee Leelataweewud 教授，越南堪萨斯医科大学 Nguyen Thi Ngoc Diem 教授，泰国宋卡王子大学 Pongpanich Settakorn 教授，澳门口腔医学会副会长彭贵平教授，澳门口腔种植学会副会长邓楠教授以及众多国内口腔院校的负责人、专家等 100 余人出席了会议。会议围绕中国 · 东盟口腔医学教育的“标准化、科研能力提升、临床诊疗技术创新”三大主题，介绍了中国特色口腔颌面外科—传承与发展，口腔癌的数字化检测，中国中西医结合治疗口腔黏膜疾病的发展与研究，中国口腔美学的发展与未来，口腔颌面外科的教学及临床工作，虚拟手术及术中导航辅助下的下颌骨重建—从精准走向微创，以及口腔医学教育。

2018 年国际口腔医学本科生操作技能大赛

时间:2018 年 7 月 19 日

地点:四川省成都市

主办和承办单位:四川大学华西口腔医学院

内容提要:来自国内口腔院校和荷兰、美国、日本、英国、泰国、缅甸等国家的近 50 支代表队的百余名口腔医学本科生参加了比赛。本次技能大赛结合国内外口腔医学本科生专业培养目标,全方位考察参赛选手的手部基本技能和口腔临床操作技能。本次比赛中还首次加入了虚拟牙科训练机对选手的口腔基本操作技能进行客观评价,在比赛中选手们全身心投入,努力发挥出自己的最好水平。来自国内五所院校的 15 位评审专家分别对不同的比赛项目进行评审和点评。经过紧张有序的比赛,英国卡迪夫大学、四川大学、同济大学及武汉大学代表队获得团体一等奖,上海交通大学、大阪齿科大学、重庆医科大学等 8 支代表队获得团体二等奖,英国利兹大学、荷兰阿姆斯特丹牙科艺术中心(ACTA)、香港大学、加州大学旧金山分校(UCSF)等 12 支代表队获得团体三等奖。此外,14 名同学获得了单项奖。

国际口腔医学本科生操作技能大赛为各国大学生提供了展示自我风采的平台,以竞赛为契机促进学生主动提高自身操作技能,对培养具有国际竞争力的口腔医学拔尖人才起到重要推动作用。

第九次全国口腔儿童医学会议

时间:2018 年 9 月 12—16 日

地点:北京市

主办和承办单位:中华口腔医学会儿童口腔医学专业委员会和中国国际科技交流中心共同主办,北京大学口腔医院承办

内容提要:中华口腔医学会俞光岩会长,北京大学口腔医学院院长郭传瑸教授,全国牙病防治基金会理事长、中华口腔医学会儿童口腔医学专委会原主任委员、北京大学口腔医院葛立宏教授,华盛顿大学牙学院 Nestor Cohenca 教授,华盛顿大学牙学院儿童牙科徐征副教授,中华口腔医学会儿童口腔医学专委会主任委员北京大学口腔医院秦满教授、前任主任委员空军军医大学口腔医院王小竞教授、候任主任委员四川大学华西口腔医学院邹静教授等儿童口腔医学专委会副主委、常委、委员及来自全国各地的近千名儿童口腔医护参加了开幕式。开幕式由大会执行主席、北京大学口腔医院儿童口腔科夏斌教授主持。开幕式后大会特邀国际牙外伤学会主席,华盛顿大学牙科学院和西雅图儿童医院儿童牙外伤及牙体牙髓科主任 Nestor Cohenca 教授发表题为“截冠术与引导组织再生术治疗外伤固连牙的治疗”的主题演讲,参会人员积极提问,和演讲专家进行了深入的互动交流和沟通。

第 11 届亚洲儿童口腔医学会学术会议

时间:2018 年 9 月 14—16 日

地点:北京市

主办和承办单位:中华口腔医学会儿童口腔医学专委会和中国香港儿童牙科学会共同主办,北京大学口腔医学院承办

内容提要:来自中国、日本、韩国、印度、印度尼西亚、马来西亚、新加坡、印度、泰国等及中国港澳台地区的代表共同探讨儿童口腔医学现状及前景。大会共有 814 人参加,其中境外专家学者 118 人,交流论文 104 篇。本届会议开幕式由北京大学口腔医院儿童口腔科吴南医师主持,北京大学口腔医院院长郭传瑸教授代表会议承办方讲话,中华口腔医学会副会长刘洪臣教授和国家卫健委疾控局慢性病预防控制处副处长王莉莉在开幕式上致欢迎词并预祝大会圆满成功,本次大会主席中华口腔医学会儿童口腔医学专委会主任委员秦满教授在开幕式上向远道而来的代表表示欢迎,PDAA 主席 Dr Rashid Tahir 也发表讲话并对组委会的组织工作给予了肯定。

本次大会共设 8 个分会场,特别邀请长江学者施松涛教授以及国际牙外伤协会主席

大会 Nestor Cohenca 做专题报告,各分会场邀请了来自全国著名院校的二十余位儿童口腔医学领域专家学者做了特邀报告,就龋病及牙髓病、牙外伤、咬合诱导、行为管理及无痛治疗等主题进行特邀发言与专题演讲。大会同期举行了主题为"Caries in Asian Preschool Children – Current Status and Strategy,亚洲学龄前儿童龋病的现况和策略"的亚洲论坛,来自亚洲不同国家和地区的 9 位代表分别展示了儿童口腔龋病研究的新进展。

2018 国际正畸大会暨第十七次全国口腔正畸学术会议

时间:2018 年 9 月 18—21 日

地点:吉林省长春市

主办和承办单位:中华口腔医学会口腔正畸专业委员会与中国国际科技交流中心共同主办,吉林大学口腔医院、吉林省口腔医学会口腔正畸专业委员会承办

内容提要:本次大会共设学术活动 100 余场次,来自全国各地的 2 000 余名医生参会。中华口腔医学会俞光岩会长,中华口腔医学会正畸专委会白玉兴主任委员,吉林大学郦正副校长,吉林省卫健委杨春光副主任,吉林大学医学部李凡部长,吉林大学口腔医院周延民院长出席大会开幕式并致辞,开幕式由吉林大学口腔医院胡敏副院长主持。

近 80 位国内外口腔正畸专家在大会上进行了主题演讲,介绍了众多创新性的学术成果,内容涵盖了正畸新技术新材料新方法等。

本次大会首次采用电子壁报形式,共展示 160 余篇壁报,壁报数量和展示效果有了大幅提升。大会期间还举办了 COS2018 全国口腔正畸青年医师优秀病例展评活动,十位青年医师分别讲述了各自的参赛病例,并介绍其中的体会与领悟,十余位来自国内外的教授进行了病例点评,指点病例的优点与不足。另有 40 位青年医师进行了病例资料的现场展示。大会同期举办的器械材料展共吸引了国内外 40 余家厂商布展,分别展示了各自的最新产品。大会期间还举办了多个新书和产品发布活动。会议同期举行了第七届正畸专委会第一次全委会。

第六届中国－东盟国际口腔医学交流与合作论坛

时间:2018 年 10 月 19—20 日

地点:广西壮族自治区南宁市

主办和承办单位:国家卫生健康委员会、广西壮族自治区人民政府主办,广西医科大学口腔医学院承办

内容提要:本届口腔论坛以数字化口腔医学和口腔干细胞为主题,共举办开幕式、学术论坛、口腔优秀青年学生论坛等各项活动 16 场,共有来自中国(含港澳台)、东盟国家、美国、荷兰等国家 318 位嘉宾出席。

东盟国家卫生部口腔官员、牙医学会会长等在高峰论坛发言,围绕口腔公共政策、口腔医学发展等展开讨论。中国工程院院士张志愿、国际颅颌面放射学会主席杨杰以及中国、美国、东盟国家顶级口腔医学院校校长、院长、教授等分别演讲,围绕数字化口腔医学和口腔干细胞主题畅所欲言。

上海国际口腔修复大会

时间:2018 年 10 月 31 日—11 月 2 日

地点:上海市

主办单位:口腔修复科、上海市口腔医学会口腔修复学专业委员会、上海交通大学口腔医学院 · 口腔医学系联合主办

内容提要:大会由上海市口腔医学会口腔修复学专业委员会邹德荣教授、汪大林教授、王珏教授主持,来自全国各地的 300 余名口腔医师参加。本次大会邀请到国内外口腔修复学领域多位知名专家演讲与授课,包括悉尼大学口腔医学院 Iven Klineberg 教授、罗马琳达大学口腔医学院 Sree Koka 教授、日本昭和大学口腔医学院 Kazuyaoshi Baba 教授、解放军总医院口腔医学中心刘洪臣教授、四川大学华西口腔医学院于海洋教授、北京大

学口腔医学院周永胜教授、武汉大学口腔医学院黄翠教授、中国人民解放军空军军医大学陈吉华教授。

大会开幕式由蒋欣泉教授主持，来自海内外的各位专家在大会上做了精彩演讲。罗马琳达大学口腔医学院 Sree Koka 教授以社会学话题：人口老龄化为切入点，结合老年人生活自理能力及全身状况，介绍了老年化患者个性化种植修复的注意事项。悉尼大学口腔医学院 Iven Klineberg 教授带来了关于咬合系统相关的专业知识。昭和大学口腔医学院 Kazuyaoshi Bab 教授认为，数字化技术为修复治疗的流程节约了时间和精力，通过对传统技术和数字化技术的比较，详细描述了数字化技术修复治疗流程的变化。

刘洪臣教授通过讲述多个病例，使得观众们深刻体会到在人工种植牙修复过程中，多种因素可导致颌位关系的改变，规范化的咬合重建与调殆，是咬合治疗的重要组成部分。于海洋教授讲解了何为 TRS 导板及其在美学修复中的应用。美学修复是目前口腔修复治疗中经常面临的实际问题，他的讲座使观众们受益匪浅。周永胜教授通过精美的椅旁修复病例展示，体现了数字化应用的精准、个性化、高效率、高患者参与度等显著优点，还介绍了最新的椅旁数字化应用的研究。黄翠教授在“氧化锆粘接—不仅拥有，更要天长地久”的演讲中表示，氧化锆作为目前美学修复最常用的材料，其黏结固位是现代美学修复与微创修复的桥梁与基础，需要协调好各种影响口腔粘接的因素。蒋欣泉教授与学员们分享了近年来口腔颌面骨组织再生与牙种植表面改性的基础研究与口腔修复学临床应用进展，从多层次、多角度阐明了科技对口腔修复临床的推动。陈吉华教授主要从无牙颌患者的修复方案入手，介绍了如何根据患者的下牙槽嵴形态数据制定修复方案，这是一个新颖的临床课题，可为临床制定治疗方案提供新思路。

中华口腔医学会口腔医学科研管理分会第三次学术年会暨国际学术研讨会

时间：2018 年 11 月 10—11 日

地点：四川省成都市

主办和承办单位：中华口腔医学会主办，口腔医学科研管理分会、四川大学华西口腔医学院承办

内容提要：开幕式由副主任委员、四川大学华西口腔医学院常务副院长陈谦明教授主持，中华口腔医学会秘书长岳林教授、主任委员邓旭亮教授、四川大学华西口腔医学院院长叶玲教授分别致辞。美国加州大学洛杉矶分校王存玉院士、上海交通大学张志愿院士、四川大学张兴栋院士、首都医科大学王松灵教授、美国宾夕法尼亚大学 Chun – His Chuang 教授、澳大利亚昆士兰科技大学肖殷教授等 17 位国内外著名专家莅临大会，分别对干细胞、肿瘤、颌面部发育、生物材料、临床研究体系等口腔医学热点问题进行了特邀报告，为现场参会代表带来了一场学术盛宴。

会议期间，13 位青年学者进行了中国科协青年人才托举工程项目结题报告与项目进展汇报；同期举行的青年科学家论坛，展示了来自全国 41 个口腔院校的 76 位青年学者的创新研究课题。此外，国家口腔疾病临床研究中心（华西口腔医院）还举办了协同网络成员单位的临床科研培训会。

第一届中国 – 东南亚口腔颌面 – 头颈肿瘤论坛

时间：2018 年 11 月 12

地点：海南省

主办单位：博鳌超级医院和上海交通大学医学院附属第九人民医院共同主办

内容提要：来自中国、新加坡、马来西亚、泰国、印度尼西亚、缅甸及中国香港的 7 个国家和地区的 120 多名专家学者围绕“口腔颌面外科的新技术与进展”这一主题，进行学术和临床经验的现场交流与网络直播。

卫生领域的交流与合作是中国“一带一

路”建设倡议的重要组成部分，本次论坛旨在加强中国与东南亚国家在口腔颌面外科方面的交流与合作，共同提高沿线国家口腔颌面外科诊治技术，助力“一带一路”建设。

中国工程院张志愿院士，空军军医大学刘彦普教授，四川大学华西口腔医院石冰教授，北京大学附属口腔医院张益教授，上海交通大学医学院附属第九人民医院张陈平教授、杨驰教授、房兵教授、吴轶群教授、郭伟教授，中南大学湘雅医院翦新春教授等国内专家，以及香港大学 Peter Thomson 教授、Richard YuXiong Su 教授，新加坡国立医科大学 Asher Lim Ah Tong 教授，泰国 Boworn Klongnoi 教授、Panu Klapampai 教授，缅甸 Aung Htet Htun 教授等国际知名口腔肿瘤领域的专家发表专题演讲。分享主题包括中国化唇腭裂的治疗、口腔癌的根治与修复重建、数字化实时导航种植技术、咀嚼槟榔致口腔癌的诊断与治疗等。与会专家就肿瘤外科、创伤、唇腭裂畸形、种植外科等，共同探讨中国 - 东南亚口腔颌面外科临床诊治的最新进展及面临的挑战。

本次会议主题突出，针对口腔颌面、头颈肿瘤领域中的诸多热点问题，结合最新的循证医学证据和经验讨论对策或解决方案，帮助更多医生在面临和处理相关问题时能够采取更有效的治疗措施或处理策略，受益良多。

发展中国家系统性数字化正畸诊疗技术国际培训班结业典礼

时间：2018 年 11 月 30 日

地点：四川省成都市

主办单位：四川大学华西口腔医学院

内容提要：四川大学华西口腔医学院叶玲院长、院党委谭静书记、赵志河副院长、正畸学系主任白丁教授、正畸科主任赖文莉教授，本次国际培训班全体教师及来自泰国、老挝、印度、越南、马来西亚的 28 位学员参加了此次结业典礼。

结业典礼上，叶玲教授、白丁教授分别致辞，对此次国际培训班的圆满结束表示了热烈祝贺，对国际培训班的全体教师表示了衷心的感谢。随后，来自马来西亚及泰国的学员代表分别发言，对本次国际培训班给予了高度的评价，向学校、学院及培训班全体教师表示了衷心的感谢。本次国际培训班为期 20 天，在此期间，学员们系统地学习了数字化口腔正畸诊疗技术，全面提升了正畸诊疗能力及水平。此外，华西口腔还专门为学员们准备了内容丰富的实操课程、临床见习及文娱活动。在 11 月 29 日举办的国际培训班联欢晚宴上，华西口腔师生及各国学员们还进行了精彩纷呈的节目表演。本次国际培训班的开展，不仅为“一带一路”沿线国家培养中高端正畸专业技术人才做出了积极贡献，还推动了我国正畸技术及相关产品输出，深化了我国及华西口腔与“一带一路”沿线国家及地区在口腔医学领域的交流与合作。

第四届国际数字化牙科医学协会年会

时间：2018 年 12 月 10—11 日

地点：上海市

主办和承办单位：国际数字化牙科医学协会、上海交通大学口腔医学院与浙江大学口腔医学院联合主办，香港口腔医学会协办，由上海卓略企业管理咨询中心承办

内容提要：这是继 2017 年 12 月在德国举行第三届国际数字化牙科医学年会后，首次在国内举行的国际数字化牙科医学年会。来自瑞士、德国、意大利、美国等十几个国家和地区的 1 200 多名专家学者们齐聚一堂，围绕“数字化技术在口腔医学中的应用与研究”进行了广泛的学术交流和现场讨论。第四届国际数字化牙科医学协会（IADDM）年会主题为“全球数字化沟通与行动”，邀请国内外著名的口腔数字化专家与学者前来做精彩演讲，内容涵盖口腔数字化各个领域，包括数字化种植、数字化修复、椅旁 CAD/CAM，数字化成像、数字化正畸、数字化牙科整形、牙科美学的数字化创新以及数字化新技术等多个领域。会议形式多样，包括主题论坛、研讨会、

论文投稿以及病例视频展示等。此外，会议同期将会有医疗仪器设备展销，内容异常丰富。IADDM 宗旨在于推动牙科数字化的发展，促进全球牙科领域高标准的融合，传播数字化牙科医学的知识。基于协会的宗旨：吸引更多人员加入 IADDM，增加协会的活跃会员及准会员人数；增加 IADDM 的协会会员以及企业会员数量；扩大 IADDM 的知名度与影响力，使 IADDM 年会发展成为业内不可错过的数字化年会。本次大会为口腔领域医护人员、企业、医院搭建了学术交流平台。

本届大会设置学术征文评比一等奖 1 名，二等奖 3 名，三等奖 7 名以及优秀奖 8 名。经过紧张激烈的专业评选，上海交通大学口腔医学院口腔种植科赖红昌教授所带领的团队在众多专家学者中脱颖而出，荣获一等奖。赖红昌教授团队围绕数字化技术在口腔种植领域的应用展开一系列深入研究，通过数字化解构分析手段，针对前牙美学区骨缺损形态特点与植骨效果的关系进行分析；并整合分析骨缺损形态，以植骨效果为导向，进行骨缺损形态分类，旨在形成一套以治疗结果为导向的骨缺损形态分类方法及数字化分析测量程序。这也是继全球骨再生基金会的资助后，此研究所获得的又一国际认可与支持，体现了我国口腔种植事业日趋显著的国际影响力。

中华口腔医学会及其专业委员会会议

第三次全国口腔颌面修复学学术年会

时间：2018 年 1 月 5—7 日

地点：北京市

主办和承办单位：中华口腔医学会口腔颌面修复专业委员会和中国国际科技交流中心共同主办，北京大学口腔医（学）院承办

内容提要：学术年会开幕式由第一届口腔颌面修复专委会副主委周永胜教授主持，北京大学口腔医学院院长郭传瑸教授、中华口腔医学会口腔颌面修复专业委员会主任委员赵铱民教授、中华口腔医学会名誉会长王兴教授依次致辞。赵铱民主委提到口腔颌面修复专业委员会是中华口腔医学会最早成立的以疾病为中心的跨学科专业委员会，我国口腔颌面修复技术经过多年的努力已获得长足的发展，但各地口腔颌面修复医疗水平发展不均，口腔修复患者的就医便捷性还不够，专委会将继续为促性全国口腔颌面修复水平的均衡发展继续努力。王兴教授提出口腔颌面修复是目前口腔医学领域的短板，希望全国口腔医学工作者不要忽视每一个病例，将口腔颌面修复发展壮大，在该领域引领世界发展。在两天的学术会议中，来自全国各大口腔医学院校的多位在口腔颌面修复领域的知名专家做了精彩的主题和特邀演讲，演讲内容涵盖了头颈 - 颌面外科、修复、种植、正畸、放射、修复工艺、护理和组织再生等个学科领域，参会人员积极提问，和演讲专家进行了深入的互动交流和沟通。同时，来自全国各地的 40 位参会者进行了大会口头发言，就口腔颌面修复的新技术新进展、病例经验和总结、临床技术、体外研究等进行了汇报和交流。

第一次医疗器械临床试验新政解读及应对现场核查专题研讨会

时间：2018 年 3 月 17—18 日

地点：陕西省西安市

主办和承办单位：中华口腔医学会口腔急诊专业委员会主办，空军军医大学口腔医学院药物临床试验机构承办

内容提要：来自全国近 200 余名代表参加会议，邓中荣院长出席会议开幕式并致辞。

本次研讨会旨在为我国医疗器械临床试验的研究者、管理者及医疗器械企业提供一个良好的交流机会。会议邀请了国内知名专家原国家食品药品监督管理局药品认证管理中心副主任曹彩教授、上海长征医院修清玉教授、陆军军医大学第一附属医院陈勇川教授、空军军医大学唐都医院刘琳娜教授、西安交通大学第一附属医院陆明莹主任、空军军医大学口腔医学院陈永进教授、王晓娟教授、胡开进教授就医疗器械临床试验、机构管理及现场核查等方面进行交流。参会代表表示，此次会议为从事医疗器械临床试验工作的人员了解医疗器械新的政策法规，提升医疗器械临床试验研究水平，提高医疗器械临床试验数据的质量具有重要的意义。

2018 年中华口腔医学会第 5 次全国口腔杰青、优青论坛

时间：2018 年 4 月 13—15 日

地点：广东省广州市

主办和承办单位：中华口腔医学会口腔生物医学专业委员会主办、中山大学光华口腔医学院 · 附属口腔医院承办

内容摘要：美国医学科学院院士、加州大学洛杉矶分校王存玉教授，国内口腔医学领域的国家杰青/优青、长江/青年长江学者、青年千人等 20 名专家，以及 300 余名全国口腔医学研究工作者参加。会议开幕式由南京医科大学副校长王林教授主持，中山大学光华口腔医学院 · 附属口腔医院院长程斌教授、中华口腔医学会口腔生物医学专业委员会主委金岩教授、中华口腔医学会副会长王松灵教授、中山大学党委副书记余敏斌教授分别致辞。会议邀请王存玉院士，王松灵、金岩、李铁军、田卫东、范志朋、叶玲、刘怡、陈吉华、陈谦明、蒋欣泉、孙宏晨、邓旭亮、陈发明、陈莉莉、袁泉、孙瑶教授，牛丽娜、吴炜、陈泽涛副教授分别作专题报告，对口腔生物医学领域的前沿方向和研究热点进行交流和探讨。随后举行第一届全国口腔优秀青年研究展示，来自全国的 10 位青年研究者入围现场展示学术风采，其中赵行副教授（四川大学华西口腔医学院）、李蓓副教授（空军军医大学口腔医院）、刘燕副研究员（北京大学口腔医学院）在本次比赛中脱颖而出，获得了第一届全国“口腔优秀青年奖”。

第三届老年人牙周病跨学科综合治疗新进展高峰论坛暨美学修复科技帮扶全国巡讲（河南站）

时间：2018 年 8 月 10—11 日

地点：河南省郑州市

主办和承办单位：郑州大学第一附属医院、中华口腔医学会口腔修复学专业委员会、河南省口腔医学会联合主办，郑州大学口腔医学院、郑州大学第一附属医院 · 河南省口腔医院、河南省口腔医学会老年口腔医学专委会、河南省口腔医学会颞下颌关节病学与（㪫学）专委会、河南省口腔专科联盟承办

内容提要：国内口腔医学领域的顶级专家就老年患者的诊疗模式与老年口腔医学发展、老年人牙周病牙周微创基础治疗新进展、老年人牙周病引起的牙列缺损美学修复功能并存新进展以及科技帮扶等多方面理论知识开展了学术交流。会议设六大实操课程，同时举行主题为“炫彩梦想秀 口腔好医生”的跨学科综合治疗及实施病例展评大赛、“健康口腔爱心公益大讲堂”活动与专家义诊。

中华医学会行为医学分会副主任委员耿庆山教授在“老年患者的诊疗模式与老年口腔医学发展”中提到要重视牙周病与全身疾病的作用。闫福华教授以“牙周再生治疗进展”为题，从翻瓣术的重要性引出了目前 GTR 及其他再生治疗等技术的进展情况。束蓉教授以“牙周植骨术的方法与抉择”为题通过牙周再生手术的概念、愈合方式、手术方式及方法抉择四方面详尽地为大家讲述了牙周植骨术的基本内容。刘洪臣教授分别做了两场报告，以“对咬合及颞下颌关节的新认识”“ 口腔学科与咬合及颞下颌关节紊乱病规范化调

殆 - 调整咬合解析”为题。王勤涛教授以“中老年牙周病特点及治疗思路”为题。陈江教授以“生长发育与咬合重建的关系初探——兼论精准咬合重建的原则”为题。马楚凡教授以“美容即刻种植与即刻修复的风险和对策”为题。孙凤教授以“数字化导板下即刻种植即刻修复的牙龈处理”为题。黄翠教授以“口腔临床粘接的质量控制和要素管理”为题。郜雨女士以“前牙美学一体化氧化锆全瓷的应用”为题。

河南省口腔医院副院长何巍进行了以“老年口腔颌面组织缺损的修复重建”为主题的演讲。河南省口腔医学会老年口腔医学专委会副主任委员王旭东就口腔健康和全身健康的关联性进行了详细介绍。河南省口腔医学会老年口腔医学专委会副主任委员陈栋就中老年人牙周病软组织重建技巧进行了交流与分享。河南省口腔医学会副会长王国庆与大家分享了富血小板纤维蛋白在口腔种植中的应用。河南省口腔医学会颞下颌关节病学与殆学专委会主任委员张月兰进行了以“正畸美学与关节舒适位”为主题的演讲。讲座和实际操作课程,围绕老年人的疾病特点、老年人全身健康与口腔健康的关系、伴有全身疾病的老年人牙周病牙周微创基础治疗新进展以及老年人牙周病引起的牙列缺损美学修复功能并存新进展及科技帮扶等多方面理论知识开展学术交流。对老年人牙周病及牙周病引起的牙列缺损从牙周、正畸、咬合、美学、种植、修复等问题进行全面多方位新进展讲座,对推进老年口腔疾病防治,维护老年人口腔健康将起到积极促进作用。

中华口腔医学会第十次全国口腔黏膜病学术大会暨第八次全国口腔中西医结合学术大会召开

时间:2018 年 8 月 29 日—9 月 1 日

地点:上海市

主办和承办单位:中华口腔医学会口腔黏膜病专业委员会、中西医结合专业委员会主办,上海交通大学医学院附属第九人民医院、北京大学口腔医院等单位承办。

内容提要:大会注册人数 358 人,参会人数突破 500 人。本次大会邀请宁光院士、顾瑛院士、刘平教授和陈谦明教授做了交叉学科专题报告。大会同期举行了“三大洲口腔黏膜病会议”,邀请了来自美国、澳大利亚和伊朗等国的 6 位国外学者在大会上做了报告。大会收到来自全国各省、市、自治区的论文共计 181 篇,病例报告 140 篇,其中 32 位学者在大会上交流了口腔黏膜病、口腔中西医结合研究的相关报告,24 位学者以病例报告的形式交流了口腔黏膜病的诊治案例。

2018 全国口腔修复工艺学学术年会

时间:2018 年 8 月 29 日—9 月 1 日

地点:上海市

主办和承办单位:中华口腔医学会口腔修复工艺学专业委员会主办,上海交通大学医学院附属第九人民医院及上海市口腔医学会承办

内容提要:大会的主题是“口腔修复工艺的传承与创新”,旨在促进行业先进技术、先进工艺的广泛传播与推广应用。来自全国各地及海外的 300 余名代表参加了本次学术年会。本次年会首次开展了义齿加工行业发展论坛,为业内专家交流口腔技师的培养教育、义齿加工行业发展动态等方面提供了平台;随后举办了“第四届中国优秀口腔技师技术展评”暨“口腔美学修复优秀病例展评”,共收到全国 96 份病例;同期还进行了“第四届数字化口腔设计展评活动”的启动仪式等活动。

中华口腔医学会第九次全科口腔医学学术会

时间:2018 年 8 月 30 日—9 月 1 日

地点:上海市

主办和承办单位:中华口腔医学会全科口腔医学专业委员会中国科协国际科技交流中心共同主办,上海市第十人民医院等单位承办

内容提要:约 420 人注册参会。本次学

术会议聚焦"口腔健康与全身疾病"、"口腔跨学科综合诊疗"、"全科口腔医学与口腔民营医疗"三大主题,突出全科口腔医学学术特色,以临床实际需求为导向,开拓执业思路与管理模式;同时继续举办第二届"优秀青年学者"汇报展评,为口腔全科青年医师提供展示切磋、沟通交流的平台。

中华口腔医学会口腔病理学专委会 2018 年学术年会

时间:2018 年 9 月 14 日

地点:山西省太原市

主办和承办单位:中华口腔医学会口腔病理学专委会主办,山西医科大学口腔医院承办

内容提要:本次会议是中华口腔医学会口腔病理学专委会首次走进校园的病理学年会,既弘扬了山西医科大学博采众长、集思广益的学术精神,也体现了山西医科大学口腔医院积极进取,团结协作的办会精神,为全国口腔病理界人员奉献了一场精彩的智慧盛宴。山西医科大学副校长王宏伟、口腔医院赵彬院长、山西省口腔医学会会长张并生、中华口腔医学会口腔病理专委会主任委员钟鸣出席了本次会议,并致开幕辞。会议邀请了美国德克萨斯农工大学郑懿兴教授、日本朝日大学永山元彦教授做精彩演讲。与会人员共计 130 余人,投稿 110 余篇,壁报展示 20 余张。会议形式多样,囊括专家论坛,青年论坛,临床病理讨论会及教学论坛 4 个部分。

建党强会精准帮扶 口腔美学公益讲座

时间:2018 年 9 月 25 日

地点:贵州省遵义市

主办和承办单位:中华口腔医学会口腔美学专业委员会主办,遵义医科大学附属口腔医院承办

内容提要:由口腔美学专委会党小组组长徐欣教授、主任委员谭建国教授带队,口腔美学党建扶贫暨公益讲座走进遵义。来自遵义地区以及黔东南州、黔西南州的各类医疗机构的口腔同仁、研究生和规培生 150 余人参加了本次学术讲座。在学术会上,北京大学口腔医(学)院修复科的谭建国教授就牙列重度磨耗的功能美学重建进行深入浅出的精彩讲解;来自山东大学口腔医(学)院的徐欣教授、中南大学湘雅医学院附属海口医院的徐普教授、北京大学口腔医院修复科的陈立博士根据不同的临床病例探讨了前牙区的种植美学;北京大学口腔医院修复科的樊聪、刘晓强博士全面、详细地讲解了全瓷贴面的美学修复;四川大学华西口腔医(学)院正畸科的韩向龙副教授、北京大学口腔医(学)院牙周科的栾庆先教授则从多学科融合,以达到真正的功能与美学兼顾的修复重建方面做了学术讲座。

首届"颌面微整形学习班"

时间:2018 年 9 月 26—27 日

地点:陕西省西安市

主办和承办单位:中华口腔医学会口腔颌面外科专业委员会主办、口腔医院颌面整形科协办

内容提要:此次学习班围绕颌面微整形的基础研究、颌面部解剖、微整形临床操作要点以及一些常见问题展开讨论,邀请四川大学华西口腔医院整形科王杭教授、西京医院皮肤医院分中心主任高琳副教授、西安华艺医疗美容医院院长封兴华教授、昆明大学第二附属医院整形科主任王继华教授与学员分享了微整形方面的应用心得,并展示了典型案例。期间学习班组织全体学员赴口腔医院观看临床示教,分别由颌面整形科曹强主任演示"颌面部肉毒素注射",李云鹏主治医师演示"颌面部自体脂肪充填"。此次培训班涵盖范围广,触及层面深,多方位教学模式获得了学员的一致好评。

中华口腔医学会第八次全国口腔生物医学学术年会

时间:2018 年 10 月 12—14 日

地点:江西省南昌市

主办和承办单位:中华口腔医学会口腔医学生物学专业委员会主办、南昌大学附属口腔医院承办、西安组织工程与再生医学研究所协办

内容提要:大会邀请 IADR 副主席、"十三五"首席科学家、长江学者、杰出青年等众多国内外生物医学研究领域的精英们共聚英雄城南昌,400 余名来自全国各地的代表参会。会议分特邀报告、专题报告、口腔新晋杰出研究者论坛及口腔优秀青年研究论坛四个版块。

会议期间共举办 5 场特邀专题报告、9 场专题报告、1 场大会论坛、大会发言 11 人、32 位口腔青年研究者角逐第七届口腔生物优秀青年研究奖,120 位研究生参与第三届口腔生物医学新锐奖评选,论文投稿 260 余篇(其中基础论文 218 篇,应用论文 40 余篇)。

特邀专题报告中,来自第四军医大学口腔医院院长赵铱民以"自主式种植牙机器人的研制及临床应用"为题,详细介绍了拥有完全自主知识产权的自主式种植机器人的前期研发过程,并已经在临床上完成了全球首例由机器人操作的种植手术,并取得良好的临床效果。同济大学生命科学与技术学院院长,干细胞研究及转化领域专家高绍荣教授、以"早期胚胎发育的表观遗传控制"为主题,介绍了课题组有关体细胞重编程的相关研究进展。美国宾夕法尼亚大学牙医学院口腔分子生物系系主任施松涛教授与参会人员分享了"Epigenetic regulation in mesenchymal stem cell immune therapies"。美国南加州大学 Ostrow 口腔医学院副院长柴洋教授以"bi - directional interaction between mesenchymal stem cells and transit amplifying cells in tissue homeostasis"为题做报告。

首都医科大学副校长、中华口腔医学会副会长王松灵教授就"人牙髓间充质干细胞注射新药研发与应用"向大家分享了最新的研究进展,并对人牙髓间充质干细胞新药的临床应用前景非常看好。

在专题报告部分,金岩教授就"ALPL 可以影响间充质干细胞功能并导致牙骨病变",李铁军教授就"基于外显子测序的舌鳞状细胞癌相关基因筛选及功能测定",王佐林教授就"口腔种植的相关生物学问题",陈吉华教授就"季铵盐生物材料的研究新进展",孙宏晨教授就"靶向杀伤口腔癌的研究",邓旭亮教授就"人工微环境调控细胞分化",范志朋教授就"微环境对间充质干细胞再生牙组织的影响的表观遗传调控机制",蒋欣泉教授就"口腔颌面部组织再生及功能修复新策略"、贾荣教授就"RNA 可变剪接调控与口腔疾病"分别向大会做了报告。

在口腔新晋杰出研究者论坛中,叶玲教授向大家分享了"Enhancing WNT7B signaling promotes bone regeneration and protects against osteoporosis associated with aging or estrogen deficiency" 、周永胜教授以"非编码 RNA 与间充质干细胞的成骨分化"为题作了精彩的汇报、孙瑶教授就"细胞纤毛内转运蛋白与硬组织矿化"介绍了相关的研究进展。

第十四次全国口腔颌面外科学术会

时间:2018 年 10 月 19—21 日

地点:重庆市

主办和承办单位:中华口腔医学会口腔颌面外科专业委员会主办,重庆医科大学附属口腔医院承办

内容提要:来自美国、德国、瑞典及国内多省、市、自治区及特别行政区等近 1 600 名专家教授、口腔医务工作者共襄盛会,会议由重庆医科大学附属口腔医院院长季平教授主持。

大会特邀中国工程院院士邱蔚六先生作"不忘初心,砥砺前行"开场报告,邱院士代表中国口腔颌面外科人骄傲地宣布:"经过全体口腔颌面外科人 32 年的共同努力,我们已基本建立了一个具有中国特色、属于自己的学科组织,中国颌面外科已立足世界之林并享

有一席之地。”大会还邀请到活跃在口腔颌面外科各个领域的国内外顶尖专家学者和团队,就学科发展前沿的基础和临床研究成果作精彩演讲,内容涵盖牙槽外科及种植,颌面畸形整复,颌面肿瘤、唾液腺及脉管疾病、口腔护理等内容。授课专家结合大量的临床病例、实验研究和文献回顾,与大家共同分享了新材料、微创、大数据、数字技术、智能技术、3D 打印、精准医疗在口腔颌面外科的应用,多位专家提出多学科协作的 MDT 模式、数字化技术、机器人技术将成为学科下一步方向。

口腔颌面外科专业委员会换届大会暨第七届第一次全体委员会议在大会期间举行,新一届中国口腔颌面外科专业委员会成立,华西口腔医学院石冰教授当选新一届口腔颌面外科专业委员会主任委员。

中国科协“青年人才托举工程”项目进展及结题报告导师指导会

时间:2018 年 11 月 10 日

地点:四川省成都市

主办和承办单位:中华口腔医学会主办,四川大学华西口腔医(学)院承办

内容提要:中华口腔医学会岳林秘书长及主管科技研究部侯本祥副秘书长出席。本次会议特别邀请到来自美国加州大学洛杉矶分校的王存玉院士、上海交通大学的张志愿院士、四川大学的周学东教授、首都医科大学的王松灵教授、四川大学的陈谦明教授、中国医科大学的孙宏晨教授、武汉大学的陈智教授、中山大学的程斌教授、上海交通大学的蒋欣泉教授、北京大学的邓旭亮教授、首都医科大学的范志朋教授、北京大学的周永胜教授、空军军医大学的张铭教授、华中科技大学的陈莉莉教授、中南大学的谢晓莉教授作为导师团成员。青年人才托举工程项目导师团队听取了中国科学技术协会和中华口腔医学会资助的第二期 7 名被托举人及第三期 6 名被托举人的项目报告,并对被托举人给予了全面的指导。

第十一次全国牙体牙髓病学学术大会

时间:2018 年 11 月 7—8 日

地点:湖南省长沙市

主办和承办单位:中华口腔医学会牙体牙髓病学专业委员会主办、中南大学湘雅口腔医学院承办

内容提要:来自全国各大高校和医院的逾千名口腔专家、学者参会。本次会议由“名师讲坛”开场,四川大学华西口腔医学院周学东教授、北京大学口腔医学院岳林教授、武汉大学口腔医学院范兵教授、空军军医大学口腔医学院金岩教授、武汉大学口腔医学院程勇教授等特邀嘉宾就牙体牙髓领域的新观点、新理念、新方法展开专题报告,演讲贯穿牙体牙髓病学的基础到临床,使大家近距离体会名师的严谨治学与大家风范。“中青年专家论坛”精选来自全国各地的 12 位中青年专家的病例,就显微技术在牙体牙髓病诊疗中的应用及该领域最新研究成果、临床新技术进展进行交流。“多学科交叉论坛”特邀中南大学湘雅医院急诊专家李小刚教授、中南大学湘雅二医院内分泌专家谢忠建教授、美国爱荷华大学口腔全科专家陈曦教授等国内外知名专家对全身疾病状态下牙体牙髓疾病的诊疗做专题报告,并对典型病例进行点评和讨论。本次大会同时以壁报形式展示来自全国各级院校的牙体牙髓百强病例投稿,从中选出十强病例,进行现场展示和汇报。

2018 年中华口腔医学会口腔医学教育学术年会

时间:2018 年 11 月 10—13 日

地点:湖北省武汉市

主办和承办单位:中华口腔医学会口腔医学教育专业委员会主办、武汉大学口腔医学院承办

内容提要:来自全国的 800 余名代表参会。空军军医大学口腔医学院邓中荣院长作应邀围绕“以岗位胜任力为导向的口腔医学人才培养模式的探索与思考”做发言,得到与

会嘉宾一致好评。上海交通大学口腔医学院14 名中青年教师出席会议。朱亚琴教授应邀做大会发言,题目为“口腔全科诊疗理念在本科临床教学中的探索”,杜嵘老师在分会场发言交流,题目是“口腔科医患沟通 - 角色扮演法在病史采集教学中的应用”,张妍老师在思政会场做了“上海交通大学口腔医学院本科长学制思政工作交流”汇报。华西口腔医学院院长叶玲教授带队,20 余名师生代表参加会议。孙建勋副书记以“以双创力为导向的华西口腔医学人才培养 ”为题做大会报告,展示了华西口腔医学院多维度双创人才培养体系以及取得的成效。在分会场,华西口腔医学院教务部部长张凌琳教授向与会代表分享了华西口腔医学院对口帮扶西北民族大学口腔医学院的经验与成效;教学实验室郑庆华副主任作了题为“牙体牙髓病学实验教学中引入牙髓血运重建技术的探索研究”的报告;团委张金军书记以“围绕育人核心、立足青年特点、突出学科特色——四川大学华西口腔医学院团学工作探索与思考”和与会同仁进行了学生思政工作交流。

第十三次全国老年口腔医学学术年会

时间:2018 年 11 月 11—13 日

地点: 湖北省武汉市

主办和承办单位:中华口腔医学会主办、武汉大学口腔医学院承办

内容提要:此次年会共有近 300 位学者齐聚一堂,收到论文投稿 120 篇。大会邀请了栾文民、刘洪臣、台保军等 9 名国内外长期从事老年口腔医学研究的专家对目前老年口腔医学发展前沿进行了专题演讲。演讲题目涵盖老年口腔医学的各个方面,包括对伴有全身疾病的老年人口腔治疗的风险控制、老年患者的微创种植、中国居民口腔健康状况及防控策略、利用特殊工具进行上颌窦提升减少老年患者术后反应等,为进一步提高我国老年口腔医疗水平起到了积极作用。空军军医大学口腔医院牙体牙髓病科张亚庆教授当选第五届老年口腔医学专业委员会主任委员,张亚庆教授、吕海鹏副教授代表医院进行了大会演讲,就“CAD/ CAM 全瓷嵌体修复并发症及对策和牙科显微镜在 CAD/ CAM 嵌体修复中的应用”等问题进行了深入交流。华西口腔医学院吴红崑教授当选新一届老年口腔医学专委会候任主任委员。

地方口腔医学会会议

首届口腔罕见病与遗传病天汉高峰论坛

时间:2018 年 3 月 29—31 日

地点:陕西省汉中市

主办和承办单位:空军军医大学主办,陕西省口腔医学会承办

内容提要:大会由生物教研室主任段小红教授主持,中华口腔医学会秘书长岳林,副秘书长陈铭和陕西省口腔医学会副会长陈永进参加会议并致辞。中国医学科学院副院长、北京协和医学院副校长张学教授,北京大学口腔医学院冯海兰教授,首都医科大学范志朋教授、武汉大学口腔医学院宋亚玲教授等做了精彩学术报告,内容涉及口腔罕见病与遗传病的临床治疗、单基因和多基因遗传病、表观遗传等相关研究成果。大会还开设了“首届口腔罕见病与遗传病病例大赛”,来自全国的中青年学术骨干和临床医生进行了精彩的病例报告,邀请了来自中国医学科学院北京协和医学院、空军军医大学、四川大学、北京大学、首都医科大学、武汉大学、中山大学等多家单位的遗传病学和口腔遗传病学知名专家。病例大赛从来自全国 10 多个口腔医学院校的众多临床病例投稿中遴选了 14份优秀病例进行现场展示。通过现场评比,

来自空军军医大学与南京市口腔医院的两位医师摘得桂冠。同期召开的口腔遗传病专委会筹备工作会议讨论了我国口腔遗传病研究现状和面临的问题，对专委会成立的必要性达成了共识。

口腔西部会种植专题会议——“口腔种植并发症的处理与预防”

时间:2018 年 4 月 25 日

地点:四川省成都市

主办和承办单位:华西口腔医学院种植科与四川省口腔医学会、中国西部口腔医学协作组共同主办

内容提要:大会邀请了中华口腔医学会口腔种植专委会现任主任委员王佐林教授、中华口腔医学会口腔种植专委会前任主任委员李德华教授、纽约州立大学 Michael Sonick 教授、香港植齿与颌面外科中心周国辉教授及华西口腔医学院种植科满毅教授，在满毅教授的主持下，五位国内外顶级的专家分别以“All on 4 种植体倾斜植入技术”，“规范化种植——预防种植体周围炎的关键”，“组织管理与美学种植成败考量”，“口腔种植在牙列重建的数字化方案”，“种植修复食物嵌塞原因及处理”为主题，从种植手术、种植长期并发症、种植美学并发症、种植体常见并发症等几个方面做了深入的探讨。

口腔护理教育高峰论坛

时间:2018 年 4 月 25—27 日

地点:四川省成都市

主办和承办单位:四川大学华西口腔医院

内容提要:第十七次中国(西部)国际口腔医学学术会在成都世纪城国际会展中心隆重举行。会议开展了“四手操作理论竞赛”和“口腔护理教育高峰论坛”等护理系列活动，吸引了来自全国多家口腔医疗机构、院校的百余名口腔护理骨干、教师、专家到场学习和交流。全国 40 多名专业护理人员参与了“四手操作理论竞赛”，经过理论笔试和提问抢答两部分的激烈角逐，华西口腔医学院牙体牙髓科护士李春燕获得本次竞赛的特等奖。“口腔护理教育高峰论坛”由华西口腔医学院护理部副主任毕小琴教授、邓立梅教授主持。陆军军医大学护理学院院长朱京慈教授、中山大学护理学院院长尤黎明教授等护理教育领域的专家，回顾了我国护理教育的发展历程，讲解了护理临床教学的组织与实施方法等。华西口腔医学院毕小琴教授做了“口腔专科护士培养及临床使用”的专题讲座，介绍了国内外口腔专科护士培养现状，分享了华西口腔医学院专科护士培养及使用策略，对我国口腔专科护理人才培养和学科发展提出了展望。

四川省口腔医学会口腔预防专业委员会成立暨首届学术年会

时间:2018 年 4 月 26 日

地点:四川省成都市

主办和承办单位:四川省口腔医学会

内容提要:四川省口腔医学会口腔预防学专业委员会成立大会在成都世纪城国际会展中心举行。会议经推选产生了四川省口腔医学会口腔预防第一届专业委员会:华西口腔医学院预防科主任胡涛教授当选为首届主任委员，副主任委员由华西口腔医学院尹伟副教授、四川省疾病预防控制中心慢病所邓颖主任医师等 6 名同志当选，委员会总共由 58 名委员组成。四川省口腔医学会副会长兼秘书长郭锡久教授、华西口腔医学院副院长杨征教授和中华口腔医学会口腔预防医学专业委员会主任委员、武汉大学口腔医学院党委副书记台保军教授分别致辞。

首届四川省口腔预防专委会成立期间还举行了中华口腔医学会 I 类学分继续医学教育项目“首届西部国际口腔健康管理大数据论坛”，中华口腔医学会预防口腔医学专业委员会前任主任委员、上海交通大学口腔医学院常务副院长冯希平教授，中华口腔医学会预防口腔医学专业委员会候任主任委员、中

山大学光华口腔医学院副院长林焕彩教授，中华口腔医学会预防口腔医学专业委员会常务委员、北京大学口腔医院口腔预防保健科主任郑树国教授，四川大学华西医院循证医学与临床流行病学中心李静教授，中华口腔医学会口腔预防医学专业委员会主任委员、武汉大学口腔医学院党委副书记台保军教授，四川省疾病预防控制中心慢病所邓颖主任医师和华西口腔医学院口腔预防科主任胡涛教授等先后做了专题讲座。

“华山杯”口腔医学生临床技能邀请赛

时间:2018 年 5 月 26—28 日

地点:陕西省西安市

主办和承办单位:西安交通大学口腔医院、西安交通大学实践教学中心

内容提要:“华山杯”口腔医学生临床技能邀请赛是以展示各口腔医学院校临床教学水平、增进各院校学生相互交流为目的的一次重要比赛，共有包括空军军医大学口腔医学院、中国医科大学口腔医学院、山东大学口腔医学院等在内的 12 个高校代表队参赛。本次比赛分六站和一个趣味竞赛，比赛共设一等奖 2 队、二等奖 4 队、三等奖 6 队，旨在响应国家“一带一路”促进共同发展的战略，通过比赛加强医联体单位的战略合作，共同提升口腔医学本科生的临床实践教学水平。比赛设临床接诊、病例分析、口腔内科操作、颌面外科操作、口腔修复操作、急救技能操作和趣味技能竞赛，均为口腔临床最常见的实践操作项目。为了确保比赛的公平、公开、公正，所有评委均从参赛的 12 个院校中等额抽取，所有参赛选手均着大赛统一提供的洗手衣和白大褂，所有非操作类项目均委托第三方命题，并在赛前统一拆封。

“华山杯”口腔医学临床技能邀请赛是首次西北地区院校主办的大规模赛事。西安交通大学代表队和空军军医大学代表队分获全国“华山杯”口腔医学生临床技能邀请赛一等奖，新疆医科大学口腔医学院、中国医科大学口腔医学院、石河子大学口腔医学系和山东大学口腔医学院代表队分获二等奖，重庆医科大学口腔医学院、宁夏医科大学口腔医学院、内蒙古医科大学口腔医学院、西安医学院口腔医学系、兰州大学口腔医学院和西北民族大学口腔医学院代表队分获三等奖。

京津冀口腔种植学术研讨会

时间:2018 年 6 月 23 日

地点:天津市

主办和承办单位:天津市口腔医学会种植专委会、天津市口腔医院、天津市口腔质量控制中心、天津市口腔临床技能培训中心共同举办

内容提要:来自京津冀地区多个医院及民营机构的三百多名口腔种植医生参会。本次学术会议邀请了同济大学口腔医学院王佐林教授，中国医学科学院北京协和医院口腔种植中心主任宿玉成教授，南方医科大学口腔医院周磊教授，北京大学口腔医院邱立新教授，四川大学华西口腔医院宫苹教授，武汉大学口腔医院种植科主任施斌教授，福建医科大学口腔医学院陈江教授，与天津市口腔医院张健教授携手，分别就“基于几种骨量不足条件下的种植方法选择”，“骨增量的临床原则与临床程序”，式上颌窦底提升技术及并“侧壁开窗发症防治”，“前牙区软组织美学处理的时机”，“骨劈开在牙种植外科应用中的思考”，“如何制定美学区种植方案”，“上颌窦底骨增量的循证医学证据”及“从外侧壁开窗入路术式浅谈上颌窦底提升的复杂性”等题目进行了精彩的学术报告，帮助广大同仁医生解决种植治疗中的软硬组织增量问题。

2018 京津冀口腔颌面外科论坛

时间:2018 年 8 月 18 日

地点:北京市

主办和承办单位:北京大学口腔医学院、天津市口腔医院/南开大学口腔医院、河北省口腔医学会口腔颌面外科专业委员会和晋中市第一人民医院联合主办

内容提要:来自北京、天津、河北、山西、山东、内蒙古和香港的 260 余名代表参加了本次会议。北京大学口腔医学院副院长蔡志刚教授出席会议并致辞。香港大学牙医学院 Peter Thomson 教授和苏宇雄教授应邀进行精彩学术报告。本次论坛对口腔颌面外科领域临床技术及科学研究的最新进展进行了研讨,为中青年口腔颌面外科医师搭建了学术交流平台,充分体现口腔颌面外科发展的新视角、新理念和新技术。在会议设立的最佳自由发言竞赛中,北京大学国际医院刘玥医师荣获一等奖。与会代表还就加强京津冀地区的区域合作进行了充分的交流与讨论。近年来,在北京大学口腔医学院的带动和支持下,京津冀地区的口腔颌面外科专业呈现出显著的发展和提高。北京大学口腔医学院口腔颌面外科将积极响应京津冀协同发展的国家政策,落实帮扶共建工作,广泛开展区域合作,推动本区域口腔颌面外科的协同发展。

2018 口腔种植学术会议浦江论坛

时间:2018 年 9 月 21—22 日

地点:上海市

主办和承办单位:中华口腔医学会口腔种植专业委员会主办,同济大学口腔医学院、附属口腔医院承办

内容提要:来自全国的 700 余名口腔种植同仁参会,论坛邀请了国内外 15 位口腔种植领域的知名专家开设讲座。中华口腔医学会口腔种植专委会主任委员、同济大学口腔医学院 · 附属口腔医院院长、大会执行主席王佐林教授致开幕辞;中国科学院院士、同济大学副校长陈义汉教授代表同济大学致欢迎词;中华口腔医学会会长俞光岩教授和中华口腔医学会名誉会长、大会主席王兴教授也分别致辞。此次浦江论坛就"口腔种植骨增量方法"及"数字化技术"两大热点问题进行主题演讲及讨论。会议创新性地采取视频结合病例图片、动画的方法,授课专家结合自身临床经验、文献回顾和实验研究,分享口腔种植的最前沿理念及最先进技术。

2018 华西口腔国际前沿论坛

时间:2018 年 10 月 23 日

地点:四川省成都市

主办和承办单位:四川大学华西口腔医学院

内容提要:作为四川大学 122 周年校庆暨华西口腔 111 周年院庆的主题活动之一,2018 华西口腔国际前沿论坛于成功举行。论坛邀请到来自美国国立卫生研究院(NIH)颅颌面牙科研究所(NIDCR)主任 Martha Somerman 教授,美国医学与生物工程学会(AIMBE)院士、天普大学 Peter Lelkes 教授,密歇根大学 Michael Razzoog 教授、Marianella Sierraalta 教授和纽约州立大学布法罗分校 Richard Conley 教授,以及德克萨斯农工大学欧阳红姣副教授、密歇根大学刘飞副教授、天普大学杨懋彬副教授和纽约州立大学吴亭熹助理教授等华西口腔校友,就口腔医学及交叉学科的进展前沿,做了学术报告。

论坛期间,与会嘉宾还参观了中国口腔医学博物馆、口腔疾病研究国家重点实验室以及华西口腔国家教学示范中心,并与华西口腔医学院相关科室的临床和研究人员进行了深入的学术交流,同时就今后的学术交流、人才培养、科学研究等方面的合作达成了初步共识。

口腔医学进展论坛

时间:2018 年 10 月 31 日

地点:上海市

主办和承办单位:上海市口腔医学会口腔修复专业委员会、上海交通大学口腔医学院 · 口腔医学系

内容提要:论坛由蒋欣泉教授主持,邀请来自悉尼大学(University of Sydney)口腔医学院口腔修复科主任 Iven Klineberg 教授和陈惠博士做精彩演讲。Iven Klineberg 教授创建了澳洲历史上第一个"口腔修复专科项目",在 1979—2017 年任悉尼大学口腔医学院口腔修

复系主任，两任口腔医学院院长，在 1996 年被授予澳大利亚员佐勋章。Iven Klineberg 教授所做的“磨牙症及牙体缺损 – 检查及修复治理”的主题演讲，带来了关于咬合系统相关的专业知识，探讨了磨牙症的病因，详细介绍了磨牙症及牙体缺损的检查及修复治疗，并讲解了关于 Dahl 理念用于牙体缺损修复的实例，引起热烈讨论。

医学生创新创业华西论坛

时间：2018 年 11 月 3 日

地点：四川省成都市

主办和承办单位：四川大学华西口腔医学院和华西临床医学院共同主办

内容提要：医学生创新创业华西论坛如期举行。四川大学党委学生工作部陈森部长、教务处创新创业工作领导小组办公室吴迪副主任、校团委苏德强副书记、华西临床医学院党委沈彬副书记、华西公共卫生学院党委张琦副书记以及来自中山大学、浙江大学、中南大学、厦门大学和华西五院的师生 80 余人参与此次论坛，孙建勋副书记出席论坛并主持论坛交流环节。

论坛上，华西临床医学院病理研究室包骥副研究员结合自身指导中国“互联网 + ”大学生创新创业大赛金奖团队的经历，分享通过高校学术型社团开展大学生创新创业教育的实践与体会。工信部校企协同创新中心项目专家委员会特聘专家、互联网 + 大赛评委王嘉骏先生从创新创业导师的角度探讨了“互联网 + ”给医学学科带来的变化。参会各院校的师生代表结合学校特色分享在医学生创新创业教育上的做法和经验，华西口腔医学院团委书记张金军老师在论坛上交流发言。

论坛期间，华西口腔还开展了口腔医学生双创学术沙龙，邀请中山大学口腔医学院双创团队与学院学生团队就口腔医学生创新创业如何向纵深发展，进行讨论。

2018 年“第一届青岛国际口腔医学论坛”暨青大附院 120 周年院庆学术会议

时间：2018 年 11 月 16—18 日

地点：山东省青岛市

主办和承办单位：青岛市口腔医学会主办，青岛大学口腔医学院承办

内容摘要：荷兰 Radboud 大学牙学院教学副院长、修复功能系主任、国际修复学会主席 Nico Creugers 教授、日本长崎大学齿学部部长 Ikuya Watanabe 教授、香港大学牙医学院副院长 Jin Lijian 教授、上海交通大学口腔医学院副院长梁景平教授、同济大学口腔医学院院长王佐林教授等出席会议。出席专家对牙髓再生及活髓保存、全球牙周健康、儿童行为管理、牙和营养、牙生物材料、颅颌面导航技术、全数字化正颌技术、种植技术等进行专题报告。本次会议促进了口腔各学科间学术的交叉与融合，提升了口腔医疗、教学和科研水平，为口腔医学者提供了展示学术研究成果、获得新技术、开拓新视野的良好平台。

湖北省口腔医学会口腔医学设备器材分会成立大会暨第一届学术会议

时间：2018 年 11 月 13 日

地点：湖北省武汉市

主办和承办单位：湖北省口腔医学会

内容提要：武汉大学口腔医院赵心臣副院长全票当选为分会主任委员。湖北省口腔医学会副会长庞光明及其他代表出席了会议，会议由武汉大学口腔医院南东旭副处长主持并做工作报告。湖北省口腔医学会庞光明副会长宣读分会成立批复文件。大会对口腔医学会设备器材分会主任委员、副主任委员、常务委员、秘书长进行选举。委员代表共选举出 20 名常务委员，其中主任委员 1 名，副主任委员 7 名，秘书长 1 名。武汉大学口腔医院赵心臣副院长全票当选为主任委员。成立大会后，进行湖北省口腔医学会口腔医学设备器材分会第一届学术年会。

会议邀请了中华口腔医学会口腔医学设备器材分会常务委员、中国医学装备协会口

腔装备与技术专业委员会主任委员罗奕教授，华西口腔医学院教授、中华口腔医学会口腔医学设备器材分会顾问、中国医学装备协会理事、中国医学装备协会口腔装备与技术专业委员会副主任委员刘福祥教授，首都医科大学附属北京口腔医院院长助理、中华口腔医学会口腔医学设备器材分会顾问、中国医学装备协会口腔装备与技术专业委员会副主任委员宋鹰教授，空军军医大学第三附属医院教授、中华口腔医学会口腔医学设备器材分会常务委员、中国医学装备协会口腔装备与技术专业委员会副主任委员杨继庆教授到会做专题讲座。几位嘉宾分别就《医学装备引领下的口腔医学技术发展》《数字牙科 - 快速崛起的新兴产业》《规范医疗器材管理，助力口腔医学发展》《口腔激光设备的发展及其质量控制》几个方面进行了深入的讲解。会议的最后，赵心臣主任委员进行总结发言，分会将会搭建临床专家与业界产学研合作交流的平台，保障口腔医疗器械的质量安全和临床使用安全，更好地推动口腔设备器材实现科学管理。

第十届环渤海国际口腔种植研讨会

时间：2018 年 11 月 23—24 日

地点：天津市

主办和承办单位：天津市口腔医院、天津市口腔医学会口腔种植专委会和天津市口腔医院临床技能培训中心主办

内容提要：本次大会围绕“立足根本，开拓创新”的主题，大会特邀天津市口腔医院院长刘浩教授、大连市口腔医院院长陈小冬教授、烟台市口腔医院院长柳忠豪教授担任大会主席，邀请中国医学科学院北京协和医院口腔种植中心主任宿玉成教授，同济大学附属口腔医院院长王佐林教授，烟台市口腔医院院长柳忠豪教授，上海交通大学医学院附属第九人民医院吴轶群教授，空军军医大学口腔医院种植科宋应亮教授，大连市口腔医院种植科主任曲哲教授，河北省口腔医学会副会长、河北省口腔医学会口腔种植专业委员会主任委员薛毅教授，美国德克萨斯州州立大学口腔专业访问教授 Kim Kyoung Won（金京元）教授，广东省口腔医院原副院长周磊教授，南京医科大学附属口腔医院口腔种植中心主任汤春波教授，南京大学医学院附属口腔医院口腔种植科温波教授，印第安纳大学口腔修复系、前 ITI 美国分会主席 Dean Morton 教授，天津市口腔医院副院长张健教授等专家授课，通过最新的口腔种植修复研究进展和典型病例介绍，为与会医生分享。

中国医师协会口腔医师分会相关会议

中国医师协会第四次全国会员代表大会

时间：2018 年 1 月 8 日

地点：北京市

主办和承办单位：中国医师协会

内容提要：会议选举出 137 名常务理事，319 名理事。北京大学口腔医（学）院口腔颌面外科教授、中华口腔医学会会长俞光岩当选中国医师协会新一届理事会副会长。北京大学口腔医院院长、中国医师协会口腔医师分会会长郭传瑸教授当选为理事会常务理事。这次换届选举是在十九大报告提出“实施健康中国战略”的关键时期举行的，今后的五年面临着新的任务和新的挑战。作为口腔医师的代表，北京大学口腔医（学）院成员将深入学习贯彻党的十九大精神和习近平总书记在全国卫生和健康大会上的讲话精神，不忘初心，凝聚共识，充分发挥口腔医师分会的职能作用，为中国医师协会的不断发展壮大传递力量。

中国医师协会口腔医师分会第三期基层口腔

医师学术培训资助活动

时间:2018 年 6 月 8—12 日

地点:北京市

主办和承办单位:中国医师协会口腔医师分会

内容提要:本次是继 2016 年、2017 年连续两年资助西部 12 个省、市、自治区基层医师赴京参加学术培训活动后,分会再次面向西部地区组织的第三期基层口腔医师学术培训资助活动,共有 33 名基层口腔医师参加了第 23 届中国国际口腔设备材料展览会学术交流与培训班。培训后应基层口腔医师要求,分会于 6 月 12 日上午组织基层医师前来北京大学口腔医院座谈并参观,中国医师协会口腔医师分会会长/北京大学口腔医院郭传瑸院长、中国医师协会口腔医师分会副总干事/北京大学口腔医院张伟副院长、中华口腔医学会岳林秘书长出席座谈会并合影。参观活动得到医院领导及临床科室的大力支持与热情接待,医师们实地走访了口腔颌面外科二病区、牙体牙髓科、修复科、种植科、综合科等 10 余个科室,同时就自己关心的科室布局与管理、疑难病例诊治、器械消毒、进修培训等问题与科室相关人员进行互动交流,现场气氛热烈。自 2016 年以来,分会组织三期活动累计资助基层医师 97 名,在对西部基层医师开阔眼界、提高学术水平及临床诊疗能力、激励职业自信心与服务基层使命感等方面起到积极推动作用,活动同时得到中华口腔医学会、国家卫健委国际交流与合作中心的大力支持。

中国医师协会口腔医师分会第四届委员会第四次全体委员工作会

时间:2018 年 6 月 8 日

地点:北京市

主办和承办单位:中国医师协会口腔医师分会

内容提要:本次会议在有关法律制度培训方面,邀请最高人民法院研究室民事处陈龙业副处长就“医疗损害司法解释重点问题的理解与适用”做专题报告。会议审议并通过郭传瑸会长就 2017 年 6 月以来分会工作开展情况的报告。自 2017 年 6 月以来,分会第四届委员会积极推进自身建设,召开第四届委员会第三次全体委员工作会议并多次组织不同形式的领导班子工作会议,通过微信群做好委员会内部工作信息的上传下达,加强六个工作委员会的工作开展与组织建设,遵照协会要求开展会员管理与服务工作,积极参与“树兰医学奖”、“白求恩式好医生”、“中国医师奖”等评奖推荐活动,继续开展基层口腔医师学术培训资助活动,举办多项国家级继续医学教育项目,认真行使自律维权职能,完成协会交付的各项任务。会议审议并通过有关专题工作报告:王林副会长做口腔医师分会会员发展情况通报;边专副会长做基层口腔医师学术培训资助活动情况汇报。会议审议并通过各工作委员会工作报告:张伟主任委员有关自律与维权工作委员会报告;凌均棨主任委员有关继续教育工作委员会报告;郭莲主任委员有关人文与道德建设工作委员会报告;甘宝霞主任委员有关民营口腔医师工作委员会报告;林野主任委员有关口腔种植医师工作委员会报告。会议决定在本次全委会后就下列议题开展调研性意见征集,用以指导、协调、安排下一步工作:分会会员发展工作;基层医师学术培训工作;是否继续增设相关口腔专业医师工作委员会;年会的策划与组织;全体委员考勤管理等。

中国医师协会口腔医师分会口腔医师论坛

时间:2018 年 6 月 9—10 日

地点:北京市

主办和承办单位:中国医师协会口腔医师分会与国家卫生健康委员会国际交流与合作中心联合举办

内容提要:分会于北京第二十三届中国国际口腔设备材料展览会期间召开第四次全

体委员工作会议、第十六届口腔医师论坛、第二届口腔医师高端论坛等会议。

分会召开的第二届口腔医师高端论坛旨在邀请医疗行业的领军人物、名医名家，着重展现他们对医疗卫生事业发展的贡献与责任，对医学人文精神的执着与感悟，对爱国主义精神的深刻理解与践行，倡导广大口腔医师在日常临床工作中识大局、讲奉献、懂科学、守规则。本次论坛邀请原国家卫生与计生委副主任/中国医药卫生文化协会陈啸宏会长、中国医师协会张雁灵会长就《圆梦健康中国 全民笑口常开》《医学人文》为主题进行专题报告，分别从新时代大力发展口腔医学、口腔医学与微笑中国、健康促进与人文关怀以及医学人文的起点与终点是尊重、核心与内涵是善良、方法与艺术是沟通等方面进行充分阐述，以点及面、以例辅理、理例结合，发人深省。

论坛吸引近 200 名参会者，涵盖口腔医学生、年轻医师、医院管理者、医疗行业组织领导者等。四川大学原党委副书记周学东教授、北京大学口腔医学院院长/中国医师协会口腔医师分会会长郭传瑸教授主持了该论坛。与会者同时就自己关心的口腔医疗行业发展、中西方医学人文教育模式、口腔文化体系建设等问题与两位大师们进行了积极热烈的互动交流，并纷纷表示，在以口腔医学学术与技术为主的展会上能够有幸近距离接触、集中聆听如此有高度、有深度、有热度、有温度、讲正气、受鼓舞的医学人文报告机会难得，希望这样的论坛能够持续举办。

同期举办的第十六届口腔医师论坛邀请了浙江大学口腔医学院王慧明教授，四川大学华西口腔医学院赵志河教授，北京大学口腔医学院傅开元教授和周永胜教授分别就《数字化种植技术一从虚拟到现实之实践》《口腔正畸临床中的风险和对策》《口腔治疗中的颞下颌关节紊乱病风险与对策》《基于电子病历的口腔修复专业医疗质量评价系统的建立和应用》进行专题报告，内容涉及计算机辅助设计在种植技术上的应用与前景；正畸诊断及治疗设计中应重点关注的人群特征及主要风险点；颞下颌关节紊乱病的判断处理与心理评估的重要意义；口腔修复专业应用电子病历实现诊疗基础信息与医疗质量控制项目的获取与挖掘。

专家们从医疗风险与患者安全、口腔疾病规范化诊疗、数字信息化建设等方面入手，结合自身临床经验与大量病例进行授课，内容丰富、观点鲜明、重点突出。本次论坛参会者达 300 余人次，听众来自 20 个省、市、自治区，其中六成以上参会者来自民营医疗机构，多数为中、初级口腔医师，同时有医学生、护理、管理等人员。

2018 年全国口腔医学人文与管理论坛

时间：2018 年 10 月 18—21 日

地点：广西壮族自治区南宁市

主办和承办单位：中国医师协会口腔医师分会主办、分会人文与道德建设工作委员会协办、广西医科大学附属口腔医院承办

内容提要：来自全国 25 所院校的 56 名专家与代表参加了此次会议。本论坛邀请了医疗行业的领军人物、著名公共关系学家、知名医学人文研究学者、名医名家，就健康中国与卫生政策、医学的核心价值以及对医学人文精神的执着与感悟等内容进行专题报告。中国人民大学金正昆教授做了题为“医师的社会交往规范与有效沟通”的主题报告。北京大学医学部王一方教授就“叙事医学导论”作演讲，从历史的角度进行反思，指出精神化是医学除物质化外的重要内容，医生应注重聆听被科学话语所忽视的患者的声音，并向参会嘉宾介绍了叙事医学的基本信条、叙事方法，借大量牙科与文学案例综合阐述叙事医学对促进口腔医学学科的发展、弥合医疗卫生中的裂痕与分歧，促进临床医患沟通及社会和谐发展都具有重要意义；广西医科大学附属口腔医院党委书记罗萍做了题为“文

化建设在医院发展中的地位与作用"的汇报，提出文化是医院发展的核心，完善的医院文化能有效地凝聚和激励广大员工，有助于提升医院的良好社会形象及其核心竞争力。四川大学华西口腔医院周学东教授结合多年院长工作经验，就"文化是医院发展的动力"作了主题演讲，通过工作案例阐述了文化的重要作用，同时借助工作实践从"孝"、"感恩"、"大爱"、"医院形象"等角度说明医院文化的核心与精髓是医院人文，回归人文是医改的重要部分。北京大学口腔医院、中国医师协会口腔医师分会副总干事沈曙铭副研究员就"医师执业道德案例报告"做了发言，运用正、反面案例以及近期的医疗热点事件强调医生要遵守职业道德，坚守底线，尊重患者权利，提升自身人文素养。

2018 年上海市口腔医师终身成就奖和杰出贡献奖颁奖典礼

时间：2018 年 12 月 29 日

地点：上海市

主办和承办单位：上海市医师协会、上海市医师协会口腔科医师分会主办，同济大学附属口腔医院承办

内容提要：上海市卫生健康委员会党组书记黄红，上海市科学技术协会党组书记马兴发，上海市医师协会、上海市医学会会长、上海中医药大学校长徐建光，中国医师协会副会长、中华口腔医学会会长、中国医师协会口腔医师分会名誉会长俞光岩，上海市医师协会常务副会长兼秘书长谭鸣，同济大学党委书记方守恩，中国科学院院士、同济大学副校长陈义汉，以及获得"上海市口腔医师终身成就奖"和"上海市口腔医师杰出贡献奖"的获奖人，和上海市医师协会口腔科医师分会全体委员及全市口腔医师代表共 350 余人出席了颁奖典礼。

邱蔚六、吴少鹏、薛淼、石四箴、张志愿 5 位教授荣获上海市口腔医师终身成就奖，吕春堂、周曾同、朱也森、张富强、沈国芳、王佐林、张陈平、束蓉、徐培成和刘泓虎 10 位教授荣获上海市口腔医师杰出贡献奖。

口腔设备器械展览会暨学术研讨会

第十七次西部国际口腔展暨中国（西部）国际口腔医学学术会

时间：2018 年 4 月 24—28 日

地点：四川省成都市

主办和承办单位：亚洲牙科中心（ADC）、中国西部口腔医学协作组、四川省口腔医学会、陕西省口腔医学会、重庆市口腔医学会、山西省口腔医学会、四川大学华西口腔医学院、空军军医大学口腔医学院、重庆医科大学口腔医学院联合主办

内容提要：西部国际口腔展自 2001 年成都首展至今，成功跨入第 17 年，已成为口腔领域最重要的口腔医疗研发和技术、设备和机械、生产制造服务的交流平台。展会规模逐年扩大，2018 年西部国际口腔展展出面积 45 000 平方米，参展商数量 527 家，专业观众达 31 260 余人。中国（西部）国际口腔医学学术会邀请了来自 17 个国家、全国著名口腔医学院的海内外 100 余位著名专家做口腔临床研究学术报告，共举办专题学术讲座 180 余场、九大口腔临床实操培训班，聚焦口腔医疗最新技术和实用临床技术。

2018 第三届丝绸之路国际口腔医学论坛暨丝绸之路口腔器材设备药品展览会

时间：2018 年 9 月 27—29 日

地点：陕西省西安市

主办单位：陕、甘、宁、青、新、晋、豫、蒙 8 省（自治区）口腔医学会共同发起主办

内容提要:本届论坛旨在整合资源,共同提高,促进“丝绸之路”沿线地区和沿线国家口腔医学事业健康、快速发展。国内知名专家学者、会议代表、口腔器材厂商代表共4 100余人参会,是历届论坛参会参展人数最多的一次。

著名作家熊召政、中华口腔医学会会长俞光岩分别为大会做特邀演讲,主题为《张骞与丝绸之路》和《口腔健康与生活质量》。会议邀请国内口腔领域专家教授及新西兰、马来西亚、斯洛伐克、意大利、摩洛哥、缅甸、泰国、乌克兰等丝路沿线国家学会领导人及著名专家与会并设专场交流共商丝路口腔发展大计。大会开设 45 项活动,其中 13 个专科论坛,包括口腔修复论坛、口腔正畸论坛、口腔牙体牙髓病论坛、口腔牙周病学论坛、儿童口腔论坛、口腔种植专场、口腔颌面外科论坛、口腔麻醉论坛、口腔黏膜论坛、口腔护理论坛、口腔急诊论坛、口腔预防论坛和民营口腔论坛,邀请授课专家 140 人,举办学术活动百余场;举办《颌骨畸形数字化治疗技术》《颌面部微整形》《显微根管治疗》《牙体缺损CAD/CAM 嵌体修复》《口腔临床药物》《口腔护理质量与安全管理》6 个专科培训班。期间,还举行了 9 场企业专场学术报告,1 场种植手术直播,2 项体育竞赛,2 个中华口腔医学会和 7 个陕西省口腔医学会会议,同时举办了中国牙病防治基金会“牙周粉红行动”启动仪式。来自世界各地百余家企业参加展会,为论坛增加了活力。本届论坛所体现的国际化拓展、地域化特点、个性化活动等特色受到与会代表的高度评价。

第二十二届中国国际口腔器材展览会暨学术研讨会

时间:2018 年 10 月 31 日至 11 月 3 日

地点:上海市

主办和协办单位:中国国际科技会议中心、上海交通大学医学院附属第九人民医院、上海市口腔医学会、上海博星展览有限公司主办,上海交通大学口腔医学院、上海市口腔医学研究所、同济大学口腔医学院/复旦大学附属口腔医院协办

内容提要:本届展会展示面积近 50 000 平方米,汇聚了来自 27 个国家和地区的 800 多家展商,吸引了专业观众 108 000 人次前来参观洽谈。展会期间,世界知名口腔企业展示了口腔医疗设备、器械、材料的最新产品、技术与解决方案,包括口腔内科、口腔外科、口腔修复、口腔正畸、口腔种植、义齿加工、口腔保健等各个领域。同期举办的 200 多场课程,邀请了约约 200 位演讲者,就行业的热点话题及面临的具体问题展开了深入探讨。大会顾问委员会主席由邱蔚六院士担任,大会联合主席为张志愿院士和俞光岩会长,学术委员会主席为张志愿院士,组织委员会主席为沈国芳院长,并得到近 200 家全国各省、市口腔医学院、口腔医院的大力支持。同期活动包括中国国际口腔学术研讨会、中国上海国际口腔修复大会、第五届上海市口腔医学会口腔种植专委会学术会议暨第二十二届口腔种植国家级继续教育学习班、上海医学会白玉兰口腔优秀病例评选、口腔微整形创新论坛、第三届 iACD 当代国际口腔医学会年会、上海口腔正畸大师论坛、数字化口腔医技新视野研会、经典案例技术分析研讨会、2018 国际牙科学生技能大赛、展商技术交流会、Workshop 培训班等。

其他会议

军事口腔医学国家重点实验室 2017 年学术委员会会议

时间:2018 年 3 月 23 日

地点:陕西省西安市

主办和承办单位：军事口腔医学国家重点实验室

内容提要：军事口腔医学国家重点实验室 2017 年学术委员会会议在空军军医大学口腔医学院召开。实验室学术委员会委员，学校周先志校长、科研学术处罗正学处长，空军军医大学口腔医学院邓中荣院长、张铭副院长及实验室骨干成员参加会议。邓中荣院长代表医院致欢迎辞，会议由王正国院士主持。实验室主任赵铱民教授汇报了实验室 2017 年在科学研究、人才建设、合作交流、运行管理等方面取得的成绩及下一步工作计划。

学术委员会听取了实验室工作报告，充分肯定了实验室的工作，并就实验室建设发展提出了建议和意见。学术委员会一致认为，军事口腔医学国家重点实验室在积极建设完善科研平台的同时，深入贯彻落实军民深度融合、发展的指示精神，从军事口腔医学的特点出发，以颌面创伤和特发性口腔疾病（即一伤一病）为研究核心，围绕四个主要研究方向的前沿科学问题，开展紧密结合临床的基础和应用研究，取得了一系列重要研究成果。此外，实验室在人才培养、制度建设、条件建设、运行管理等方面不断完善和加强，同样取得了重要进展。实验室在军队改革中也在人才保留、队伍建设、管理机制等方面面临着一系列新的挑战和困难，并针对目前实验室在军改这一特殊时期中存在的问题和困难给出了中肯的建议和意见。

口腔疾病研究国家重点实验室 2017 年度学术委员会

时间：2018 年 4 月 1 日

地点：四川省成都市

主办和承办单位：口腔疾病研究国家重点实验室

内容提要：口腔疾病研究国家重点实验室学术委员会委员上海交通大学邱蔚六院士、美国加州大学王存玉院士、清华大学孟安明院士、武汉大学樊明文教授、北京大学俞光岩教授、首都医科大学副校长王松灵教授、南京医科大学校长沈洪兵教授、复旦大学陈力教授、四川大学褚良银教授，重点实验室首席科学家四川大学张兴栋院士、华西口腔医学院领导、实验室首席科学家、PI 和中青年学术骨干等出席会议。会议由学术委员会主任、上海交通大学口腔医学院名誉院长邱蔚六院士主持，四川大学副校长许唯临教授致辞，实验室常务副主任陈谦明教授汇报了 2017 年度实验室的主要工作和 2018 年度工作计划，实验室主任周学东教授回答了学术委员会委员们的提问。

委员们一致认为，在 2017 年度口腔疾病研究国家重点实验室的工作成绩突出，2018 年度工作计划切实可行，并对国家重点实验室下一步工作思路献计献策，建议实验室在新的时代 以国家战略为发展目标，加强在领军人才培养和引进、提升实验室国际影响力、引领国内外口腔医学发展方面做出更大贡献。

上海第九人民医院集团“口腔颌面 - 头颈肿瘤诊治专科联盟”成立大会

时间：2018 年 5 月 24 日

地点：上海市

主办和承办单位：上海交通大学口腔医学院

内容提要：来自全国 29 个省市自治区共计 87 家三级甲等综合/专科医院的领导或代表莅临盛会，加入联盟。

揭牌仪式后，张志愿院士、张陈平主任、孙坚副主任等分别上台，分别为 87 家联盟单位一一授牌。最后，德高望重的邱蔚六院士对联盟的成立表示祝贺：希望借助互联网 +，实现远程会诊、在线查房等；加强口腔颌面 - 头颈肿瘤专科医师间的横向联系，建立完善的人才培养体系，并建立科研协作网络，实现各联盟单位间优势互补，资源共享，各得其所，真正实现优质医疗资源“下沉”，使联盟医院通过专科专项提升卫生服务水平。

第九届中国大学生服务外包创新创业大赛

时间:2018 年 6 月 1 日

地点:江苏省无锡市

主办单位:中华人民共和国教育部、中华人民共和国商务部和无锡市人民政府联合主办

内容提要:第九届中国大学生服务外包创新创业大赛决赛暨颁奖典礼在江南大学闭幕。在本届大赛中,华西口腔医学院 2017 级研究生杨如倩参与的《Epochal DT 智能牙刷——口腔检测护理小助手》项目经过层层选拔,从来自北京大学、复旦大学、南京大学、四川大学、电子科技大学等 395 所高校(不含港澳台及海外特邀院校)的 5 426 支作品中脱颖而出,荣获国家一等奖。《Epochal DT 智能牙刷——口腔检测护理小助手》项目由华西口腔医学院周学东教授和国家科技园王黎明老师指导,团队成员由来自华西口腔医学院杨如倩、化学工程学院顾天鹏、匹兹堡学院鲍志遥、经济学院曲思齐以及日本早稻田大学钟佳奇等本科生、研究生共同组成。项目旨在提高国民口腔健康意识,实现家庭口腔护理的数字化、可视化、及时化、便捷化和个性化。这是华西口腔医学院推动"医学 +"多学科交叉融合、构建口腔医学人才创新创业培养体系的又一硕果。

新时代全国高等学校本科教育工作会议

时间:2018 年 6 月 21 日

地点:四川省成都市

主办单位:教育部

承办单位:四川大学

教育部在四川成都召开新时代全国高等学校本科教育工作会议。教育部党组书记、部长陈宝生,教育部党组成员、副部长林蕙青出席会议。四川省副省长杨兴平,中央有关部门(单位)教育司(局)负责同志,教育部有关司局主要负责同志,教育部直属高校、部省合建高校主要负责同志,各省(区、市)教育厅(教委),新疆生产建设兵团教育局负责同志现场参会。全国 31 个省(市、自治区)教育厅(教委)和新疆生产建设兵团教育局,以及全国 1 200 多所本科高校的干部教师代表共 5 万余人通过视频同步参加会议。

会议强调,要深入学习贯彻习近平新时代中国特色社会主义思想和党的十九大精神,全面贯彻落实习近平总书记 5 月 2 日在北京大学师生座谈会上重要讲话精神,坚持"以本为本",推进"四个回归",加快建设高水平本科教育、全面提高人才培养能力,造就堪当民族复兴大任的时代新人。陈宝生部长在大会上指出,高教大计、本科为本,本科不牢、地动山摇。人才培养是大学的本质职能,本科教育是大学的根和本,在高等教育中是具有战略地位的教育、是纲举目张的教育。要坚持"以本为本",把本科教育放在人才培养的核心地位、教育教学的基础地位、新时代教育发展的前沿地位。

会议同期,陈宝生部长,林蕙青副部长一行考察了四川大学华西口腔医学院。四川省副省长杨兴平,四川大学党委书记王建国、校长李言荣等陪同考察。院长叶玲、党委书记谭静参加接待。陈宝生部长一行首先参观了中国口腔医学博物馆,饶有兴趣地观看了博物馆陈列的华西口腔早期教学泥塑模型、早期全英文的毕业论文以及早期学生的课堂笔记和老师的备课讲义等,认真观看了王翰章老教授在他本科毕业时用毛笔绘制的三叉神经图,对王先生在九十多岁高龄还坚持给本科生上课,坚守三尺讲台,潜心教书育人的崇高品质给予了高度评价,对华西口腔从办学之初就坚持国际化、高标准、严要求,为中国的口腔医学发展做出的重要贡献表示高度肯定。

在国家级实验教学示范中心,陈宝生部长一行参观了世界上最先进的虚拟仿真口腔医学技能训练中心和仿真人头模训练系统等。在华西口腔医学院与北京航空航天大学

虚拟现实技术与系统国家重点实验室自主创新、联合研发的多功能口腔手术模拟器前，陈宝生部长认真聆听了工作人员的介绍，对学院坚持自主创新，加强校际间交流合作取得的丰硕成果表示了肯定。

《中国口腔医学信息》学生采编部第九次工作会议

时间：2018 年 7 月 21 日

地点：四川省成都市

主办和承办单位：四川大学华西口腔医学院

内容提要：《中国口腔医学信息》学生采编部第九次工作会议在华西口腔医学院顺利举行，包括四川大学、北京大学、中国人民解放军空军军医大学（第四军医大学）、上海交通大学、南京医科大学、武汉大学、中山大学在内的全国 35 所口腔院校的 38 位学生编委与 43 位学生编辑参加了此次会议，共同对学生采编部新一年工作进行规划和展望。

华西口腔医学院副院长、《中国口腔医学信息》主编、博士生导师赵志河教授首先致辞，欢迎全体编委的到来，并肯定了学生采编部全体成员在上一年工作中的努力和成绩，同时表达了对学生采编部新一年工作的祝愿与希望。随后，赵志河教授与院党委副书记孙建勋副教授为学生采编部新任编委和编辑颁发聘书。在 21 日下午的工作研讨会中，新一届编辑与编委们分小组针对工作中存在的问题以及议题的选择进行了深入热烈的讨论，提出了一系列行之有效的解决方案，编委们还纷纷对来年的工作做出了详细规划。

第四届中国护理质量大会

时间：2018 年 9 月 14—15 日

地点：山东省青岛市

主办和承办单位：国家卫生计生委医院管理研究所（国家护理质控中心）举办

内容提要："护理质量提灯奖"是由国家卫生计生委医院管理研究所发起，围绕"健康中国 2030"提出的"提升医疗服务水平和质量"目标在全国范围内开展的护理质量持续改善项目活动。目的在于通过项目推进的形式，不断完善护理管理、改进护理质量、提升服务水平。经省护理质控中心推荐，多名专家评选，华西口腔医学院推送的护理质量改善项目"医护一体化模式在唇腭裂专科护理质量改善中的应用"获得推荐奖。

据悉，此次大会共设立"护理质量提灯奖"金奖三名，银奖五名，推荐奖 304 名。由华西口腔医学院护理部推送的唇腭裂外科护理质量改善项目——"医护一体化模式在唇腭裂专科护理质量改善中的应用"，从全国三千多个参选项目中脱颖而出，荣获"第四届中国护理质量大会'护理质量提灯奖'推荐奖"，成为全国口腔专科医院参选项目中唯一获奖的项目。

器械管理与感染控制高峰论坛

时间：2018 年 10 月 10 日

地点：四川省成都市

主办单位：四川大学华西口腔医学院和四川省口腔医疗质量控制中心联合举办

内容提要：为更好地落实《口腔器械消毒灭菌技术操作规范（WS506－2016）》，增强口腔医务人员的感控意识、提高感控水平，保障医疗安全与质量召开论坛。邀请美国太平洋大学杜哥尼牙科学院环境健康与安全系主任 MS. Eve Cuny，安全、无菌与预防组织（OSAP）主席团成员及顾问 Jessica Wilson 等六位专家做了精彩的主题演讲，来自全国各地的 150 余位代表参加此次论坛，近 1 700 人收看了这次同步直播。

四川大学首个发展中国家技术培训班项目启动会

时间：2018 年 11 月 12 日

地点：四川省成都市

主办和承办单位：国家科技部国际合作司主办，四川大学华西口腔医院承办

内容提要：发展中国家系统性数字化正畸诊疗技术国际培训班启动会在华西口腔医

学院举行。该班是国家科技部国际合作司主办的第一个口腔正畸学领域的发展中国家国际培训班,也是四川大学承办的首个发展中国家技术培训班项目,旨在通过系统化的口腔正畸诊疗技术培训,提高发展中国家受训学员正畸诊疗能力和水平,为"一带一路"沿线国家培养中高端正畸专业技术人才。

四川省科技厅国际合作处项目主管林曦,四川大学科学技术发展研究院重大项目与基地管理部副部长胡涛教授,四川大学科学技术发展研究院项目主管张滟,华西口腔医学院常务副院长陈谦明教授,副院长赵志河教授,正畸学系主任、本次培训班负责人白丁教授出席了此次开班仪式。本次国际培训班全体教师及来自泰国、老挝、印度、越南、马来西亚等"一带一路"沿线国家的 28 位学员参加了此次开班仪式。

第五次中国口腔医学研究实验室联盟会议

时间:2018 年 11 月 2 日

地点:北京市

主办单位:中国口腔医学研究实验室联盟主办,北京大学口腔医学院承办

内容提要:共有 38 家联盟成员单位 70 余位代表参会。香港大学牙学院院长 Thomas Flemmig 列席了会议。开幕式由口腔疾病研究国家重点实验室常务副主任、联盟秘书长陈谦明教授主持。科技部基础司叶玉江司长、教育部科技司高润生副司长讲话。

北京大学口腔医学院院长郭传瑸教授代表承办单位欢迎相关领导和各位联盟成员单位参会。口腔疾病研究国家重点实验室主任、联盟主席周学东教授回顾了联盟五年的发展历程和取得的成绩。中华口腔医学会会长俞光岩会长充分肯定了联盟在我国口腔医学领域的引领地位和重要作用,希望联盟能进一步推动我国口腔医学事业的发展。

中国科学院院士、北京化工大学杨万泰院士做了题为《生物材料的转化研究和北京实验室建设的思考》的专题报告,杨院士从转化医学的角度充分展示了转化医学在口腔医学的成功案例,并鼓励口腔医学联盟能积极加强我国口腔医学领域的转化医学工作。

口腔疾病研究国家重点实验室、口腔数字化医疗技术和材料国家工程实验室、军民共建军事口腔医学国家重点实验室等 9 家实验室汇报了各实验室的代表性研究成果和实验室建设工作。

口腔医学数字技术研究与应用联盟成立大会

时间:2018 年 11 月 3 日

地点:北京市

主办和承办单位:北京大学口腔医院

内容提要:全国各地 107 家联盟成员单位的院领导、口腔科主任等 300 余名嘉宾和师生参会,大会开幕式由邓旭亮副院长主持。

开幕式上,北京大学口腔医院院长郭传瑸教授、中国卫生信息与健康医疗大数据学会金小桃会长、国家卫生健康委员会科教司监察专员刘登峰、北京大学医学部纪委书记范春梅和中华口腔医学会俞光岩会长分别致辞。郭传瑸教授做了"北京大学口腔医院口腔数字技术研究与应用发展概况"的报告。国家卫健委规划发展与信息化司大数据办主任唐勇林和大数据系统软件国家工程实验室主任、清华大学孙家广院士分别作了"赋能大健康 促进大发展"、"大数据智能时代的驱动"的专题报告,为口腔数字化的研究提供了参考和借鉴,也为大数据在口腔医疗健康中的应用提供了具体意见和建议。空军军医大学原校长赵铱民教授、四川大学华西口腔医学院副院长赵志河教授、中国科学院数学与系统科学研究院张松懋研究员、北京大学口腔医院周永胜教授、吕培军教授、孙玉春主任医师分别作了大会报告,对目前口腔数字化技术在口腔医学不同学科的应用做了更深入的解读和分析。

学会工作简讯

中华口腔医学会口腔颌面修复专业委员会换届会

2018 年 1 月 7 日，中华口腔医学会口腔颌面修复专委会于北京召开换届改选大会。第二届专委会由 57 名委员组成，并设 25 名青委。到会委员选举产生常委 18 人，副主委 4 人。中华口腔会俞光岩会长、陈铭常务副秘书长、常朝辉部长参加了会议，换届大会由常朝辉部长主持。北京大学口腔医学院周永胜教授当选第二届口腔颌面修复专委会主任委员，空军军医大学口腔医院赵铱民教授、上海交通大学附属第九人民医院张陈平教授、首都医科大学附属北京口腔医院任卫红教授、中山大学附属口腔医院李彦教授当选副主任委员。第一届主任委员赵铱民教授做了首届专委会工作总结报告，第二届主任委员周永胜教授做了任职讲话及新一届专委会工作规划报告。俞光岩会长出席会议并讲话，对专委会在学术交流、国际组织任职、人才培养、公益活动等方面做出的贡献表示充分肯定，期冀新一届专委会再接再厉，加强多学科融合，在数字化应用、颌面修复种植、再生医学等方面不断创新，形成特色。

中华口腔医学会第五次西部口腔医学发展论坛

2018 年 8 月 29 日，中华口腔医学会第五次西部口腔医学发展论坛在上海举办，来自西部十二个省/自治区/直辖市口腔医学会领导、西部基层口腔医生代表、口腔医学院校、企业界代表等 150 余人参会。中华口腔医学会王兴名誉会长、陈吉华副会长、岳林秘书长、侯本祥副秘书长等领导出席会议。云南省口腔医学会承办，上海品瑞医疗器械设备有限公司支持。此次论坛以“依托西部行加强西部自身发展”为主题，王兴名誉会长作“西部行公益项目的价值和意义”的主题报告。来自医学院校代表、志愿者医生代表、西部基层医院代表等就帮扶体会、自我发展的做法和经验进行了分享。第四次全国口腔流行病学调查国家督导组组长台保军教授就西部十二个省份流调数据进行了解读和分析。论坛最后，岳林秘书长和上海品瑞医疗设备器械有限公司周龙华董事长签署协议，企业将连续三年支持西部基层口腔医生参加学术年会学习交流，助力西部口腔医学发展。

王虎教授当选为第六届口腔放射专业委员会主任委员

2018 年 9 月 13 日至 16 日，第 16 次全国口腔颌面医学影像学专题研讨会召开。中华口腔医学会口腔颌面放射专业委员会主办、华西口腔医学院承办。本次会议就口腔颌面医学影像新设备、新技术发展，口腔疾病影像诊断新思路，以及相关的最新科研成果进行了交流，并展开了疑难病例分享讨论。9 月 16 日上午，本次会议还进行了中华口腔医学会口腔放射专业委员会改选，华西口腔放射科主任王虎教授当选为第六届口腔放射专业委员会主任委员。9 月 15 日下午，“第 16 次全国口腔颌面医学影像学专题研讨会”首次举办了青年医师论坛。本次论坛面向口腔医学所有专业的年轻医生、规培生和研究生，探讨与口腔影像相关的临床问题，为口腔医学年轻医生提供一个展示自己的平台，促进口腔医学多学科的交流和融合。

郭传瑸教授当选第五届口腔医学教育专业委员会主任委员

2018 年 11 月 12 日，中华口腔医学会口腔医学教育专业委员会换届改选大会在武汉举行。中华口腔医学会俞光岩会长、岳林秘书长及教育专委会全体委员参会，会员工作部常朝辉部长主持。第四届主任委员边专教授对第四届专委会工作做总结报告，经全体委员投票最终选举产生了第五届专委会主委、副主委、常委和候任主委。北京大学口腔医(学)院郭传瑸教授当选新一届口腔医学教育专委会主任委员。

张惠教授当选中华口腔医学会口腔麻醉学专业委员会主任委员

2018年12月21日，中华口腔医学会口腔麻醉学专业委员会换届改选大会在上海举行。空军军医大学口腔医学院麻醉科主任张惠教授当选为主任委员。中华口腔医学会王林副会长及口腔麻醉学专业委员会全体委员参会，会员工作部部长常朝辉主持会议。张惠教授在任职演讲中提出，新的一届专委会工作要紧紧围绕着卫健委联合七部委颁发的《关于加强和完善麻醉医疗服务的意见》21号文件开展，以“促进学科发展，提升学科地位”为目标，从摸清家底、掌握动态，提高地位、缩短差距，拓展业务、规范发展，学术交流、国际视野，发展会员、推动继教，成立青委会、人才蓄势等方面做了任期规划。

院校新闻动态

华西口腔医院医生荣获2017年度“优秀援藏医生”荣誉称号

2018年1月，甘孜州人民医院召开表彰大会，对华西口腔医院七名援藏医生2017年度对口支援工作中的成绩给予高度评价，并授予田也、郭永文、冯瑾、谭震四名医生2017年度“优秀援藏医生”荣誉称号。2017年，华西口腔医院派出牙体牙髓病科、口腔颌面外科、口腔种植科、牙周病科、口腔正畸科、老年口腔科共七名医生赴甘孜藏族自治州人民医院口腔科开展对口帮扶工作。全年接诊患者共计1 000余人次，疑难病例讨论135次，开展手术50台次，开展新技术8个，举行学术讲座31次。此前，杨征副院长于2017年10月份在甘孜州卫生健康大会上荣获“优秀医务工作者”荣誉称号。

周彦恒教授当选亚太口腔正畸学会会长

2018年3月4日至7日，第十一次亚太口腔正畸学会年会(Asian - Pacific Orthodontic Conference，11thAPOC)在菲律宾举行，来自亚太地区的九百余名正畸医师与会。在大会期间，亚太口腔正畸学会(Asian - Pacific Orthodontic Society，APOS)进行了换届选举，北京大学口腔医学院周彦恒教授被推选为亚太口腔正畸学会会长。这是亚太口腔正畸学会自1991年成立以来，首次由中国医生当选学会会长。同期，第一、第二任中华口腔医学会口腔正畸专委会主任委员，北京大学口腔医院原副院长、口腔正畸科原主任傅民魁教授荣获亚太口腔正畸学会荣誉院士称号。

同期，“第二届亚太正畸学会正畸研究生论坛”在菲律宾Boracay岛举行，本次正畸会议的主题为微笑文化(Culture of Smile)，来自亚太地区18个国家的800余名正畸医生参加了此次会议。大会对研究生的发言分设一等奖各1名，二等奖各2名，三等奖各3名。华西口腔医学院正畸学系博士研究生薛超然(白丁教授指导)，获研究生论坛演讲一等奖(1st Place Research)。上海交通大学口腔医学院口腔正畸科房兵教授指导傅润卿博士研究生获研究组二等奖。

周学东教授团队口腔科感染防控新技术国际推荐会

2018年3月31日，华西口腔医学院周学东教授团队研发的以防回吸牙科手机为核心的口腔科感染防控新技术国际推荐会在广东佛山举行，宇森医疗承办此次会议。来自美国、意大利、瑞士、巴西，以及包括俄罗斯、埃及、土耳其、伊朗、韩国、马来西亚等“一带一路”沿线 70 多个国家和地区的 100 多位代表参加了推荐会。会议围绕口腔科交叉感染防控，重点介绍了防回吸牙科手机在口腔科感染控制中的作用、牙科门诊常用器械及消毒灭菌、根管治疗一体化设备配置及维护，以及根管治疗难度评估标准指导下的牙髓根尖周病治疗临床新进展，参会代表对推荐的中国新技术高度评价，反响热烈。

此次国际推荐会是国家重点实验室研究成果临床转化应用，提高医疗质量安全，实现口腔科感染防控理念向牙科器械设备生产与营销环节关口前移，将我国口腔科感染防控技术推向全球的创新性示范，讲授中国技术，传播中国品牌。

赵志河教授受邀出席美国正畸协会 2018 年年会

2018 年 5 月 4 日至 8 日，美国正畸协会（American Association of Orthodontists，AAO）2018 年年会于美国华盛顿举行。赵志河教授受大会邀请，出席会议并作“隐形正畸”主题演讲。演讲中介绍了中国隐形正畸方面的成就，分享了隐形正畸的临床经验，并就隐形正畸存在的问题发表了自己的见解，受到与会同行专家的高度评价和赞扬。美国正畸协会（AAO）成立于 1990 年，是世界上历史最悠久、规模最大的牙科专业组织，代表着美国及其他国家和地区的 18 000 余名正畸医师成员。美国正畸协会年会（AAO 年会）是全球规模最大的正畸学术盛会，有来自世界各地的近 20 000 名专业人士参会，为全球正畸医师提供了一个互动交流，展示当前最新研究成果的平台。

北京大学口腔医学院被荣获“2015—2017 年度首都文明单位”荣誉称号

2018 年 5 月 15 日，经过层层申报、考评、复查、公示、推荐、审批，北京市卫生和计划生育委员会公布北京大学口腔医学院被授予 2015—2017 年度首都文明单位荣誉称号，北京大学口腔医学院已连续十余年获此殊荣。长期以来，北京大学口腔医学院不断继承优良传统，积极围绕创建首都文明单位活动开展富有特色的精神文明建设工作，不断提升医院精神文明建设水平，促进医院文化建设全面推进，为医院的全面发展起到强有力的促进作用。

华西口腔医学院学子荣获京都大学生国际创业大赛金奖

2018 年 5 月 26 日至 29 日，2018 年京都大学生国际创业大赛在日本京都闭幕，经过现场演讲、展示和回答评审提问等环节，林培雅、陈昕等同学的项目“‘马医生’云智慧尿液检测分析箱”，在中、日、美、韩、马来西亚等十余所高校的 56 支队伍中脱颖而出，荣获唯一的一等奖。此次创业大赛由京都市政府、京都工商联、京都府国际中心主办，是日本首届多国籍大学生参加的国际创业大赛，旨在为中日大学生创业交流、了解中日创业环境、推动中日民间友好发展提供平台。

上海交通大学开启“一带一路”爱丁堡正畸临床文凭国际培训

2018 年 5 月 29 日，上海交通大学医学院附属第九人民医院 - 英国爱丁堡皇家外科学院口腔正畸临床文凭培训中心（简称“中心”）正式揭牌，来自“一带一路”上的亚太国家和地区，包括马来西亚、越南、中国澳门和中国香港特区的第一批 9 名研修生学员于 2018 年 6 月 9 日正式开课。研修班邀请到中国工程院院士邱蔚六教授以“现代医学新理念”开启了第一课。

国际牙医师学院两区联合举办 2018 年国际学术会议

2018 年 6 月 19 日至 20 日，国际牙医师学院（International College of Dentists）第十三

区(中国区)与第十五区(由 13 个“一带一路”沿线国家和地区组成)联合在澳门举办 2018 年度国际学术会议(International Congress)。大会紧紧围绕口腔感染性疾病与全身健康、CBCT 在口腔科的应用、智慧口腔医学等前沿方向,邀请美国 Michael Glick 教授、澳大利亚 Mark Bartold 教授、中国大陆周学东教授、赵铱民教授、司燕教授、中国香港 Michael Bornstein 教授、Maurizio Tonetti 教授等 12 位国内外知名专家和学者进行大会演讲,互动与讨论,与会代表享受到国际顶尖水平的口腔医学盛会。

山西医大口腔医院“国家口腔疾病临床医学研究中心分中心启动”

2018 年 7 月 17 日,山西医科大学口腔医院国家口腔疾病临床医学研究中心分中心揭牌仪式暨学术交流会在山西医科大学举行。山西省科学技术厅社会发展科技处处长李琦、山西省卫生计生委医政医管处处长舒言、山西医科大学口腔医院院长赵彬等,协同 11 家研究单位负责人出席会议。赵彬院长表示,分中心单位将依托北京大学口腔医院中心的优势平台,联合 11 家协同研究单位和 29 家基层协作医院,研发有山西省特色的口腔疾病防、诊、治技术体系,充分发挥辐射引领作用,显著提高山西省口腔疾病临床防治与转化研究的整体水平,更好的服务临床需求,造福人民群众。同年 10 月 27 日,山西省口腔专科联盟成立。山西省口腔专科联盟是在山西省卫生健康委员会领导下,由山西医科大学口腔医(学)院牵头,联合全省口腔专业的省、市、县级 100 余家医疗机构,共同成立的全省规模最大的口腔医疗联盟。

吉林大学口腔医(学)院获批国家口腔颌面外科专科医师规范化培训基地

2018 年 9 月 4 日,省卫计委转发中国医师协会《关于公布第二批专科医师规范化培训制度试点专科培训基地名录等有关工作的通知》医协函【2018】687 号文件中,吉林大学院获批吉林省唯一一家国家口腔颌面外科专科医师规范化培训基地。

暨南大学口腔医学 40 周年华诞庆祝

2018 年 12 月 8 日,庆祝活动在暨南大学举行。中华口腔医学会、地方政府、兄弟院校与学校领导,以及各届校友、在校师生等共计 400 余人参加。活动内容包括暨南大学口腔医学院校友联谊会成立仪式、“吕培锟口腔医学教育基金”成立仪式和暨南大学附属口腔医院揭牌仪式。

“干细胞技术实现全牙髓功能性再生”入选 2018 中国医药生物技术十大新闻

2019 年 1 月,中国医药生物技术协会在杭州揭晓了 2018 年“中国医药生物技术十大进展”评选结果。由空军军医大学金岩教授领衔的“干细胞技术实现全牙髓功能性再生”入选 2018 中国医药生物技术十大新闻。“中国医药生物技术十大进展评选”始于 2015 年,旨在加快推进生物医药技术与其产业发展。本次活动分为推荐申报、项目初审、公众评选、院士函审、专家终审和新闻发布 6 个环节。其中 22 个候选项目从推荐申报中脱颖而出进入公众投票环节;同时为了体现评选的专业性和权威性,所有候选项目提交相关领域的 9 名院士进行函审,根据项目是否具有技术创新性突出、经济效益或社会效益显著、推动行业科技进步作用明显等标准进行评选。金岩教授团队结合 20 多年组织工程与再生医学领域的研究工作,通过模拟牙发育原理建立基于干细胞自组装的细胞聚合体技术,利用脱落乳牙干细胞成功实现了全牙髓组织的功能性再生,开展国际首个全长牙髓再生的临床研究并获得成功。据悉,金岩教授团队在牙周组织再生领域也有重大突破,已经可以成功构建牙周组织并成功修复牙周缺损。

人　物

第十一届“中国医师奖”获奖医师

孙　正

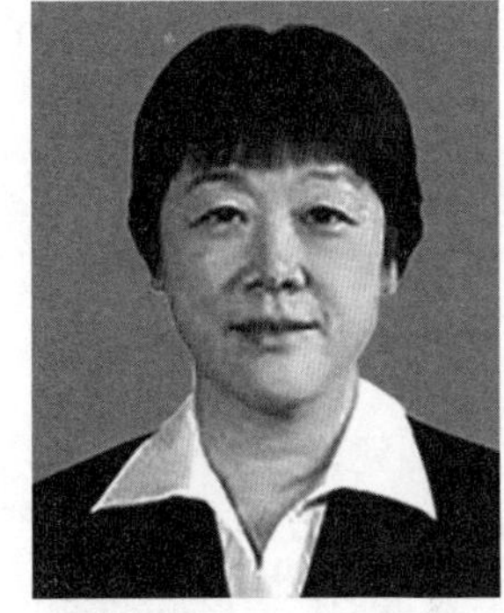

孙正，女，1957 年 5 月出生，天津人。主任医师，教授，博士研究生导师。毕业于首都医科大学，获得医学博士学位。曾任首都医科大学附属北京口腔医院院长、首都医科大学口腔医学院院长和北京市牙病防治所所长。现任北京口腔医学会会长、北京慢病管理学会副会长、北京医学会口腔专科分会主任委员、北京医师学会口腔专家委员会主任委员，中华口腔医学会监事长，牙病防治基金会监事长，第九届北京科技工作者协会委员，国际牙医师学院院士，北京市教学名师，中国科协口腔黏膜病药物治疗首席科普专家，北京市科普专家。长期从事口腔黏膜病研究工作，致力于口腔癌早期诊断和化学预防研究，将微创技术用于口腔癌的早期诊断和口腔癌前病变的监测。先后承担国家然基金、北京市自然基金、北京市科委基金 30 余项。在国内外期刊上发表论文 150 余篇，主编著作 14 部，参编 40 余部。北京市高等教育教学成果二等奖 2 项，北京市科技进步三等奖和中华医学科技奖三等奖各 1 项。

（首都医科大学口腔医学院供稿）

2018 年“国家民委教学名师”

李志强

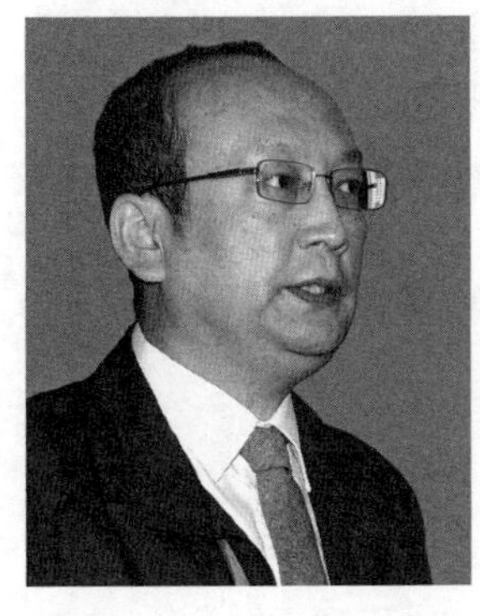

李志强，男，回族，1967 年 6 月出生，甘肃临夏人。教授，博士，甘肃省口腔疾病研究重点实验室主任，西北民族大学口腔医（学）院院长，西北民族大学硕士生导师，兰州大学兼职教授、硕士生导师。2013 年入选国际牙医师学院院士；2014 入选国家民委领军人才。中华预防医学会口腔保健专业委员会常委，中华口腔医学会甘肃口腔医学会副会长。发表论文 50 余篇，其中 SCI 收录 6 篇；主编、参编专著、教材 6 部，国家卫生计生委住院医师规范化培训教材《口腔全科》分册编委，国家卫生计生委全国高等学校五年制本科口腔医学专业“十二五”规划教材《牙体牙髓病学》编委。授权发明专利及实用新型专利各 1 项。2011 年甘肃省省级精品课程“牙体牙髓病学”主持人；2013 年甘肃省省级教学团队“口腔内科学”主持人；2014 年省级特色专业“口腔医学”主持人。2015 年主讲的“牙体牙髓病学”课程获得“甘肃省高等学校精品资源共享课”荣誉称号；负责完成的教学改革项目获 2014 年甘肃省教育厅高等教育教学成果奖，获 2015 年甘肃省高等学校科学研究优秀成果奖（科学技术类）一等奖。主持、结题国家自然基金地区项目 3 项、省部级项目 8 项。多年来参与本科生“牙体牙髓病学”等课程教学；专注于口腔医学教育事业及民族地区口腔健康宣传及口腔疾病研究、防治，为民族口腔教育事业、民族地区口腔健康水平提升做出了不懈的努力。

（西北民族大学口腔医学院供稿）

“长江学者奖励计划”特聘教授

周永胜

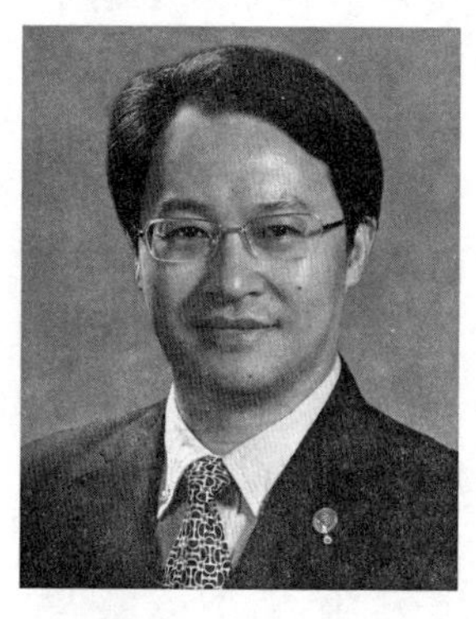

周永胜，男，1972 年 1 月出生，湖北黄石人。现任北京大学口腔医学院教授、主任医师、博士生导师。2018 年受聘为教育部第十七批“长江学者奖励计划”特聘教授。

周永胜教授针对口腔骨丢失前沿防治技术研发中的关键科学问题，系统研究了口腔骨丢失的前沿防治策略，在骨组织再生、数字口腔修复技术研发等领域引领学科发展。在国际著名期刊或相关专业排名领先的杂志，如 *Biomaterials*，*Stem Cell Reports*，*Stem Cells*，*J Bone Min Res*，*Bone Res* 发表 SCI 论著 60 余篇，核心期刊 50 余篇；申请国家及 PCT 专利 29 项，获批 8 项；主编、副主编和参编十余部教材和专著。负责国家重点研发计划项目、5 项国家自然科学基金项目、国家临床重点专科建设项目及其他 10 余项省部级项目。入选教育部新世纪优秀人才、科技北京百名领军人才、中华口腔医学科技创新人物等；系国家重点研发计划首席科学家；荣获北京市科学技术奖 2 项、北京市教学成果奖 2 项（含一等奖）、中国学位与研究生学会医药学研究生教学成果一等奖、全国住培优秀专业基地主任、北京市师德先进个人、北京医学会优秀中青年医师、首都十大杰出青年医生等奖项和荣誉。目前兼任中华口腔医学会常务理事、中华口腔医学会口腔颌面修复学专委会主任委员、中华口腔医学会口腔修复学专委会副主任委员、国家口腔疾病临床研究中心副主任、国际牙医师学院（ICD）Fellow、国际种植学会（ITI）Fellow、ITI 奖学金国际培训中心主任、亚洲口腔修复学会（AAP）理事等学术职务。兼任 *Int J Prosthodont* 副主编，*Chin J Dent Res* 等 11 本学术杂志编委等。

（北京大学口腔医学院供稿）

“国家自然科学基金杰出青年基金”获奖者

叶　玲

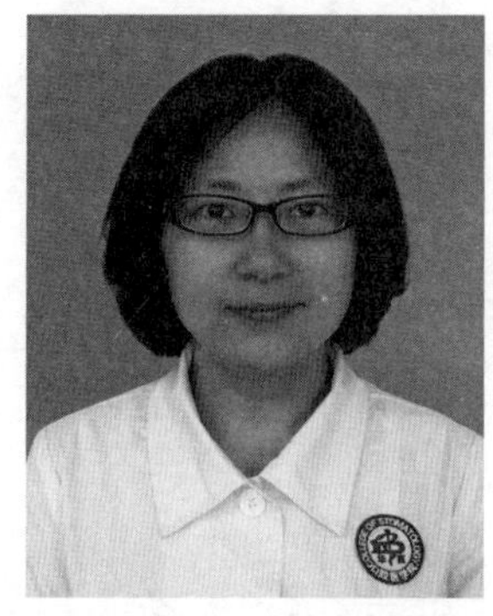

叶玲，女，1975 年 1 月出生，重庆人。教授，口腔医学博士，现任四川大学华西口腔医（学）院院长，口腔内科学系教授，主任医师，博士生导师。长期从事牙髓生物学研究及牙髓再生的临床研究，获国家自然科学基金杰出青年、优秀青年基金等课题的资助，取得了一系列的创新成果。已发表学术论文 110 篇，包括干细胞领域权威杂志 *Cell Stem Cell* 和口腔医学领域顶级期刊 *JDR* 的封面文章等。主编、参编《实用牙体牙髓病治疗学》（第二版）等 13 余部教材专著，获四川省青年科技奖等奖励 8 项。任教育部口腔医学教学指导委员会主任委员，中华口腔医学会理事，中华口腔医学会口腔医学教育专委会副主委，口腔生物医学专委会常委，牙体牙髓病学专委会常委。SCI 杂志 *IJOS* 副主编，《华西口腔医学杂志》副主编。获教育部新世纪优秀人才，四川省学术技术带头人，四川省卫生厅学术技术带头人。

（四川大学华西口腔医学院供稿）

“中国好人榜”——敬业奉献好人

李秀娥

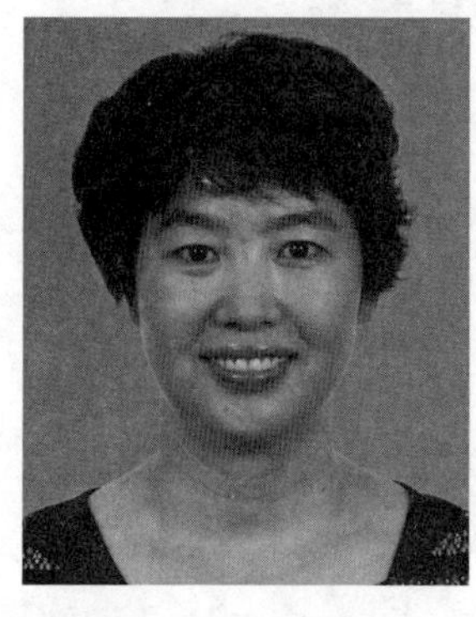

李秀娥，女，1965 年 12 月出生，山东人。现任北京大学口腔医院护理部主任，北京大学医学部硕士生导师，中华护理学会口腔科护理专业委员会主任委员，北京护理学会口腔科护理专业委员会主任委员。李秀娥与护理结缘 30 载。在医学核心期刊发表论文 50 余篇，承担科研项目 8 项，编写书籍 16 部，并担任多家专业出版物的编委。荣获“全国优秀护理部主任”称号。以丰富的经验、深厚的学识，成为北京大学护理学院的硕士生导师、中华护理学会口腔科专业委员会主任委员。

曾获全国“优秀护理部主任”、北京大学“优秀共产党员”、北京大学医学部“优秀共产党员”、北京大学口腔医院“优秀党务工作者”、山东省“巾帼建功先进个人”、青岛市“十大优质服务状元”等荣誉称号。2018 年 12 月，荣登中央文明办“中国好人榜”。

（北京大学口腔医学院供稿）

2018 年新增口腔医学博士研究生导师

蔡潇潇

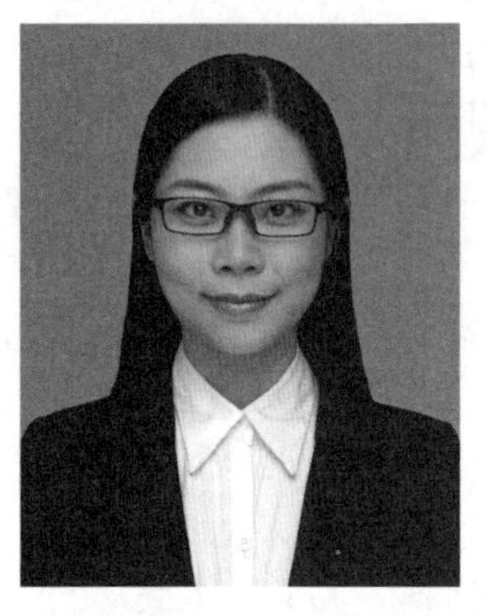

蔡潇潇，女，1983 年 1 月出生，山东人。教授，博士生导师，四川大学华西口腔医学院种植科副主任。国际牙种植协会 ITI 理事，中华口腔医学会种植专委会委员，四川省口腔种植专委会常委。2000 年考入四川大学华西口腔医学院口腔七年制，硕士毕业后同年考入口腔种植学博士，师从宫苹教授，2008 年至 2010 年博士期间，赴美国哈佛大学牙学院从事牙种植学的基础研究与临床学习。2010 年 6 月毕业留校工作至今。

主要科研方向为口腔颌面部组织再生、骨组织工程材料与血管化。临床方面从事口腔种植外科与修复工作。尤其擅长美学区种植、全口种植、数字化个性修复。目前以第一或通讯作者发表 SCI 论著共计 50 余篇；主编英文专著 1 部，副主编中文专著 2 部；主持 3 项国家自然科学基金在内的多项课题。2012 年全国百篇优秀博士论文提名奖；2011 年、2012 年中华口腔医学会口腔优秀青年人才奖，临床治疗病例获得 2013 年、2015 年、2016 年、2017 年、2018 年全国 BITC 口腔种植病例大赛决赛金奖。

（四川大学华西口腔医学院供稿）

陈　峰

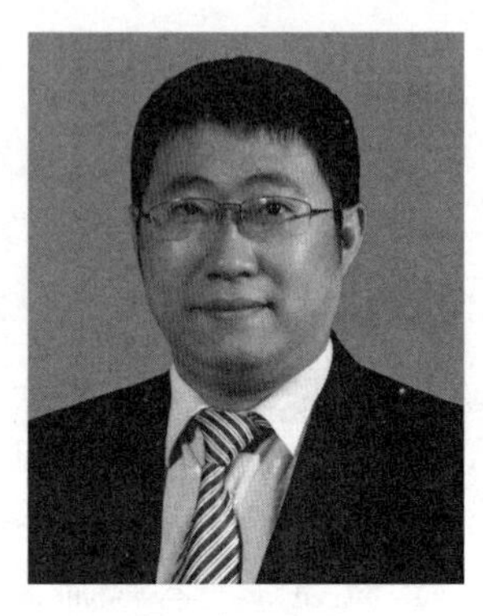

陈峰，男，1977 年 8 月出生，黑龙江哈尔滨人。2000 年毕业于中国农业大学生物学院生物技术系，获得生物学学士学位。2006 年，在清华大学生命科学学院获得博士学位，期间师从陈畊光院士从事细胞信号转导研究。2007 年至 2010 年赴美国加州大学洛杉矶分校牙学院做博士后研究，研究方向为颅颌面发育异常相关疾病的分子机制。2011 年至今，在北京大学口腔医学院任助理研究员、副研究员；硕士生导师，博士生导师。同时负责北大口腔医学院中心实验室微生物平台。

担任中华口腔医学会口腔生物医学专委会委员，口腔科研管理专委会青年委员。参与编写《口腔生物学》《口腔微生物实验技术》教材。担任多家杂志审稿专家。参与获得北京市科学技术三等奖 1 项。近五年作为通讯作者发表 SCI 论文 40 余篇。主持国家自然科学基金在内的项目 4 项。

目前主要研究方向为口腔微生态（微生物宏基因组学与唾液蛋白/多肽组学）和颅颌面发育缺陷疾病（唇腭裂）的分子机制研究。

（北京大学口腔医学院供稿）

陈　刚

陈刚，男，1985 年 12 月出生，江苏南京人。副教授，副主任医师，博士生导师。2012 年毕业于武汉大学口腔医学院，获医学博士学位。2013 年至 2014 年，于武汉大学化学与

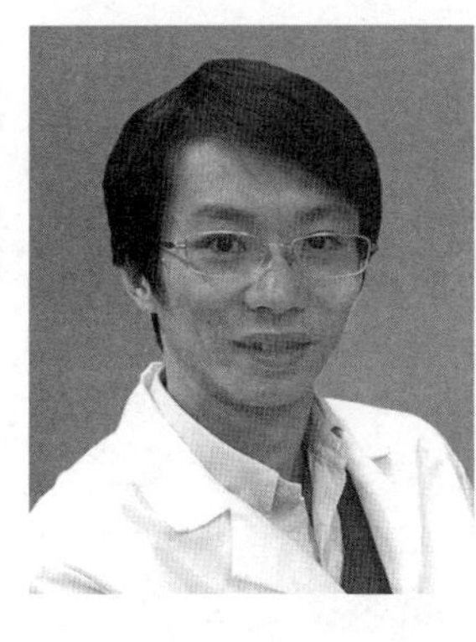

分子科学学院分析化学系从事博士后研究。2015 年至 2017 年，于美国宾夕法尼亚大学生物学系从事博士后研究。于 *Nature* 等期刊发表 SCI 论文共 42 篇，其中以第一作者或通讯作者发表 24 篇。相关研究工作被选为封面论文。申请专利 12 项（获授权 5 项），主持国家自然科学基金 3 项，省部级基金 2 项，入选中国科协“青年人才托举工程”和“武汉市中青年医学骨干人才培养工程”。兼任中华口腔医学会口腔颌面 - 头颈肿瘤专委会青年委员、中华口腔医学会口腔生物医学专业委员会青年委员、中国细胞外囊泡研究与应用学术委员会临床检验诊断学组副组长。

主要从事细胞外囊泡的基础和应用研究，围绕细胞外囊泡的动态示踪成像、生物学功能及其在口腔颌面部肿瘤诊疗中的应用等方面开展系统性研究。临床专长为口腔颌面肿瘤诊疗及颌面部缺损修复重建。

（武汉大学口腔医学院供稿）

陈伟辉

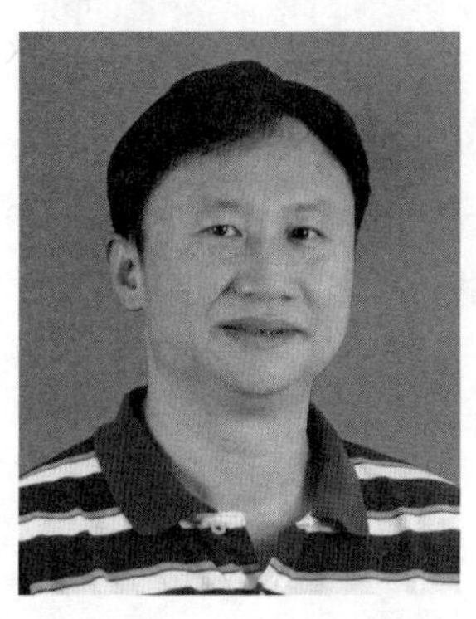

陈伟辉，男，1974 年 5 月出生，福建长汀人。医学博士，博士导师，教授，主任医师。现任福建医科大学附属协和医院口腔科科副主任。1998 年 7 月毕业于华西医科大学口腔医学院，获医学硕士学位；2001 年 7 月毕业于四川大学华西口腔医学院，获医学博士学位；2005 年 1 月至 2006 年 10 月，在美国田纳西大学医学中心进行博士后研究工作。2013 年 1 月至 2014 年 1 月，美国加州大学洛杉矶分校牙学院访问学者。国际牙医师学院院士，福建省百千万人才工程人选，福建省杰出青年基金获得者，福建省高校新世纪优秀青年创新人才，福建省卫生系统学术技术带头人，福建医科大学学科带头人。

任中华口腔医学会口腔颌面外科专业委员会委员，中华口腔医学会口腔颌面外科专委会唇腭裂学组委员，海峡两岸医药卫生交流协会台海医学发展委员会委员，福建省口腔医学会常务理事，福建省口腔医学会种植专委会副主任委员，福建省口腔医学会口腔颌面外科专委会常务委员。先后主持国家自然科学基金、福建省杰出青年基金、福建省自然科学基金重点项目等国家级、省部级科研项目 8 项。在各类学术期刊发表学术论文 30 余篇，其中 SCI 期刊 8 篇；参加编写学术专著 2 部，获得 2 次福建省优秀论文三等奖。

（福建医科大学口腔医学院供稿）

戴红卫

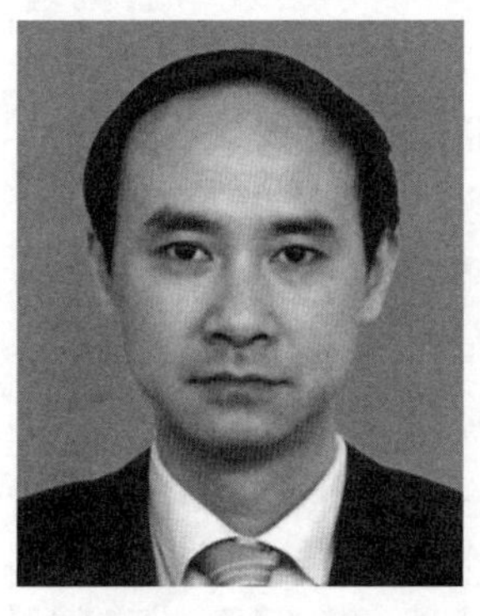

戴红卫，男，1964 年 4 月出生，四川安丘人。主任医师，教授，博士生导师。重庆医科大学附属口腔医院副院长。毕业于华西医科大学口腔医学院。兼任中华口腔医学会理事，中国医师协会口腔医师分会委员，中华口腔医学会口腔正畸专业委员会常委，中华口腔医学会全科口腔医学专委会常委，重庆市口腔医学会副会长兼秘书长，重庆医师协会口腔医师分会会长，重庆市口腔医学会口腔正畸专委会主任委员，中国医学装备协会口腔装备与技术专业委员会常委，国际牙医师学院(ICD)院士。《口腔医学研究》杂志常务编委,《中华口腔正畸学杂志》编委。曾获重庆市“百佳医务工作者”称号。从事正畸临床工作 30 多年,擅长儿童及成人疑难病例的正畸治疗。

(重庆医科大学口腔医学院供稿)

邓 婧

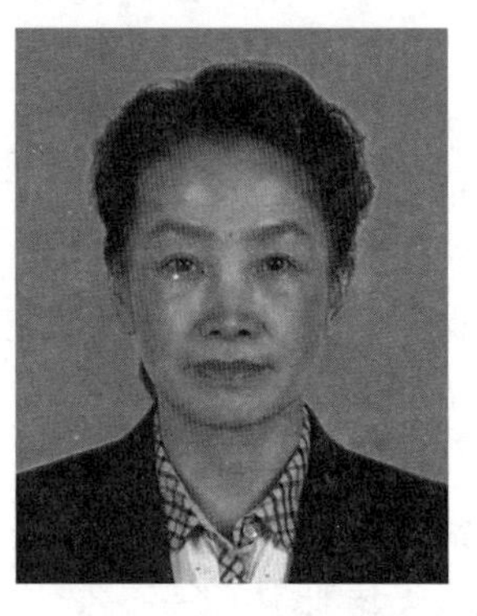

邓婧,女,1963 年 4 月出生,山东青岛人。1985 年 6 月获得山东医学院学士学位;2001 年 7 月获得青岛大学硕士学位。于 1985 年 7 月到青岛大学附属医院工作至今,青岛大学口腔医学院院长,青岛大学附属医院口腔医学中心主任,主任医师,教授,博士生导师,中华口腔医学会理事,牙体牙髓病学专委会常务委员,口腔美学专委会委员,口腔教育专委会委员,山东省口腔医学会理事会副理事长,牙体牙髓病学专委会主任委员,青岛市口腔医学会理事会理事长。

主要从事口腔内科医疗、教学、科研工作 34 年,积累了丰富的临床及教学经验,对牙美容、龋病治疗、复杂根管治疗、黏膜病诊断治疗有较深的造诣。目前是山东省住培质控专家组的口腔内科学组长。共发表专业学术论文 70 余篇,其中 20 余篇被 SCI、MEDLINE 等收录。承担及参与国家级、省级等各级科研立项近 20 项。参编著作 5 部。获得各级各类科研成果奖励。

(青岛大学口腔医学院供稿)

丁 一

丁一,女,1963 年 6 月 1 日出生,四川成

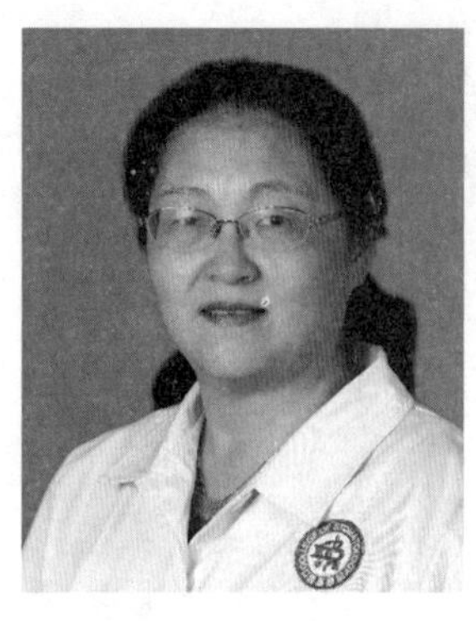

都人。教授、博士生导师,主任医师。现任中华口腔医学会牙周病专业委员会副主任委员,中华口腔医学会口腔激光医学专业委员会副主任委员,四川省口腔医学会牙周病学专业委员会副主任委员,国际牙医师学院(中国区)院士(FICD)。1984 年毕业于华西医科大学口腔医学院,获口腔临床医学学士学位;1989 年获硕士学位,毕业后留校从事牙周病病因及防治的医疗、教学和科研工作;1997 年、1999 年至 2000 年先后到香港大学牙学院和美国加州大学牙学院旧金山分校访问学习;2007 年获医学博士学位。

长期致力于牙周病病因及防治的研究。临床经验丰富,擅长重度牙周炎及疑难牙周病的诊断和综合治疗,对激光在牙周病及种植体周围炎的治疗中有一定的研究。先后在国内外刊物上发表学术论文 100 余篇;参加卫生部规划教材《口腔临床药物学》的编写工作,主编《牙周病诊疗与操作常规》(华西诊疗规范丛书)一书,作为副主编参加了《牙周病就医指南》的编写工作,主译《种植体周围炎》一书。主持和完成了国家级和部省级科研项目 8 项,负责多项横向课题的研究,参与了多项新药临床验证的工作,先后承担了多个层次、多个年级的“牙周病学”“口腔临床药物学”等专业课的大课讲授,培养了研究生 50 余名。

(四川大学华西口腔医学院供稿)

葛少华

葛少华,女,教授,主任医师,博士生导师。2000 年毕业于山东医科大学口腔医学院,获硕士学位;2005 毕业于上海交通大学口

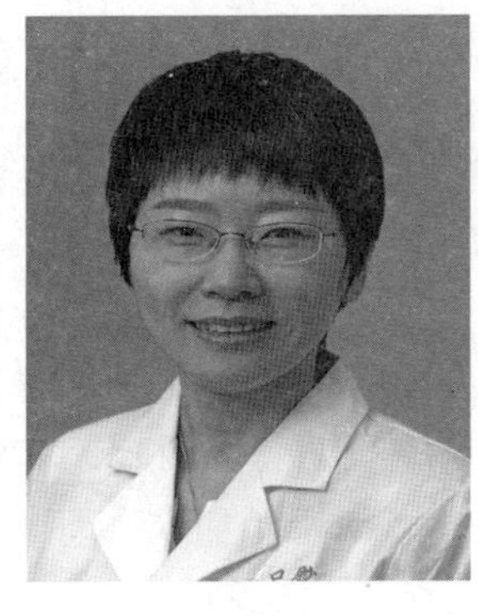

腔医学院，获博士学位；2010 年 9 月至 2011 年 9 月赴澳大利亚阿德莱德大学皇家牙学院做访问学者。山东大学口腔医学院常务副院长，香港大学荣誉教授，中华口腔医学会牙周专委会常委，山东省科协九届委员会常务委员，教育部高等学校口腔医学专业教学指导委员会委员，2016 年度全国宝钢基金优秀教师，口腔医学杂志副主编，国家自然科学基金同行评议专家，省部级科学技术奖评审专家。*ACS Appl Mater Interfaces*、*J Dent Res*、*Cell prolif* 等 *SCI* 杂志的审稿人。

主要研究方向为牙周组织发育与再生，作为项目负责人主持国家自然科学基金 4 项、山东省科技攻关计 3 项、山东省自然科学基金 1 项及山东省卫生厅课题 2 项。第一位分别获得山东省优秀教学成果奖二等奖 1 项，山东省医学科技奖二等奖 2 项，山东省高等学校优秀科研成果奖三等奖 1 项。在 *ACS Appl Mater Interfaces* 等国内外专业期刊上发表文章 90 余篇，第一或通讯作者发表 SCI 收录文章 30 篇，主编著作 1 部。

（山东大学口腔医学院供稿）

葛兮源

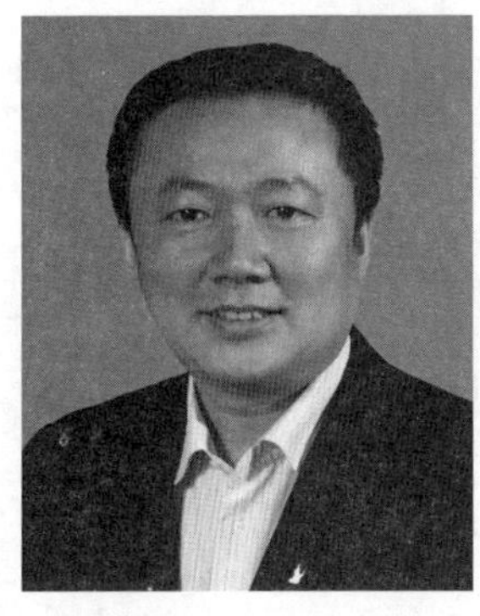

葛兮源，男，1974 年 6 月出生，山东莒南人。博士，副研究员，博士生导师。1992 年至 2000 年，就读于白求恩医科大学（现吉林大学），分别获学士学位及硕士学位；2000 年至 2003 年，就读于北京大学医学部，获博士学位。

2003 年至 2010 年在北京大学口腔医院外科实验室任助理研究员；2010 年至 2015 年在北京大学口腔医院中心实验室任助理研究员；2015 年至 2019 年在北京大学口腔医院中心实验室任副研究员；2015 年起任硕士研究生导师；2019 年起任博士研究生导师。

主要研究口腔颌面部肿瘤及涎腺疾病：①涎腺腺样囊性癌侵袭转移的分子机制研究；②颌下腺移植治疗重症干眼症的基础研究，先后在小型猪和兔体内进行了自体、异体、及减量颌下腺移植，在动物体内验证了同种异体及减量颌下腺移植治疗重症干眼症的技术可行性。主持国家自然科学基金项目 2 项；发表 SCI 收录论文多篇及参与译著一部。

（北京大学口腔医学院供稿）

韩　冰

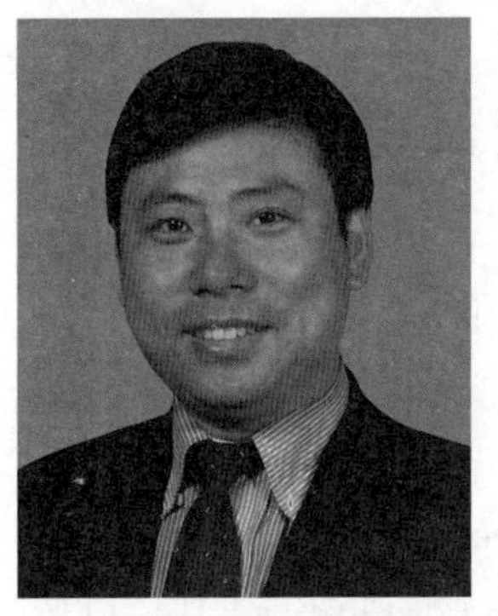

韩冰，男，1979 年 2 月出生，山东昌邑人。博士生导师。1997 年至 2004 就读于北京大学口腔医学七年制；2007 年毕业于北京大学口腔医院，获正畸学专业博士学位，留院工作任主治医师；2012 年晋升副主任医师；2012 年至 2013 年，受国家留学基金委资助在太平洋大学牙医学院（美国）做访问学者；2014 年晋升副教授并获得硕士生导师资格；2018 年晋升主任医师并获得博士生导师资格。现任北京大学口腔医院正畸科副主任，兼任 Tweed 中国中心执行主任，中华口腔医学会正畸专委会青年委员，中国医药教育协会口腔医学分会委员，北京口腔医学会生物医学专委会委员，《中华口腔正畸学杂志》编委等。美国正畸协会（AAO）、世界正畸联盟（WFO）、国际牙科协会(IADR)成员。

研究方向为颅面生长发育、颅面影像学研究、口腔生物材料的研发、口腔材料表面修饰等。业务专长:错颌畸形的综合治疗。以第一/通讯发表论文 30 余篇,其中 SCI 论文近 20 篇,参编专著 4 部,作为负责人承担 973 重大研究子课题、国家自然科学基金、教育部博士点基金以及北京市自然科学基金等多项科研基金。

(北京大学口腔医学院供稿)

胡江天

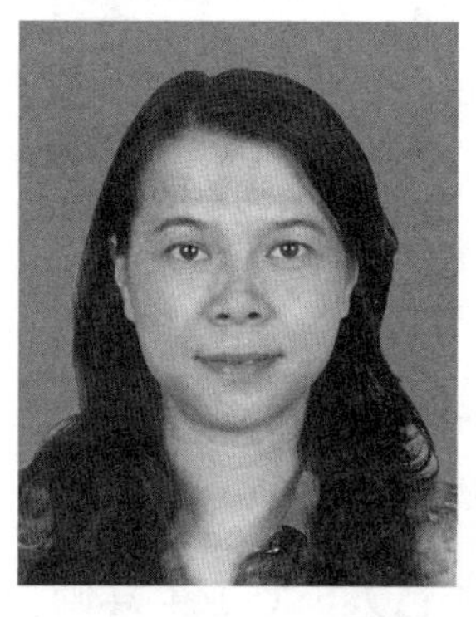

胡江天,女,满族,1968 年 8 月出生,云南昆明人。教授,主任医师,博士生导师。毕业于昆明医科大学口腔医学院,曾到美国爱因斯坦大学牙学院、凯斯西储大学牙学院、图桑 TWEED 技术培训中心、泰国清迈大学牙学院以及我国香港大学牙学院学习。现任昆明医科大学附属口腔医院正畸科副主任,云南省口腔正畸专业委员会常委 ,隐形矫治技术亚太区域讲师,Tweed 矫治技术中国区教官,云南省口腔疾病诊疗质量控制中心口腔专业质量管理委员会委员,昆明医科大学口腔医学学位评定分委员会委员,中国医师协会云南省口腔医师分会委员,昆明医学会第三届医疗事故技术鉴定专家库成员。

目前研究方向为正畸牙移动信号传导通路及口腔正畸临床新技术。从事口腔正畸医疗、教学、科研工作 27 年,多次荣获昆明医科大学优秀教师、红云园丁奖、伯乐奖、伍达观教育基金奖。主持科研项目 9 项,其中国家自然科学基金 2 项,昆明医科大学科技创新团队基金 1 项,云南省科技重点项目 1 项,省厅基金 5 项。培养硕士研究生 29 名,进修医生 30 余名。发表 SCI 及科技核心论文 30 余篇。业务专长于青少年及成人口腔错颌畸形的预防、诊断及治疗,擅长多学科联合治疗复杂疑难错颌畸形,在隐形矫治、自锁矫治、种植支抗具有独到经验。

(昆明医科大学口腔医学院供稿)

黄桂林

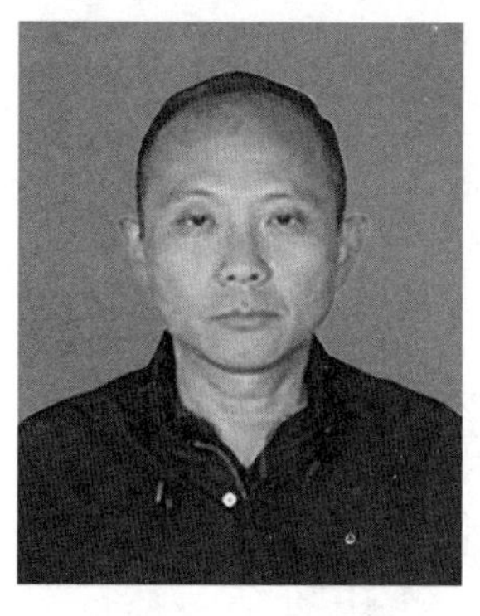

黄桂林,男,1966 年 5 月出生,江西安义人。教授,博士生导师。毕业于四川大学华西口腔医学院,获得医学博士学位。现任遵义医科大学口腔医学院/附属口腔医院党委副书记、院长。2006 至 2007 年,赴德国杜塞尔多夫大学公派访问学者。先后承担国家级、省部级科研项目 20 余项,其中主持科技部十三五国家重点研发计划项目子课题 1 项;主持国家自然科学基金 1 项。参编专著 1 部,获贵州医学科技奖三等奖 1 项;在国内外核心刊物发表论文 80 余篇,其中 SCI 收录 4 篇。担任学术团体和任职:中华口腔医学会理事,西南地区头颈肿瘤外科协会理事,贵州省口腔医学会副会长,被聘为《口腔颌面外科杂志》《口腔医学研究》和《中国组织工程研究》杂志编委。

主要研究方向为头颈肿瘤防治、唾液腺功能障碍的组织工程修复及干细胞治疗。业务专长于主要是口腔颌面部肿瘤及三叉神经痛的临床治疗。

(遵义医科大学口腔医学院供稿)

黄　慧

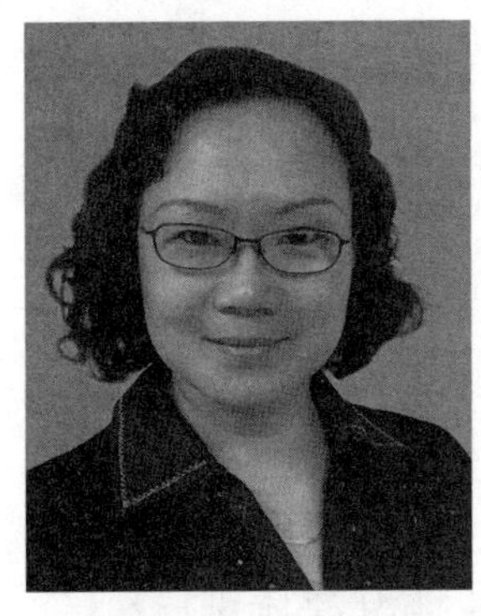

黄慧，女，1968 年 2 月出生，湖北武汉人。主任医师，博士生导师。毕业于武汉大学口腔医学院，获得医学学士和硕士学位；后就读于上海交通大学医学院，获得医学博士学位。现任职上海交通大学医学院附属第九人民医院口腔修复科。中华口腔医学会口腔美学专业委员会常务委员，上海市口腔医学会口腔基础、口腔材料专业委员会委员，是国家自然科学基金委员会评审专家，教育部学位委员会评审专家，国家医师资格与专科医师资格考试考官。主持与参与多项国家自然科学基金委与上海市科委科研项目。在国内外期刊上发表论文三十余篇；参编多本学术专著与习题集。

主要研究方向为口腔修复材料、数字化技术、种植体周围炎的基础研究等。临床擅长数字化美学与微创修复，有十余年数字化椅旁系统制作全瓷贴面、冠和嵌体的临床经验。从事种植义齿治疗近十年，开展前牙美学区种植修复、上颌窦提升术、全口种植固定与覆盖义齿修复。对于口腔修复的疑难病例，如咬合重建、困难全口义齿、咬合紊乱与关节病等有自己的见解和经验。

（上海交通大学口腔医学院供稿）

季　彤

季彤，男，1969 年 6 月出生，上海人。上海交通大学医学院附属第九人民医院主任医师，教授，博士生导师，口腔颌面 - 头颈肿瘤科副主任、党支部书记，口腔颌面外科教研室副主任。1993 年 7 月，毕业于华西医科大学

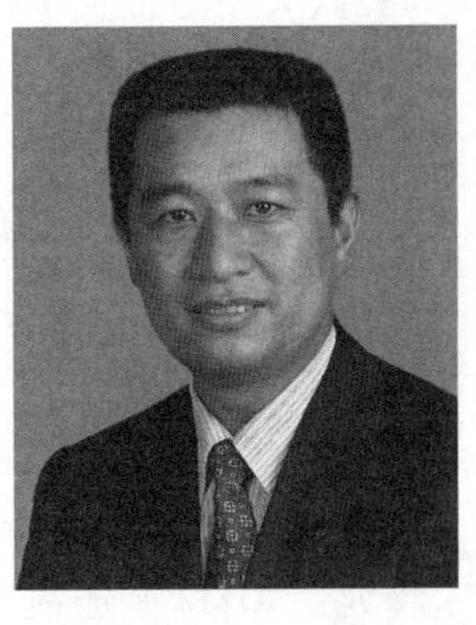

口腔医学院。2004 年 7 月，毕业于上海第二医科大学口腔医学院，获博士学位。2004 年 12 月至 2005 年 5 月，赴美国密歇根大学口腔颌面外科、耳鼻喉 - 头颈外科进修学习。2007 年 12 月至 2008 年 9 月，奉派新加坡国立大学口腔医学院口腔颌面外科任顾问医师。现任中华口腔医学会口腔颌面外科专委会口腔颌面 - 头颈肿瘤学组副组长，中国抗癌协会头颈肿瘤专委会常委、青年委员会副主委，中国医疗保健国际交流促进会颅底外科专委会委员，上海口腔医学会口腔颌面 - 头颈肿瘤专委会副主任委员，上海市级医院肉瘤临床诊治中心专家委员会委员，国际口腔颌面外科医师协会（IAOMS）肿瘤与修复重建培训中心、英国爱丁堡皇家外科学院头颈肿瘤培训中心主要成员，国际口腔癌协会（IAOO）会员，国际国内固定协会（AO/ASIF）颅颌面（CMF）中国区主席。

主要从事口腔颌面头颈肿瘤的临床及基础研究、头颈部显微外科修复重建和数字化外科等。近年负责课题 11 项，包括国家自然基金 2 项、上海市科委课题 2 项。参加科研课题七项，包括国家自然基金、上海市科学技术委员会、上海市卫生局及横向课题。近年已发表论文 34 篇，其中 SCI 收录 20 篇。

（上海交通大学口腔医学院供稿）

江　潞

江潞，女，1979 年 11 月出生，四川成都人。博士，教授。1998 年考入华西口腔医学院五年制；2003 年获口腔临床医学学士学位，同年保送口腔黏膜病学攻读硕士学位；2008 年获得口腔临床医学博士学位。2008 年起在

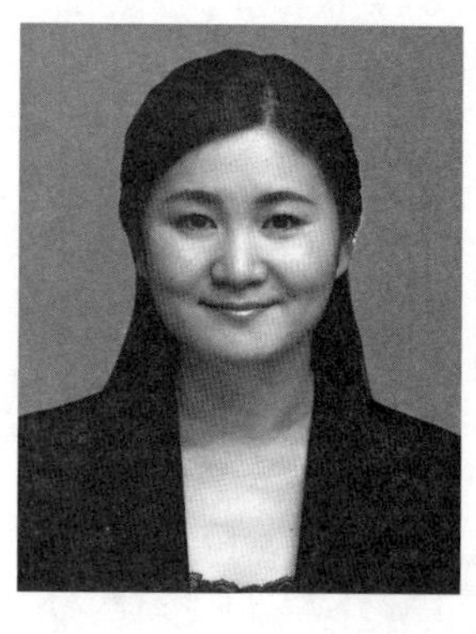

四川大学华西口腔医学院任讲师。2009 年至 2011 年先后在美国加州大学洛杉矶分校（UCLA）和伊利诺伊州立大学芝加哥分校（UIC）牙学院进行博士后研究。2011 年任副教授，2016 年任教授。

主要从事口腔黏膜病的病因与诊治的基础与临床研究。在口腔黏膜病发病机制特别是口腔黏膜潜在恶性疾患恶变过程中分子事件以及口腔黏膜病临床诊治的相关研究取得创新性成果。研究成果发表一作和通讯作者 SCI 论文数十篇。曾获霍英东基金资助，入选教育部 2012 年度“新世纪优秀人才支持计划”。

（四川大学华西口腔医学院供稿）

康非吾

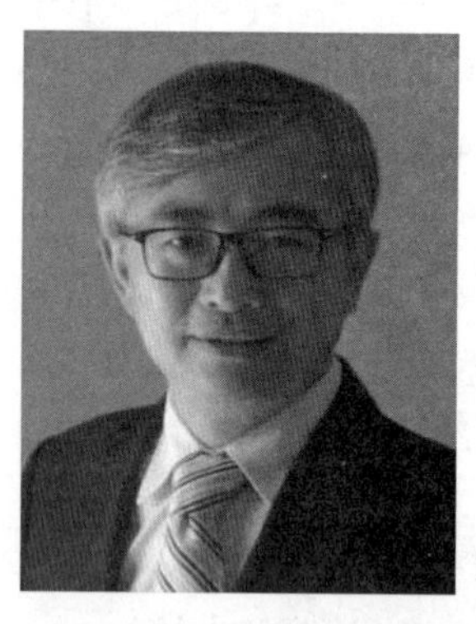

康非吾，男，1974 年 10 月出生，江苏海安人。博士，主任医师，副教授，博士生导师。毕业于四川大学华西口腔医学院，获医学博士学位（口腔颌面外科专业）。德国科隆大学附属医院口腔颅颌面及整形外科高级访问学者。现任职于同济大学附属口腔医院口腔颌面外科，任同济大学附属口腔医院/口腔医学院副院长。承担国家自然科学基金、上海市自然科学基金、上海市教委等多项科研项目，并获得上海市青年科技启明星项目资助。主编专著 2 本，公开发表论文 40 余篇。担任学术团体和任职：上海市口腔医学会常务理事，上海市口腔医学会口腔颌面外科专业委员会副主任委员，国家医师资格考试主考官，上海市医师协会口腔科医师分会秘书，上海市医疗事故鉴定专家。

主要研究方向为外科先行治疗牙颌面畸形、颌骨手术通过改变颌骨骨代谢加速正畸牙移动的相关机制等。临床业务专长于数字化技术应用于正畸正颌联合治疗、颌面部良恶性肿瘤的治疗及缺损修复、颌面部牙槽外科的微创治疗等。

（同济大学口腔医学院供稿）

寇晓星

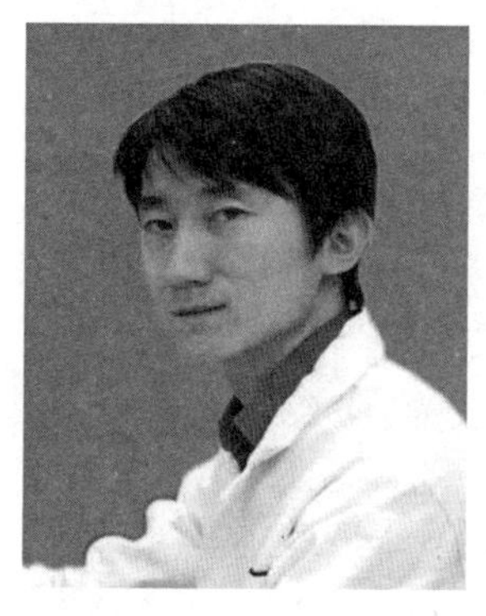

寇晓星，男，1982 年 10 月出生，陕西宝鸡人。研究员、博士生导师。毕业于北京大学口腔医学院，获得医学博士学位。先后赴美国南加州大学及宾夕法尼亚大学开展访问学者及博士后工作。2018 年 7 月起，就职于中山大学附属口腔医院。

近年来主要从事间充质干细胞（mesenchymal stem cells，MSCs）相关基础及转化研究，围绕 MSCs 胞外囊泡的释放机制及胞外囊泡的作用等问题取得了原创性成果。共发表 SCI 论文 37 篇，以第一作者及通讯作者在 *Cell Research* 等国际著名期刊发表 SCI 论文 11 篇。其中影响因子大于 15 的 2 篇，大于 5 的 5 篇。主持及参与完成多项国家级科研项目，获中山大学青年教师重点培育项目资助，获 2018 年广东省青年杰出医学人才项目。担任 SCI 杂志审稿专家。

主要进行牙源性间充质干细胞基础及转化研究、间充质干细胞胞外囊泡的转化应用、机械力作用下间充质干细胞介导的牙槽骨改建、颞下颌关节滑膜炎症及骨关节炎的基础研究。

（中山大学口腔医学院供稿）

李　萍

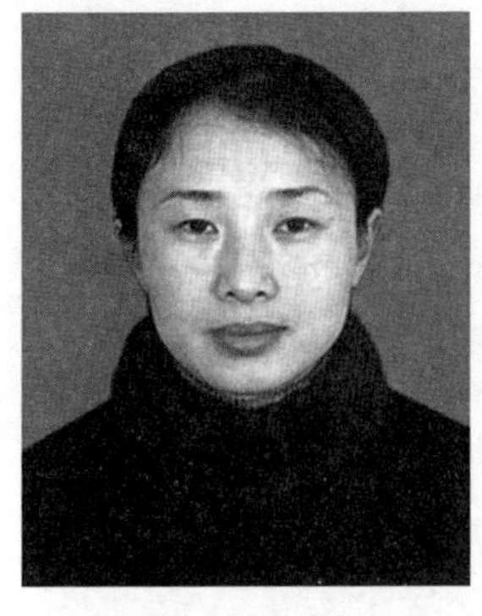

李萍，女，1973 年 5 月出生，广西平南人。医学博士，教授，病理学主任医师，博士生导师。本科毕业于同济医科大学；博士毕业于广西医科大学。长期从事病理学临床、教学和科研工作。现任广西医科大学口腔医学院附属口腔医院病理科主任，中华医学会病理学分会细胞学组委员，中国病理学工作者委员会细胞学组委员，广西医学会病理学分会细胞病理学组副组长，广西医学会病理学分会委员，广西抗癌协会肿瘤病理专业常务委员，广西医师协会临床病理科医师分会委员。曾在美国加州大学洛杉矶分校（UCLA）、国内中山大学一附院、北京友谊医院等医院进修学习。获“广西卫生适宜技术推广奖”一等奖、“广西科技进步奖”二等奖各一项，并获广西医科大学“优秀教师”称号。先后参与国家级、省部级科研课题多项，其中主持国家自然科学基金课题 1 项，省级课题 2 项。

主要研究方向为鼻咽癌实验动物模型的建立、鼻咽癌潜在抑癌基因研究、鼻咽癌代谢异常组学研究，基于人工智能的肿瘤大数据分析平台构建。多年来在中文核心及 SCI 系列杂志发表论文四十余篇，其中以第一作者或通讯作者名义发表论文十余篇，包括 SCI 论文 10 篇。

（广西医科大学口腔医学院供稿）

李　锐

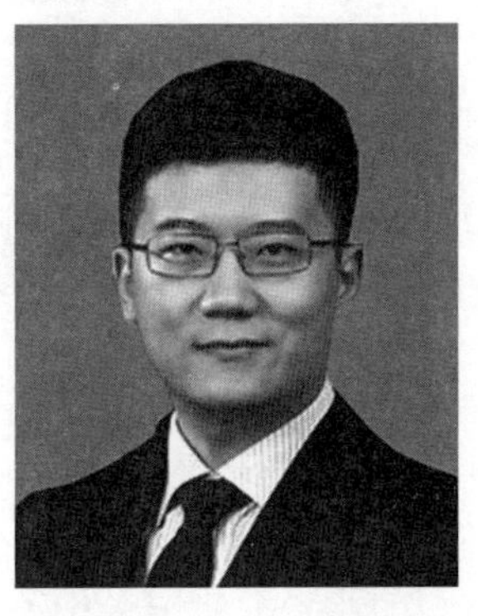

李锐，男，1981 年 12 月出生，天津蓟县人。副教授，副主任医师，博士生导师。本科、硕士、博士毕业于四川大学华西口腔医学院，获得口腔临床医学博士学位。现任职于郑州大学第一附属医院口腔颌面外科，兼任郑大一附院口腔颌面外科副主任。从事口腔颌面外科的临床、教学和科研工作。目前主持国家自然科学基金 2 项、省部级课题 2 项、院内青年基金 1 项。以第一及通讯作者发表 SCI(E)论文 11 篇，单篇最高影响因子 8.5。中华口腔医学会口腔信息化专委会委员，河南省口腔颌面外科专委会常委，河南省颞下颌关节专委会常委，华西口腔医学杂志审稿人。

主要研究方向为牙再生和牙组织工程。业务专长：口腔颌面部外伤的治疗，特别是在颌面部陈旧性骨折、鼻眶筛骨折、髁状突骨折以及眶周重建等方面具有丰富的经验，能够使用数字化技术和 3D 打印技术进行颌面部组织的缺损整复，利用预成型材料进行眶周重建，采用髁状突骨折手术新入路等。通过显微外科游离皮瓣移植修复各种颌面部缺损和畸形。擅长口腔颌面部间隙感染的根治、各类牙体牙列缺失的种植外科修复，除此之外，对于血管瘤、涎腺良恶性病变的外科治疗亦有丰富的经验。

（郑州大学口腔医学院供稿）

廖红兵

廖红兵，男，壮族，1968 年 12 月出生，广西百色人。博士，教授，主任医师，博士生导

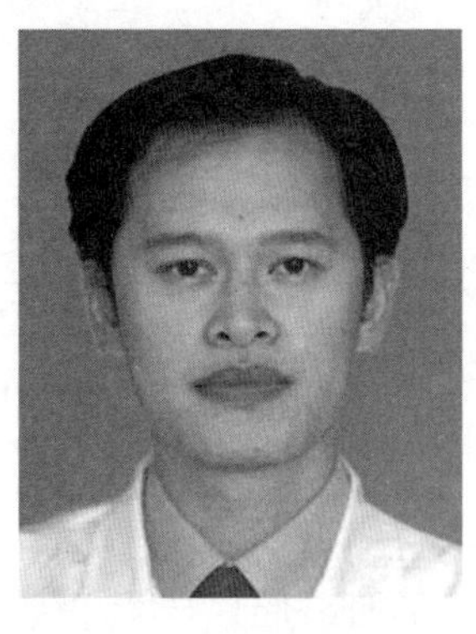

师。本科毕业于北京大学口腔医学院，硕士、博士毕业于四川大学华西口腔医学院，2003 年至 2006 年在四川大学生物医学工程博士后流动站做博士后研究；2006 年至 2008 年在荷兰奈梅亨大学(Radboud University Nijmegen)牙学院进行访问学者研究，2017 年于荷兰奈梅亨大学获得第二个博士学位。现任广西医科大学科技处处长，兼任口腔修复科主任、口腔修复学教研室主任。中华口腔医学会口腔修复学专委会委员，中华口腔医学会口腔颌面修复专业委员会委员，中国整形美容协会口腔整形美容分会常务委员，广西壮族自治区口腔医学会副会长。先后主持国家自然科学基金 4 项、广西省厅级课题 2 项等多项课题。获广西科技进步奖二等奖 1 项。国内发明专利 1 项等。参编教材、专著各 1 本；发表学术论文等达 30 余篇，其中 SCI 收录 7 篇。

擅长固定、活动、全口义齿修复，特别擅长全瓷冠、全瓷贴面等美容修复以及口腔种植修复，前牙美学区域即刻种植修复，种植体及牙周组织再生与重建、种植区域骨量不足的 GBR、自体骨、上颌窦提升等解决方案，全口种植体支持式固定修复，种植体上部修复的 CAD/CAM 修复，口腔修复学相关的义齿功能与美容修复等。“十二五”规划教材《口腔材料学》编委。多次被评为广西医科大学优秀教师、先进工作者等称号，并获得“自治区优秀专家”称号。

（广西医科大学口腔医学院供稿）

林　红

林红，女，1963 年出生，北京人。1986 年毕

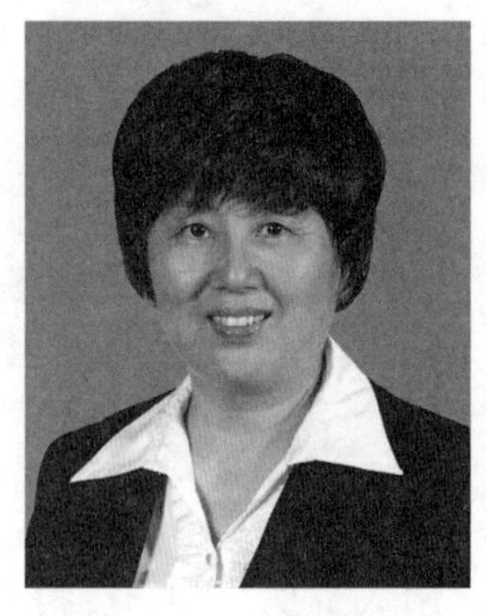

业于北京医科大学口腔医学院，获医学学士学位；1989 年获医学硕士学位；1996 年获荷兰莱顿大学医学院医学博士学位。1989 年，开始在北京大学口腔医学院口腔材料研究室工作。现任北京大学口腔医学院口腔材料研究室和口腔医疗器械检验中心主任、研究员，博士研究生导师；兼任中华口腔医学会口腔材料专业委员会副主任委员，全国医疗器械生物学评价标准化技术委员会副主任委员，全国口腔材料和器械设备标准化技术委员会秘书长，北京口腔医学会口腔材料专业委员会主任委员。任《中华口腔医学杂志》《华西口腔医学杂志》《口腔材料与器械杂志》等编委。

主要研究口腔材料与评价，包括根管和骨修复材料研究、增材制造口腔材料以及口腔材料性能评价和标准化研究。发表论文 60 余篇。主持国家级科研课题三项，国家和行业标准化科研项目 30 余项，以第一作者身份完成口腔材料国家标准 3 项、国家医药行业标准 30 余项。标准科研项目曾获国家技术监督局科技进步二等奖，国家药品监督管理局科技进步一等奖和医药标准化优秀项目二等奖、三等奖。参与编写书籍及口腔材料学教材 21 部，其中任主编 1 部，副主编 1 部。

（北京大学口腔医学院供稿）

林　军

林军，女，1967 年 10 月出生，福建人，主任医师。博士生导师。1985 年至 1990 年就读于浙江医科大学口腔系，获学士学位；1997 年至 2000 年就读浙江大学口腔医学专业，获硕士学位；2006 年至 2011 年，就读于浙江大学，外科学专业，获博士学位；2007 年至 2008

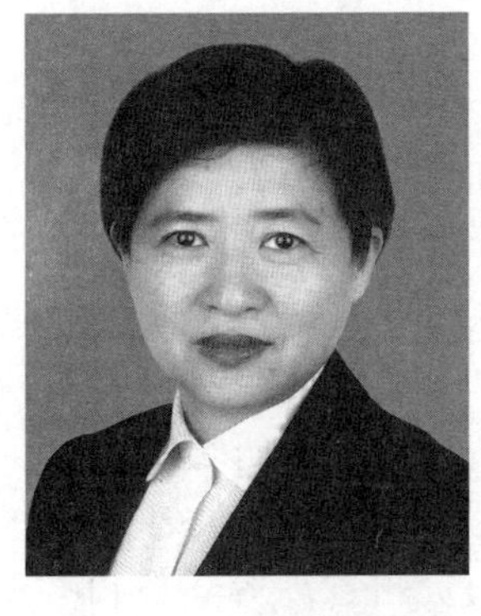

年，德国基尔大学访问学者。1992 年 8 月至今在浙江大学医学院附属第一医院工作。现任浙江大学医学院口腔正畸教研室副主任。参加美国 RW 正畸教育培训、美国 tweed 正畸培训、奥地利殆学培训。

从事数字化正畸的生物力学、干细胞再生修复骨缺损和生物材料修复骨缺损方向。擅长于对患者进行多学科整体化正畸治疗、数字化正畸、骨性错殆的正畸正颌联合治疗、殆因素导致颞下颌关节问题治疗。主持国家自然科学基金、浙江省自然科学基金、浙江省归国人员留学基金等在内的多项科研项目等。发表 SCI 论文 20 余篇；美国 *Journal of Biomaterial* 审稿人，口腔医学杂志审稿人。

（浙江大学口腔医学院供稿）

林开利

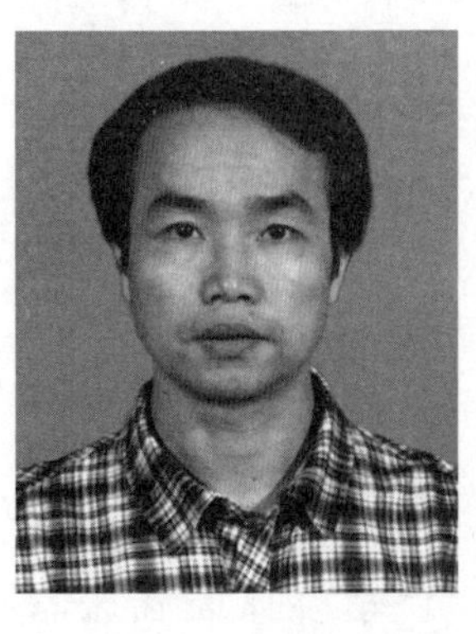

林开利，男，1975 年 3 月出生，福建古田人。研究员，博士生导师。毕业于华东师范大学理工学院，获得博士学位。入选上海市优秀学科带头人，主要从事生物医用材料、组织修复与再生、口腔基础医学研究。2001 年至 2015 年任职于中国科学院上海硅酸盐研究所，历任研究实习员、助理研究员、副研究员（硕士生导师）、研究员（博士生导师）。2015 年至 2018 年任职于同济大学口腔医学院，任教授、博士生导师；2018 年 3 月起任职于上海交通大学医学院附属第九人民医院口腔颅颌面科，任研究员、博士生导师。

历任英国皇家化学会 RSC Advances 和 The Open Biomedical Engineering Journal 副主编、无机材料学报编委、骨科编委等。担任国家食药监局医疗器械技术审评中心咨询专家、中国医药生物技术协会 3D 打印分会常务委员、中国机械工程学会生物制造工程分会委员等。主持国家重点研发计划课题、国家自然科学基金（4 项）、上海市科委重点类项目（6 项）、上海市卫计委重点项目等 20 余项；于 *Advanced Functional Materials*、*Biomaterials* 等期刊发表 SCI 论文 120 余篇（其中，一作或者通讯作者 70 余篇、封面 7 篇、ESI 论文 3 篇）；起草国家医疗器械行业标准 3 项。获授权发明专利 10 项。

（上海交通大学口腔医学院供稿）

林李嵩

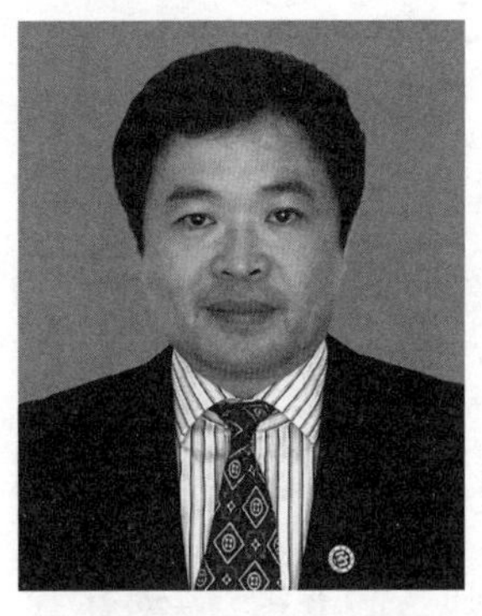

林李嵩，男，1964 年 9 月出生，福建周宁人。医学博士，教授、主任医师。现任福建医科大学附属第一医院口腔科科主任。1986 年 7 月毕业于福建医学院口腔系（第四军医大学口腔系委培），获医学学士学位；2000 年 7 月毕业于上海第二医科大学，获医学硕士（口腔颌面外科学）学位；2005 年 7 月毕业于上海第二医科大学，获外科学（整形外科学）博士学位；2007 年至 2008 年，美国俄亥俄州立大学牙学院、马里兰大学医学中心访问学者。

任中华口腔医学会口腔颌面外科专业委员会常务委员、中华口腔医学会理事会理事、中国整形美容医师协会理事、中国整形协会数字及精准医学分会常务理事及颅颌面外科专委会副主任委员、中国整形协会颅颌面外科分会常务理事、中国康复医学会修复重建外科专业委员会常委、福建省口腔医学会副会长及口腔颌面外科主委会主委、福建省抗癌联盟口腔肿瘤专业委员会主任委员。《中华显微外科杂志》《中国口腔颌面外科杂志》《中国美容整形外科杂志》编委。主持和参加 10 项国家及省自然基金资助课题和省教委基金资助课题。在各类学术期刊发表学术论文 50 余篇,其中 SCI 期刊 8 篇,参编学术专著 2 部。获福建省科技进步奖 4 项,福建省医药卫生科技奖 3 项。获福建医科大学附属第一医院十佳医师、优秀教师称号。

（福建医科大学口腔医学院供稿）

刘建国

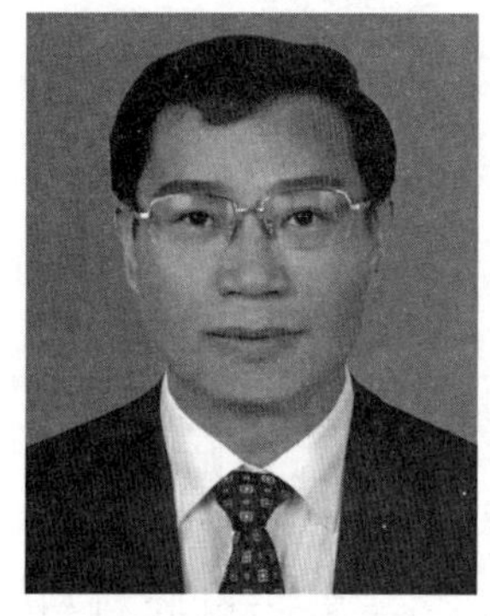

刘建国,男,1965 年 1 月出生,湖南长沙人。教授、主任医师,博士生导师。毕业于四川大学华西口腔医学院,获得医学博士学位。现任遵义医科大学党委副书记、校长。国务院特殊津贴专家、省管专家,获教育部高等学校科技管理先进个人、贵州省优秀科技工作者、省高等学校教学名师、省“五一”劳动奖章和“五四”青年奖章、省首届“十大杰出青年志愿者”、省卫生系统先进个人等 20 余项荣誉称号。

主持和参与国家级和省部级重点课题 22 项,其中“十三五”重点研发计划项目、国家自然科学基金、国家科技支撑计划项目 8 项,编写专著 5 部,发表论文 210 余篇,授权专利 8 项。获省科技进步一等奖 1 项,二等奖、三等奖各 1 项,贵州省青年科技奖 1 项,市厅级科技进步奖 8 项,省级教学成果奖 1 项。教育部高等学校教学指导委员会专家组成员,中华口腔医学会牙体牙髓病学专业委员会常务委员、中华医学会医学科学研究管理学分会委员,贵州省人民政府学位委员会委员,贵州省口腔医学会牙体牙髓病学专业委员会主任委员,贵州省高等学校重点学科 – 口腔医学学科带头人,贵州省临床重点专科 – 口腔科学科带头人,贵州省口腔疾病研究科技创新人才团队领衔专家、贵州省高等学校《口腔医学》教学团队带头人,贵州省高等学校口腔疾病研究特色重点实验室暨遵义市口腔疾病研究重点实验室负责人;《华西口腔医学杂志》《口腔医学研究》《上海口腔医学》和《遵义医学院学报》等期刊的副主编或编委;国家自然科学基金、科技部国际合作重大项目、国家科技进步奖、中华医学会科技奖等评审专家。进行口腔生物学、龋病和牙周病的病因与预防、牙颌畸形矫治的基础与临床研究。擅长体牙髓临床诊治工作,尤其在美容树脂修复、变色牙美白、疑难根管治疗、根尖外科手术等方面具有丰富的临床经验。

（遵义医科大学口腔医学院供稿）

刘　杰

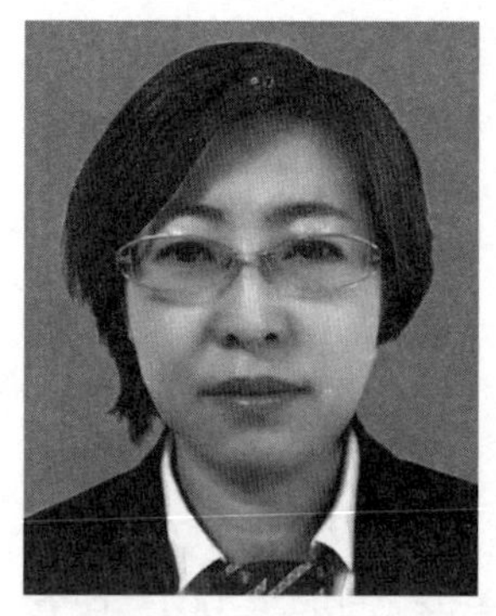

刘杰,女,1963 年 12 月出生,黑龙江省佳木斯人。教授,博士生导师。现任青岛大学附属医院口腔医学中心副主任,青岛大学口腔医学院口腔临床学科主任,口腔修复教研室主任。1987 年毕业于佳木斯医学院口腔系;1987 年至 1997 年在佳木斯医学院附属口腔医院口腔修复科工作;1998 年至 2002 年于日本长崎大学齿学部攻读口腔医学博士学位;2003 年至 2005 年在长崎大学医齿药学综合研究科担任助理教授;2005 年至 2009 年在长崎大学读博士后。2009 年回国在佳木斯大学附属口腔医院工作;2012 年任青岛大学附属医院口腔修复科主任。

中华口腔医学会口腔修复专业委员会常委,中国生物材料学会医用金属专业委员会委员,中国机械工程学会生物材料表面工程专业委员会委员,山东省口腔医学会口腔修复专委会副主任委员,山东省医师协会口腔修复专业委员会副主任委员,青岛市口腔医学会口腔修复专业委员会副主任委员;《口腔医学研究》杂志编委。研究方向为口腔材料。发表论文 60 余篇,其中 SCI 论文 20 余篇。获黑龙江省科技进步二等奖 1 项、三等奖 1 项,省卫生厅科技进步二等奖 1 项、市级科技进步一等奖 2 项、市级科技进步二等奖 2 项。主持及参与国家及省级课题 9 项。主编、副主编著作 2 部。获得黑龙江省卫生系统有突出贡献中青年专家的荣誉称号。擅长口腔美学、固定及可摘局部义齿、全口义齿修复以及种植修复。

(青岛大学口腔医学院供稿)

刘　琪

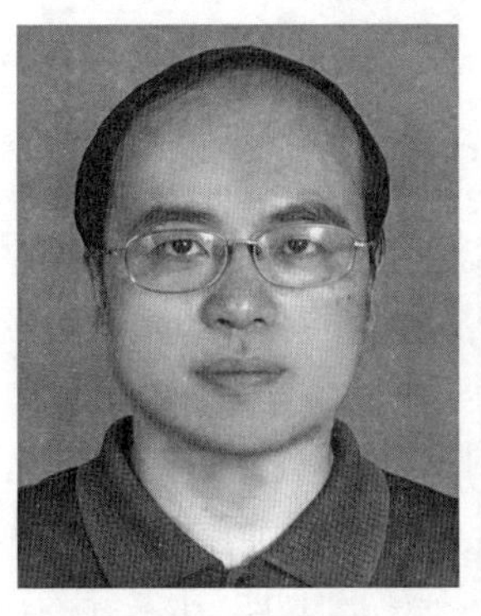

刘琪,男,1964 年 2 月出生,四川成都人。教授,主任医师,博士生导师。毕业于陆军军医大学(原第三军医大学),获得医学博士学位。现任遵义医科大学附属医院纪委书记。是国务院特殊津贴专家,贵州省政府特殊津贴专家,贵州省省管专家。曾国家公派留学澳大利亚 Adelaide 大学牙学院。主编《美容口腔学》(人民军医出版社出版),参编《美容牙科学》(人民卫生出版社出版)。参与完成多项国家、省部级科研项目。在国内外学术期刊发表学术文章 70 余篇。主持获得贵州省科技进步奖三等奖 1 项和贵州省医学科技奖一等奖 1 项,参与获得重庆市科技进步奖二等奖 1 项。担任学术团体和任职:中国生物医学工程学会会员,中华口腔医学会牙周病学专业委员会委员,贵州省口腔医学会牙周病学专业委员会主任委员。

主要研究牙周组织再生和 2 型糖尿病伴发病的分子机制。擅长复杂牙周组织疾病的治疗。

(遵义医科大学口腔医学院供稿)

刘亚丽

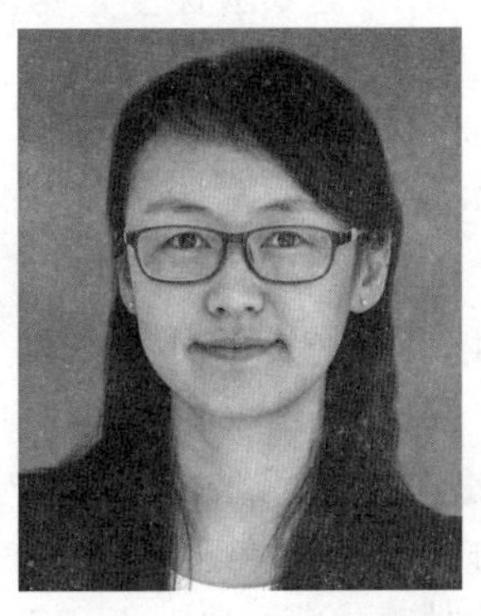

刘亚丽,女,1978 年 10 月出生,云南昭通人。副教授,副主任医师,博士生导师。毕业于第四军医大学口腔医学院,获得口腔临床医学博士学位。现任职于昆明医科大学附属口腔医院口腔正畸科。参与编写《口腔实验教程》第一版、《实用耳鼻喉口腔疾病诊疗对策》。主持及参与完成多项国家、省部厅级科研项目。在国内外期刊发表文章 10 余篇。担任云南省口腔医学会口腔正畸专业委员会常委,云南省医师协会医学遗传医师分会委员,中华口腔医学会口腔生物医学专业委员会青年委员,中国生物医学工程会组织工程与再生医学分会青年委员,国家口腔执业医师资格考试考官。入选云南省高层次卫生技术人才医学学科带头人、云南省中青年学术和技术带头人后备人才培养项目。

主要从事口腔干细胞调控、正畸与牙周改建的基础和临床方面的研究。擅长于正畸青少年及成人错颌畸形的固定及隐形矫治。

(昆明医科大学口腔医学院供稿)

刘云松

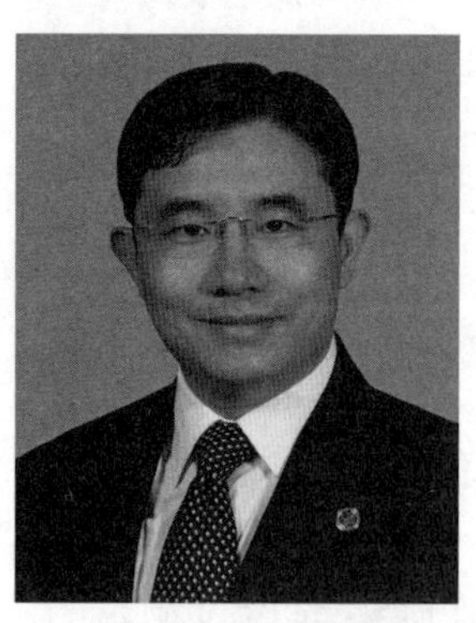

刘云松，男，1979 年 10 月出生，北京人。2003 年毕业于北京大学医学部口腔医学系，获学士学位，2005 年及 2008 年在北京大学口腔医学院分别获口腔修复学专业硕士、博士学位；2009 年至 2011 年以访问学者身份，公派赴美国加州大学洛杉矶分校（UCLA）牙医学院交流学习 2 年时间。2011 年回国至今历任主治医师、副主任医师、副教授，现任北京大学口腔医院修复科副主任，博士研究生导师。

中国整形美容协会牙颌颜面医疗美容分会常务理事，中华口腔医学会口腔修复学专委会常务委员，中华口腔医学会口腔生物医学专委会委员，中华口腔医学会口腔美学专委会委员，全国医学技术能力测评中心特聘专家，国际牙科研究协会（IADR）、美国牙科研究会（AADR）、国际种植协会（ITI）、国际修复医师学院（ICP）会员。

主要进行口腔修复临床研究、口腔组织再生及其转化医学研究和口腔新材料研究等。业务专长为前牙美学修复、种植修复和数字化修复。第一负责人承担 3 项国家级课题，3 项省部级课题，7 项院校级课题。目前已发表中英文论著 40 余篇。获国家专利 3 项，北京市科技奖 2 项，北京市教学成果奖 1 项。2017 年获评“首都十大杰出青年医生”。

（北京大学口腔医学院供稿）

骆　凯

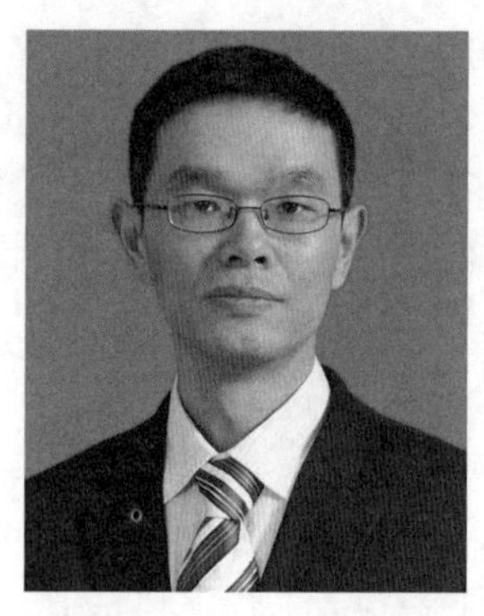

骆凯，男，1976 年 12 月出生，福建惠安人。医学博士，博士生导师。主任医师，副教授，现任福建医科大学附属口腔医院医务科科长、医保办主任。2000 年 7 月毕业于福建医科大学，获口腔医学学士学位；2003 年 7 月毕业于福建医科大学，获口腔临床医学硕士学位；2006 年 7 月毕业于武汉大学，获口腔临床医学博士学位；2012 年至 2013 年，于澳大利亚昆士兰科技大学任访问学者。

中华口腔医学会牙周病学专业委员会委员，福建省口腔医学会常务委员，福建省口腔医学会牙周病学专业委员会副主任委员。《口腔疾病防治》《临床牙周病学（中文版）》编委。先后主持国家自然科学基金、教育部博士点新教师基金、福建省自然科学基金、福建省科技创新联合基金等国家级、省部级科研项目 9 项。在各类学术期刊发表学术论文 30 余篇，其中 SCI 收录 5 篇；参编译著 5 部，其中副主译 2 部。获福建省科技进步二等奖，福建省医学科技进步二等奖，福建省自然科学优秀论文二等奖等各类奖励 4 项。

（福建医科大学口腔医学院供稿）

麻健丰

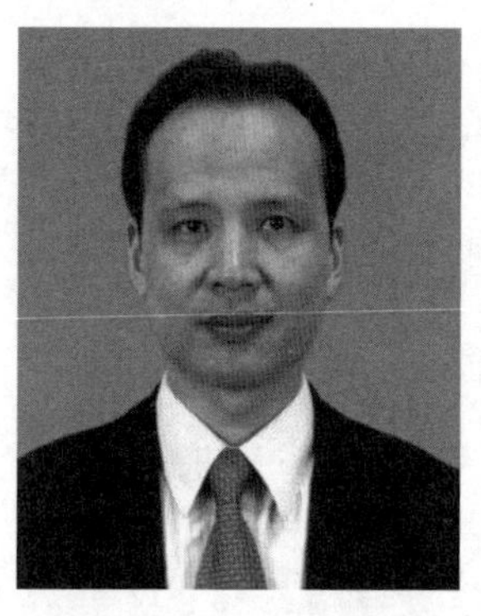

麻健丰，男，1967 年 10 月出生，浙江温州人。教授，主任医师，博士生导师，国际牙医师学院院士。毕业于四川大学生物医学工程专业，获博士学位。现任温州医科大学口腔医学院 · 附属口腔医院党委书记，教育部高等学校口腔学类专业教学指导委员会委员，中华口腔医学会口腔修复专业委员会副主任委员，浙江省口腔医学会副会长，温州口腔医学会会长等职。

曾赴美国 Loma Linda 大学牙学院、美国华盛顿大学、澳大利亚詹姆斯库克大学、日本九州齿科大学等访学、研修。入选浙江省新世纪“151”人才和温州市“551”人才、瓯越名医、温州市教学名师等人才工程。获全国卫生系统先进工作者、浙江省高校“三育人”先进个人、温州市优秀政协委员、温州医科大学研究生心目中“最美导师”称号等多项荣誉。

从事口腔修复技术、口腔材料学基础和应用研究，尤其是牙科修复新材料及口腔临床应用新技术的研究，如口腔修复陶瓷新型材料的研发。在口腔修复专业上能够将科研结合临床，全面开展了如种植修复、CAD/CAM 全瓷修复、精密附着体及可摘局部义齿修复等技术。主持国家自然科学基金面上项目 3 项、省部级科研项目 2 项、市厅级科研项目 4 项；获省部级科研成果奖 2 项，市厅级科研成果奖 2 项；获授权发明专利 2 项，实用新型专利 2 项。主编论著及教材 6 部，参编教材 5 部；以第一作者或通讯作者在国内外期刊发表学术论文 50 余篇。

（温州医科大学口腔医学院供稿）

马俊青

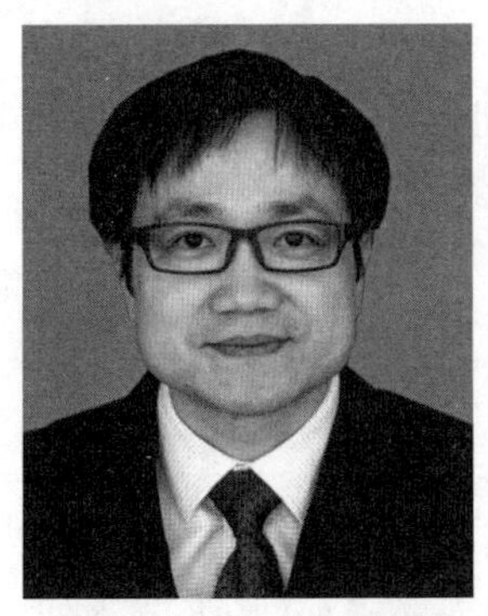

马俊青，男，1975 年 3 月出生，山东淄博人。口腔正畸学教授，主任医师，博士生导师。毕业于南京医科大学口腔医学院，获得口腔医学博士学位，并曾在美国哈佛大学 Forsyth 研究所做访问学者。江苏省杰出青年基金获得者，江苏省医学重点人才，江苏省“333 工程”培养人才和江苏省“六大人才高峰”培养人才等。现担任中华口腔医学会口腔医学科研管理分会常务委员，中华口腔医学会口腔生物专业委员会委员，中国整形美容协会口腔整形美容分会理事等社会职务。

主要研究口腔正畸学与颅颌面生长发育，擅长青少年及成人的正畸治疗。先后主持国家自然科学基金 3 项和其他课题 10 项。在 *PNAS*、*Cell Death Dif* 等杂志发表学术论文 80 余篇。获得江苏省科技进步二等奖和三等奖、江苏省医学新技术引进一等奖和二等奖等 10 余项市厅级以上奖励，担任《口腔生物医学》杂志编委和 *Plos One*、*Gene* 等国际专业杂志的审稿人。

（南京医科大学口腔医学院供稿）

孟维艳

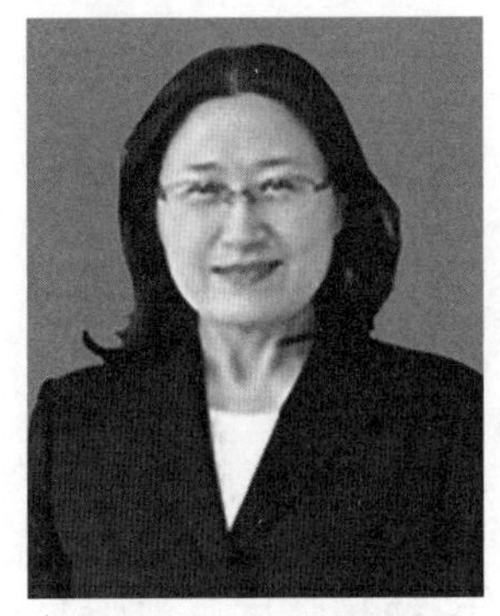

孟维艳，女，1964 年 10 月出生，河北人。教授，主任医师，博士生导师。1989 年获原白求恩医科大学医学学士学位。毕业后留校，从事口腔修复教学、临床、科研工作；2003 年开始从事口腔种植与修复工作，2004 年晋升为副教授；2005 年晋升为硕士生导师；2018 年晋升为博士生导师；2006 年获吉林大学口腔医学硕士学位，2009 年担任吉林大学口腔医院种植中心副主任；2010 年获口腔医学博士学位，并晋升为主任医师、教授；2014 年担任吉林大学口腔医院口腔种植科主任。参与完成多项国家、省部级科研项目；在国内外期刊发表文章 30 余篇。担任学术团体和任职：国际口腔种植学会会员，中华口腔医学会口腔种植专业委员会常务委员，吉林省口腔医学会口腔种植专业委员会副主任委员，吉林省口腔医学会理事，《口腔疾病防治》编委，参与 2017

年口腔种植管理规范修订，2018 年参与《口腔种植学词典》编写。

主要进行种植义齿方面的临床和科研工作。业务专长：前牙美学修复、拔牙后即刻种植即刻修复、种植精准导航技术、微创种植、咬合重建及全颌种植义齿修复等等。能熟练应用 PRF 软硬组织增量技术、上颌窦提升植骨术、骨挤压、骨劈开及自体骨移植等骨增量技术。在科研工作中，主要从事种植体表面处理、PTH 与骨结合、种植体的抗菌机理等方面的研究。

（吉林大学口腔医学院供稿）

牟永斌

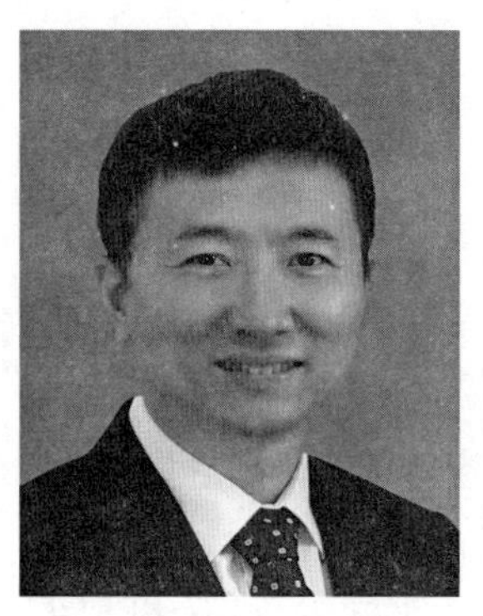

牟永斌，男，1974 年 1 月出生，河北唐山人，口腔医学博士，教授，主任医师，博士生导师。2012 年毕业于南京大学医学院；2013 年至 2014 年担任美国俄勒冈州波特兰医学中心访问学者。任南京大学附属口腔医院科研科科长、种植科副主任、药物临床试验中心主任。中华口腔医学会口腔种植专委会委员，中华口腔医学会科研管理专委会委员，中华口腔医学会口腔生物专委会委员，江苏省口腔医学会种植专委会常委。

长期从事种植体周围炎的免疫调控、纳米材料生物治疗应用等方面的研究工作。目前已发表科研论文 30 余篇，其中 SCI 论文 20 篇。培养硕士研究生 5 名，在读研究生 6 名。负责及参与 10 余项国家、省市级科研项目，以第一负责人主持国自然科学基金面上项目 2 项，江苏省自然科学基金面上项目 1 项，南京市科技发展项目 1 项目，南京市医学科技发展重点项目 1 项，拥有第一发明人实用新型专利 5 项。获江苏省科教强卫医学重点人才，南京市科技进步奖三等奖获得者，江苏省“333”人才，江苏省“六大高峰人才”等称号和奖项。擅长口腔牙列缺损及缺失的种植治疗、前牙美学区的即刻种植即刻修复，各类骨缺损的修复重建与种植修复等。

（南京大学医学院附属口腔医院供稿）

乔义强

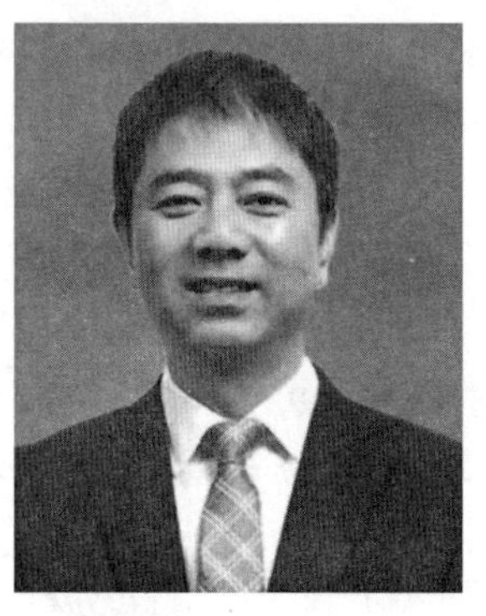

乔义强，男，1975 年 6 月出生，河南嵩县人。副教授，副主任医师，博士生导师。1996 年，大学毕业于河南科技大学；2004 年，于北京大学口腔医学院正畸科进修；2005 年至 2018 年，工作于郑州大学口腔医学院正畸科；2006 年至 2009 年，北京大学－郑州大学联合培养硕士，师从周彦恒教授；2012 年，作为郑州大学的青年骨干教师被公派出国研修一年；2015 年至 2019 年，北京大学－郑州大学联合培养博士；2018 年 8 月，取得郑州大学博士研究生导师资格，并先后成为口腔正畸固定矫治的发源地美国 Tweed Foundation 国际教官、中国 Tweed 中心教官。

中华口腔正畸专业委员会委员，中华口腔正畸学杂志通讯编委，河南省口腔医学会常务理事，河南省口腔医学会正畸专业委员会副主任委员。专长于成人错颌畸形的综合治疗，牙周病正畸的综合治疗，各类儿童错颌畸形的正畸治疗，隐形矫治技术（舌侧矫治技术、隐适美矫治技术），种植体支抗技术。并以下颌偏斜畸形的矫治、成人隐形矫治为研究方向。

（郑州大学口腔医学院供稿）

任秀云

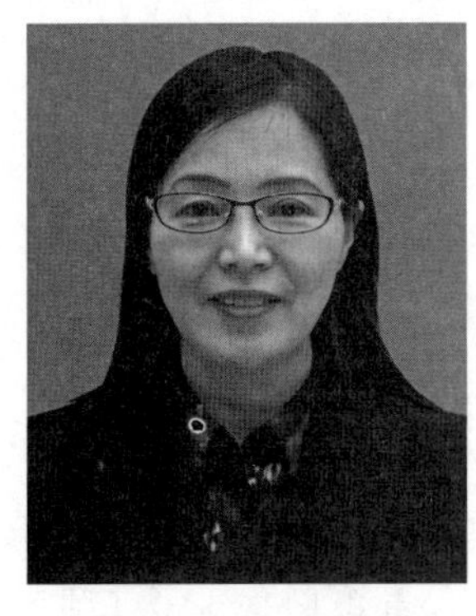

任秀云，女，1969 年 6 月出生，山西平定人。医学博士，教授，主任医师，博士生导师。1987 年至 1992 年山西医学院口腔本科；2003 年获得山西医科大学在职研究生获得流行病与卫生统计学专业硕士学位；2005 年至 2008 年北京大学医学部攻读博士，获得牙周病学博士学位。现任山西医科大学口腔医(学)院党委书记。

1992 年本科毕业留校(山西医学院)任教，从事口腔内科学的教学、临床和科研工作。曾经主讲本科生课程“口腔内科学”6 年，“口腔黏膜病学”3 年，“牙周病学”理论大课 16 年。2008 年至今主要从事牙周病学方面的教学科研和临床。担任“牙周病学”本科生和研究生授课，是省级精品资源共享课“牙周病学”的主要负责人和授课教师。山西省级优势特色专业(口腔医学)的负责人。2015 年美国密歇根大学牙科学院访学半年。

研究牙周病的发病机理及其与全身健康的关系。第一负责人主持国家自然科学基金项目 2 项，省级项目 5 项。在国内外权威专业期刊发表论文 30 余篇(第一及通讯作者)，被 SCI 收录 5 篇，本课题组关于口腔干预措施对动脉粥样硬化影响的研究处于国内领先水平。拥有实用新型专利 1 项，省级科技奖二等奖 1 项。培养研究生 28 名。

(山西医科大学口腔医学院供稿)

申玉芹

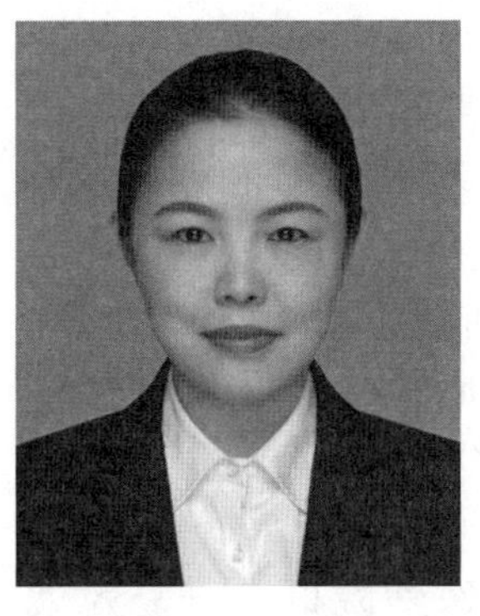

申玉芹，女，1970 年 8 月出生，吉林白山人。副教授，主任医师，博士生导师。毕业于吉林大学口腔医院，获得口腔医学博士。现任职于吉林大学口腔医院牙周科。参与 2 项国家级项目，主持省级项目 5 项，参与省级项目 8 项。发表论文 40 余篇，其中 SCI 收录 10 篇，国家级核心期刊 30 余篇。中华口腔医学会会员，中华口腔医学牙周专委会会员，中华口腔老年病学会会员，中华口腔生物学会会员，吉林省口腔医学会会员。

主要研究方向：①小分子核酸参与及调控牙周疾病的机制研究；②针对细菌与宿主免疫方向的牙周病病因学研究。业务专长于牙周疾病的诊断及治疗，对伴有全身系统疾病患者、牙周疑难病、少见病和罕见病的治疗有丰富经验，尤其对重度牙周病的序列治疗、联合治疗的综合方案设计、前牙区美学手术治疗、牙周软硬组织再生性手术等有深入研究。擅长牙周显微外科手术，牙周可视化治疗，强力纤维牙周夹板固定，与修复科、正畸科及牙体牙髓病等科室医生联系紧密，擅长多学科联合治疗方案的设计及联合施治。开展植体周病诊断和治疗，开展牙周病缺失牙种植修复治疗。

(吉林大学口腔医学院供稿)

沈颉飞

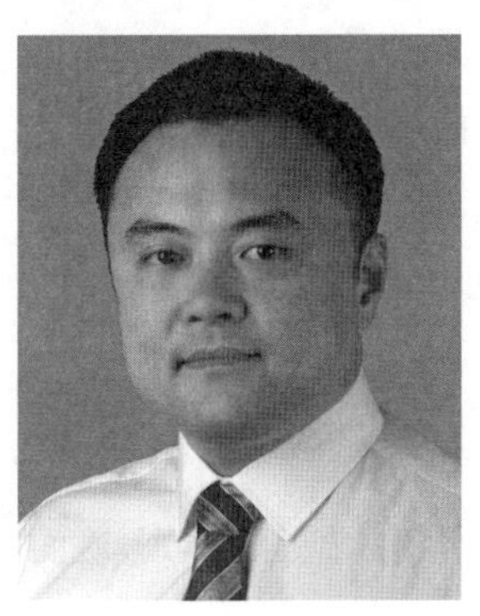

沈颉飞，男，1978 年 9 月出生，四川成都人。博士，教授，主任医师，博士生导师。1997 年 9 月至 2004 年 6 月于四川大学华西口腔医学院口腔临床医学七年制学习，获口腔临床医学本科及硕士学位；2004年9月至2007年6月于四川大学华西口腔医学院口腔修复学专业博士研究生学习，获口腔临床医学博士学位。2007年7月至2011年7月于四川大学华西口腔医学院口腔修复科工作，讲师、主治医师；2010年3月至2011年3月在日本齿科大学新泻生命齿学部访问学者、客座讲师；2011年7月至2016年9月于四川大学华西口腔医学院口腔修复科就职，副教授，副主任医师，硕士生导师；2016年9月至今于四川大学华西口腔医学院口腔修复科就职，教授，主任医师，博士生导师；2007年11月至2013年9月任四川大学华西口腔医(学)院 科研部副主任；2011年4月至2016年11月任四川大学华西口腔医(学)院 院长助理；2013年10月至2016年11月任四川大学华西口腔医(学)院 院长办公室主任；2016年12月至今任四川大学华西口腔医(学)院党委副书记兼纪委书记。

主要研究口腔修复种植学基础和临床领域，包括口腔数字化修复种植技术、口腔颌面部疼痛、口腔神经生理等领域。中华口腔医学会修复专委会常务委员，口腔设备器材分会副主任委员；四川省口腔医学会理事，口腔修复专委会副主任委员；四川省学术技术带头人后备人选，四川省卫生健康委学术技术带头人；国际牙医师学院(ICD)Fellow；*International Journal of Oral Science* 副主编、*Bone Research* 助理主编。作为负责人承担国家科技支撑计划项目课题、国家自然科学基金等国家级和省部级科研项目7项；发表SCI收录论文30余篇，主编、参编专著5部。

(四川大学华西口腔医学院供稿)

尚　伟

尚伟，男，1963年出生，山东青岛人。博士，教授，主任医师，博士生导师。青岛大学口腔医学院副院长，青岛大学附属医院口腔颌面

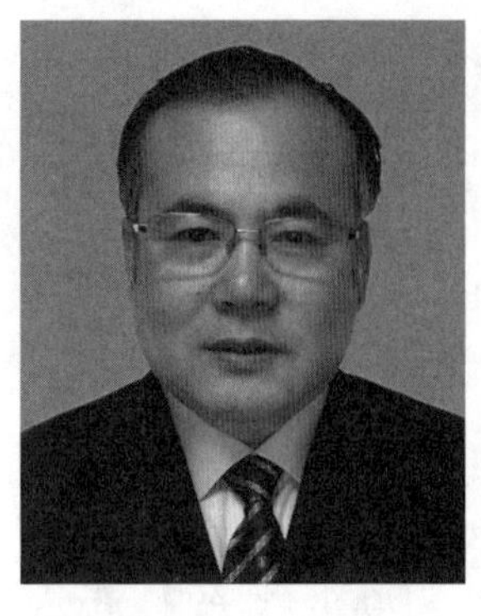

外科主任。1985年毕业于山东医科大学口腔系；1999年毕业于美国南加州大学牙外科系。中华口腔医学会口腔颌面外科专业委员，中华口腔医学会口腔颌面外科专业委员会口腔颌面－头颈肿瘤学组委员，山东省口腔医学会常务理事，山东省口腔医学会口腔颌面外科专委会副主任委员，青岛市口腔医学会副理事长，青岛市口腔医学会口腔颌面外科专委会主任委员。

从事颌面外科临床、教学和研究工作32年。擅长口腔颌面肿瘤的诊断及手术治疗，颌面部软组织外伤、上下颌骨骨折的手术治疗，口腔颌面部缺损的手术整复。解决了大量的口腔颌面外科复杂疑难病例，实施了大量的复杂疑难手术。发表论文50余篇，在《国外医学》编译发表头颈癌诊断治疗的标准与规范，主译《AJCC(美国癌症联合委员会)癌症TNM指南》的头颈癌分期标准，在《中国口腔颌面外科杂志》发表头颈癌生存分析，头颈部鳞癌发病机制与治疗研究进展等文章，参编著名口腔肿瘤专著《口腔颌面部肿瘤学》，获省市科研成果奖励6项，承担国家省部级课题4项。

(青岛大学口腔医学院供稿)

施　斌

施斌，男，1968年12月出生，福建晋江人。医学博士，主任医师，副教授。现任福建医科大学附属第一医院及福建省颌面医学中心口腔颌面外科科副主任。1990年毕业于福建医学院口腔系，获医学学士学位；2002年毕业于福建医科大学口腔医学院，获医学硕士学位；2015年毕业于奥地利维也纳医科大学，获医

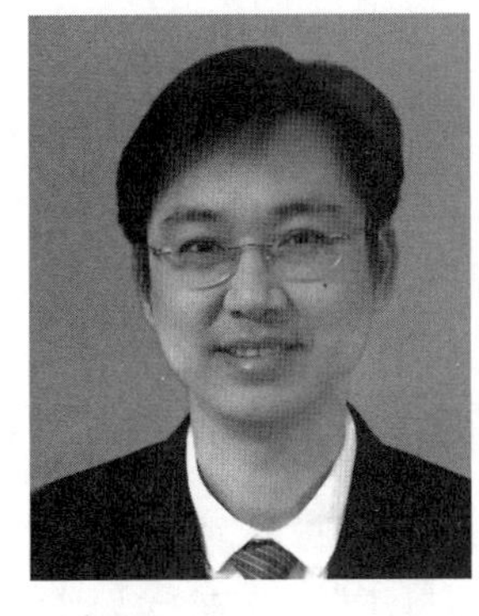

学博士学位；2010 年到 2011 年，为奥地利维也纳医科大学牙医学院访问学者。

中华口腔医学会口腔颌面外科专业委员会委员，中华口腔医学会口腔药学专业委员会委员，福建省口腔颌面外科专业委员会副主任委员，省口腔医学会常务理事，省口腔种植专业委员会常委，省肿瘤防治联盟口腔肿瘤专委会常委。主持福建省科技厅社会发展重点项目、省科技厅国际合作项目、省教育厅科研课题及省卫计委创新课题等省级科研项目 5 项，主要参与福建省科技重点项目及省自然基金等课题 5 项。在各类学术刊物发表论文 30 余篇，其中 SCI 期刊 5 篇。获得福建省科学技术进步二等奖、省科学技术进步三等奖、省医药卫生科技三等奖省卫生厅新技术成果推广项目等各类科研奖励 5 项。

（福建医科大学口腔医学院供稿）

苏　彤

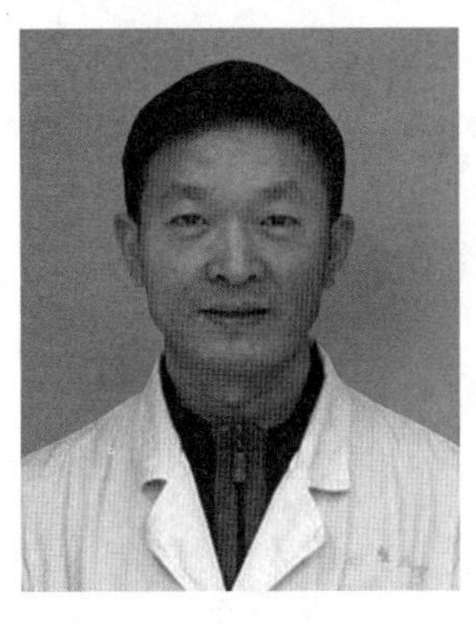

苏彤，男，1971 年 11 月出生，湖南长沙人。口腔医学博士，博士后，博士生导师教授。湘雅医院口腔科副主任。中华口腔医学会口腔生物医学专业委员会青年委员。1989 年至 1994 年在湖南医科大学口腔医学系读本科；1994 年至 1997 年在湖北医科大学口腔医学院读硕士研究生；2003 年至 2006 年在武汉大学口腔医学院就读，获博士学位；2009 年，中南大学临床医学博士后进站；2009 年 3 月至 8 月上海交通大学附属第九人民医院进修。长期从事口腔颌面外科医疗、教学及科研工作，先后被授予湖南医科大学青年岗位能手、湖南省青年骨干教师荣誉。

擅长颌面部肿瘤、外伤、血管瘤的诊治，已经完成了颈阔肌肌皮瓣的临床应用研究和冷冻联合平阳霉素治疗静脉畸形的临床与基础研究，正在开展口腔癌术后复发及转移的相关机制研究和平阳霉素磁性纳米粒靶向作用于静脉内皮细胞的基础研究，形成了稳定的科研方向，取得了较好的成绩。发表第一作者论文 14 篇，其中 SCI 刊物 3 篇，Medline 期刊论文 3 篇，CSCD 期刊论文 5 篇。主持国家自然科学基金面上项目 1 项，主持省科技厅项目 2 项。参编著作 3 部。

（中南大学湘雅口腔医学院供稿）

孙　健

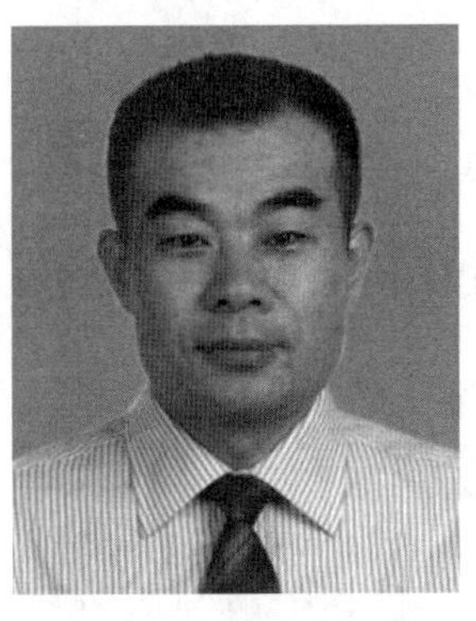

孙健，男，1966 年 6 月出生，山东济南人。教授，主任医师，博士生导师。青岛大学口腔医学院院长助理、办公室主任，青岛大学附属医院口腔医学中心副主任，唇腭裂治疗中心主任，口腔颌面外科副主任，口腔医学院基础教研室主任。1990 年 7 月毕业于山东医科大学，获学士学位；1996 年 7 月毕业于西安医科大学，获硕士学位；1997 年在台湾长庚医院颅颜中心作高级访问学者；2004 年 7 月毕业于北京大学口腔医学院，获博士学位；2007 年赴台湾长庚医院颅颜中心跟随世界著名整形外科专家陈煜瑞教授深造；2014 年至 2015 年在美国加州大学旧金山医学中心颌面外科做高级访问学者；2015 年至 2016 年赴美国加州大学旧金山医学中心跟随美国著名口腔颌面外科专家 Pogrel 教授深造。中国唇腭裂诊治联盟第一届常务理事，中华口腔医学会创伤与正颌外科专委会常务理事，中国口腔整形美容协会口腔整形美容分会理事，中华口腔医学会颞下颌关节病及殆学专业委员会委员，中华口腔医学会科研管理分会委员，山东省口腔医学会常务理事，山东省口腔医学会口腔美学分会副主委，山东省口腔医学会口腔颌面外科分会第一届委员会常务理事，山东省医师协会颌面外科医师分会委员，青岛市口腔医学会副监事，青岛市口腔医学会口腔颌面外科专业委员会候任主委。

从事口腔颌面外科医疗、教学和科研工作 29 年。主要研究颌面部各种畸形的整形治疗，颌面创伤、骨折、肿瘤切除等畸形的修复重建治疗，颌骨组织工程等。尤其在颌面部复杂畸形和严重创伤的诊断、全数字化治疗方案规划设计、手术治疗方面已达到国内先进、省内领先水平。所带领的正颌外科团队是国内最早开展“全数字化正颌外科手术规划与实施”团队之一，在山东省内最早规范化地开展了正颌外科整形手术及颌骨牵引成骨手术及唇腭裂序列治疗，目前在山东省内开展的正颌外科手术的数量和质量处于全省领先水平。在国内率先开展了“三焦点牵引成骨下颌骨缺损修复重建”，《健康报》《中国医院报》及本地媒体曾做新闻报道。参编著作 5 部；发表论文 30 余篇，其中被 SCI、Medline 收录 6 篇。承担山东省自然科学基金课题一项、山东省科技发展计划项目一项，参与国家自然科学基金课题 2 项。近年开展新技术、新项目 2 项。承担国家级继续医学教育项目一项、省级继续医学教育项目一项。

（青岛大学口腔医学院供稿）

唐晓琳

唐晓琳，女，1973 年 8 月出生，江苏省丹阳县人。教授，主任医师，博士生导师。1996 年

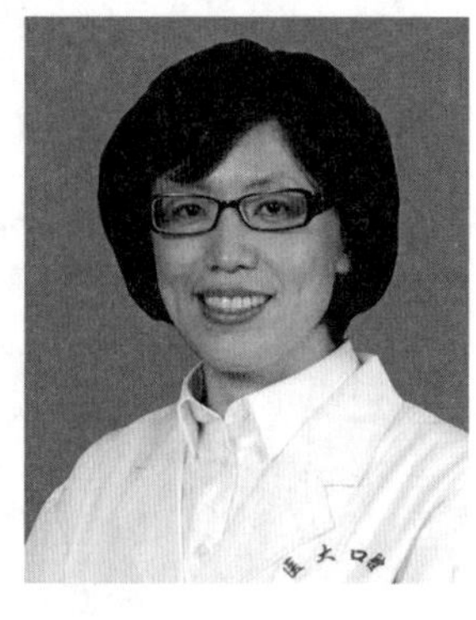

毕业于中国医科大学口腔医学系，获学士学位；1999 年获硕士学位；2007 年毕业于北京大学口腔医学院，获牙周病学博士学位。曾赴美国芝加哥大学研修。自 1999 年至今就职于中国医科大学附属口腔医院。现任中国医科大学口腔医学院牙周病学教研室副主任。中华口腔医学会第六届牙周病学专业委员会委员，江苏省口腔医学会第二届牙周病学专业委员会副主任委员及 *Archives of Oral Biology* 审稿专家。

承担国家自然科学基金面上项目 1 项，完成省自然科学基金课题 2 项，国家博士后科学基金课题 1 项，参与省级以上科研课题十余项。以第一或通讯作者身份发表 SCI 收录期刊文章 5 篇；中文文章 30 余篇。参译《实用牙周整形手术》（2013 年第 1 版），《牙周龈下刮治和根面平整操作技术图解》（2018 年 5 月第 1 版）副主编。多次获得中国医科大学附属口腔医院优秀医生及院优秀共产党员荣誉称号；获得省科学技术奖励委员会牙周炎牙菌斑生态学研究三等奖（2004 年）、10th Asian Pacific Society of Periodontology Meeting Best Poster Sunstar Award（2013 年）等奖项。目前已培养硕士研究生毕业 9 名，在读 6 名。

主要研究维生素 D 和牙周炎、牙周可疑致病菌牙龈卟啉单胞菌的相关性。业务专长于牙周病基础治疗、牙龈成形术、美容区牙冠延长术、植骨手术、引导组织再生术、种植术等方面。擅长牙周病系统治疗，注重与正畸科、修复科、颌面外科等联合治疗，帮助患者获得长期稳定的治疗效果。

（中国医科大学口腔医学院供稿）

王　林

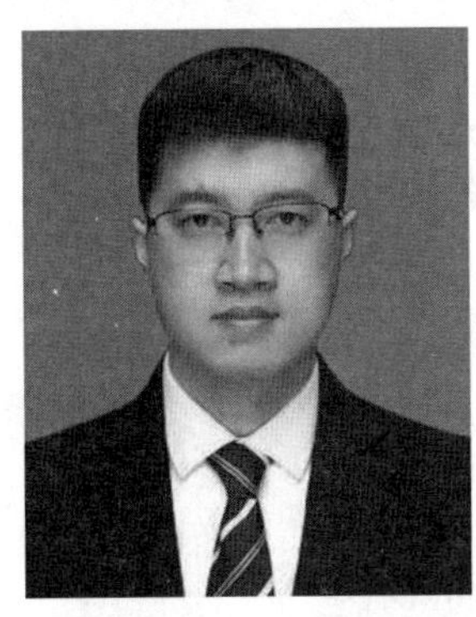

王林,男,1982 年 7 月出生,安徽芜湖人。主任医师,博士生导师。2011 年毕业于吉林大学口腔医学院,获得博士学位。2012 年留校于 VIP 综合科工作;2015 年晋升为副主任医师,同年 4 月赴美国马里兰大学访问学习;2017 年破格晋升为主任医师;2018 年 11 月至今就职于吉林大学口腔医院种植科。任《临床牙科种植学及相关研究》中文版编委,《口腔种植学辞典》编委。承担并参与完成多项国家、省部级科研项目。发表 SCI 论文 40 余篇。担任学术团体和任职:中华口腔医学会种植专业委员会委员,中华口腔医学会口腔生物医学专业委员会委员,中华口腔医学会口腔医学教育专业委员会青年委员,吉林省口腔医学会口腔种植专业委员会秘书。

主要研究牙种植修复治疗及关键技术,牙科材料学,在干细胞对骨缺损的修复、抗菌材料对口腔生物膜的调控机制以及纳米材料在口腔疾病中的设计与应用方面有着深入的研究;业务专长为前牙美学种植修复,即刻种植即刻修复,熟练掌握骨劈开、骨挤压、口腔牙槽嵴各种软硬组织增量技术以及上颌窦提升技术;擅长利用先进的数字化技术诊断、设计并治疗牙列缺损及缺失,在复杂种植修复方面经验丰富。

(吉林大学口腔医学院供稿)

王　涛

王涛,男,1964 年 3 月出生,河南温县人。主任医师,教授,博士,博士生导师,国际牙医学学院院士。毕业于四川大学华西口腔医学

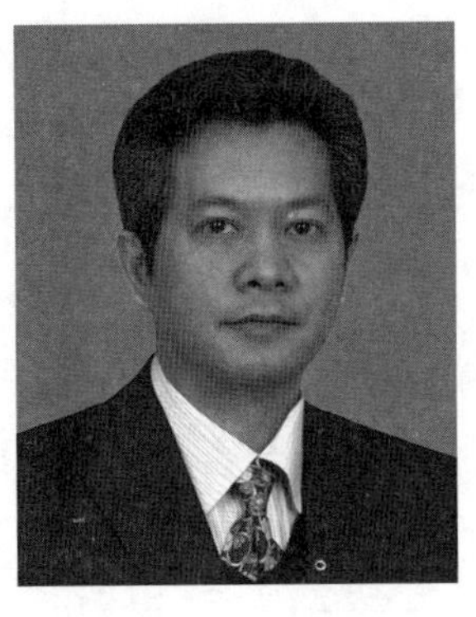

院,获临床博士学位。法国里尔大学附属医院口腔颌面外科及颅颌面整形外科专科医生培训、访问学者,法国国家健康与实验中心从事博士后研究。曾任重庆医科大学口腔医学院颌面外科教研室兼科室主任,学科带头人。

学科专长为正颌外科、唇腭裂外科、牙种植外科、口腔颌面部整形与重建外科。国内外发表论文 30 余篇;获得国家知识产权保护 2 项,作为主持获得部级科技进步三等奖 1 项,主要参与者一等奖一项。国际种植协会委员、国际颌面外科医师协会委员、中华口腔医学会颌面外科专委会委员、中华医学会整形美容协会精准与数字分会常委、重庆市口腔医学会颌面外科及种植专委会委员等国内多个学会委员。参编全国口腔医学研究生人民卫生出版社统编教材《正颌外科学》;参编《口腔医学》;参编《唇腭裂医学》等学术专著。担任《重庆医科大学学报》《医学教育杂志》编委。

(重庆医科大学口腔医学院供稿)

王　兴

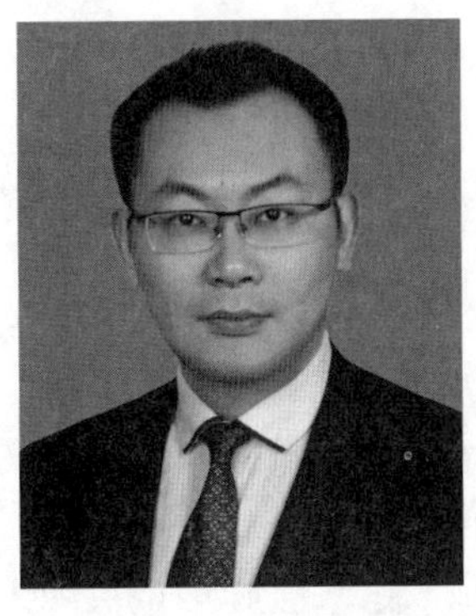

王兴,男,1984 年 6 月出生,山西太原人。博士,教授,博士生导师。2008 年本科毕业于武汉科技大学;2012 年获得山西医科大学口腔临床医学硕士学位;2016 年获得中国人民解放军医学院(301 医院)口腔临床医学专

业博士学位，师从刘洪臣教授。同年进入解放军总医院博士后流动站进行博士后研究。2018 年 12 月，山西医科大学破格晋升为教授及博士研究生导师。

就职于山西医科大学口腔医院口腔颌面外科。任口腔医学院教学办公室主任。担任中华口腔医学会口腔种植专委会委员，中国整形美容协会口腔美容分会委员，山西省口腔医学会口腔颌面外科专委会常委，山西省口腔医学会口腔种植专委会常委，山西省口腔医师协会理事。

致力于口腔软硬组织再生修复的临床治疗及科学研究。近三年以第一作者发表 SCI 科研论文 8 篇，第一作者累计影响因子 31.884。主持省部级及以上科研项目 5 项，其中包括国家自然科学基金 1 项。2018 年 3 月，获得国家教育部颁发的“霍英东教育基金会第十六届高等院校青年教师奖”，是本届评选中全国唯一的口腔医学专业获奖者。2019 年 3 月，入选“三晋英才”青年优秀人才支持计划。

（山西医科大学口腔医学院供稿）

王延安

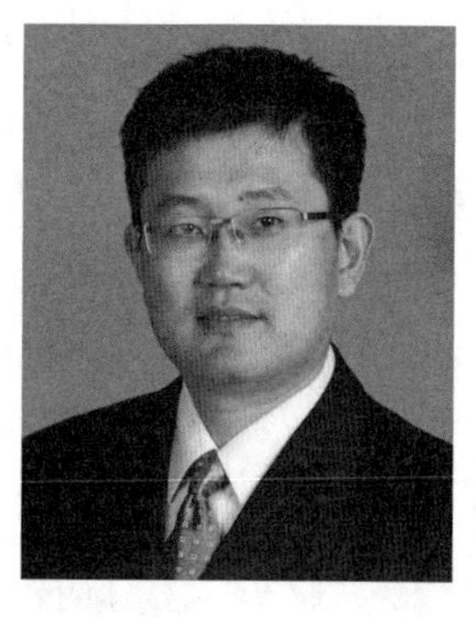

王延安，男，1970 年 8 月出生，山东海阳人。主任医师，博士生导师。1996 年 7 月，于山东医科大学口腔系获学士学位；2002 年 7 月，于青岛大学医学院获硕士学位；2006 年 7 月，获上海交通大学医学院口腔颌面外科博士学位。现任职于上海交大医学院附属第九人民医院口腔颌面－头颈肿瘤科。

主要进行口腔颌面部良恶性肿瘤的发病机制及临床研究、各类脉管畸形的发病机制研究、神经纤维瘤病的发病机制研究。擅长口腔颌面头颈部肿瘤的手术治疗及组织缺损修复重建，头颈部各类脉管畸形的硬化治疗及外科手术治疗。中华口腔医学会口腔颌面外科专业委员会脉管疾病学组委员，上海市口腔医学会口腔颌面外科专业委员会委员，上海市口腔医学 会口腔颌面外科专业委员会头颈肿瘤学组委员。曾获国家科技进步奖及上海市科技进步奖各一项。副主编专著 1 部，参编专著 3 部；通讯作者或第一作者发表国内外论文 18 篇，SCI 收录 15 篇。主持国家自然科学基金课题（面上项目）2 项，参与国家自然科学基金相关课题 7 项。

（上海交通大学口腔医学院供稿）

卫 彦

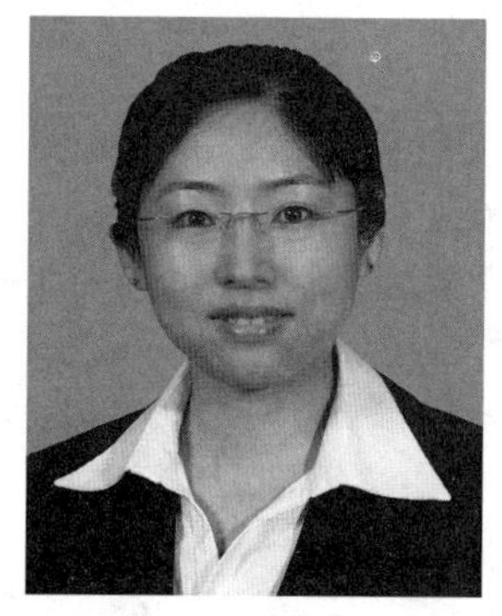

卫彦，女，1979 年 8 月出生，山西沁县人。副教授，副主任医师，博士生导师。现任北京大学口腔医学院副教授、副主任医师，博士研究生导师。2002 年于北京大学口腔医学院获学士学位；2004 年获硕士学位；2009 年至 2012 年就读于北京大学口腔医学院，获博士学位。2008 年至 2014 年，北京大学口腔医学院主治医师；2014 年至今，就职于北京大学口腔医学院。

长期从事口腔颌面骨缺损修复的临床和研究工作。业务专长与研究成果：①在骨再生机理解析方面，揭示出微纳尺度力学感受是细胞响应天然骨基质结构的重要始动机制，阐明超微手性组装是启动识别动力学的关键，并设计实现选择性识别与响应。②在骨再生信号调控方面，提出微纳尺度功能适配调控理念，主动激活机械敏感与电压敏感力学传导，显著促进成骨。③将基础理论研究向临床转化，针对颌面骨缺损患者骨量少、骨质差的情况，发展出新型口腔修复材料，缩短修复周期，提高修复疗效，申请发明专利 8 项（授权 3 项），作为主要完成人获Ⅲ类注册证，获第五期中央保健优秀课题一等奖第一名，获第九届全国老年口腔医学学术年会优秀病例，获教育部技术发明二等奖。发表 SCI 论文 30 余篇；主持国家及省部级项目 8 项；入选第四批国家“万人计划”青年拔尖，获教育部霍英东青年教师基金；入选北京市科技新星。两本 SCI 收录期刊编委。北京老年口腔专业委员会常委，中华口腔生物医学委员会委员，中华老年口腔专业委员会委员。

（北京大学口腔医学院供稿）

吴轶群

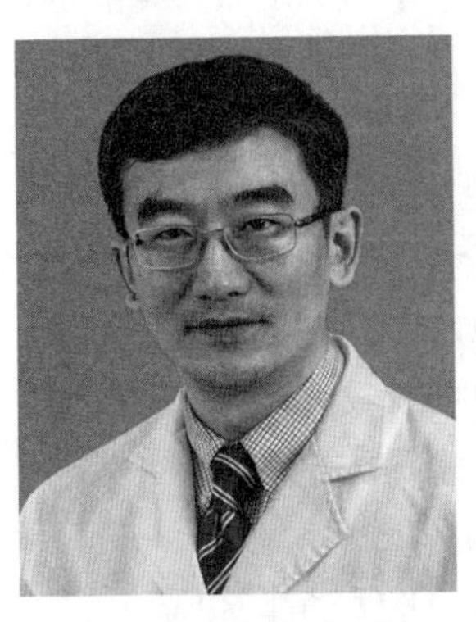

吴轶群，男，1969 年 12 月出生，山西大同人。主任医师，教授，博士生导师。毕业于上海交通大学医学院，获得医学博士学位。现就职于上海交通大学医学院附属第九人民医院。担任中华口腔医学会口腔种植专业委员会委员、国际口腔种植协会专家委员会委员、国际口腔种植协会中国分会国际教育部主任、上海市口腔医学会理事、上海口腔医学会口腔种植专业委员会常务委员。主持参与 10 余项国家及上海市课题的研究工作，其中两项获得上海市科技进步一等奖。多次主办或承办国家级口腔医学继续教育项目、口腔医学学术会议。发表论文 30 余篇；参编著作 6 部。

主要进行口腔及颅颌面种植的临床和基础研究工作，尤其对牙槽脊骨量严重不足、肿瘤性颌骨严重缺失、数字化导板、计算机辅助导航系统的种植修复进行深入研究。在国内率先开展在静态导板及动态实时导航模式下颧骨种植体植入及重度颌骨萎缩、严重颌骨缺损患者口腔功能重建，构建数字化口腔种植平台，发起动态导航软件开发及应用。在国际上首次提出外胚层发育不全患者无牙颌口腔功能重建的“综合序列治疗方案”。利用上述治疗方案获得了很好的临床治疗效果，有效修复重建患者的口腔功能，恢复患者的咀嚼、语音、容貌及自信心。

（上海交通大学口腔医学院供稿）

肖金刚

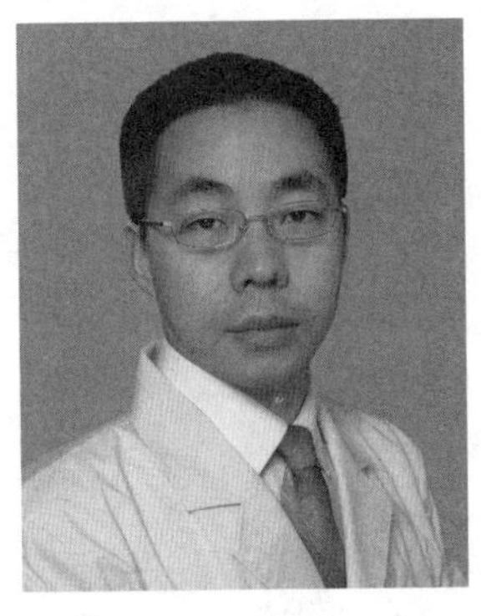

肖金刚，男，1975 年 11 月出生，四川泸县人。教授，博士生导师。毕业于四川大学华西口腔医学院，获医学博士学位。英国伦敦大学圣乔治医院访问学者。现任西南医科大学附属口腔医院院长。中华口腔医学会口腔医学教育专业委员会委员，四川省口腔医学会常务理事，四川省口腔医疗质量控制中心副主任，四川省口腔医学会口腔种植专业委员会副主任委员，四川省口腔医学会口腔颌面外科专业委员会常务委员。

主要研究干细胞与口腔颌面部组织再生。业务专长于口腔颌面外科和口腔种植科，擅长于口腔颅颌面部创伤救治、口腔颌面部良恶性肿瘤的根治、口腔颌面部畸形缺损的修复重建及数字化种植修复。目前主持 2 项国家自然科学基金面上项目和多项四川省科研课题。已发表学术论文 60 余篇，其中 SCI 收录论文 13 篇；参编英文专著 1 部。担任《西南医科大学学报》编委，*Cell prolifera-*

tion、*International Journal of BiologicalSciences*、*Current Stem Cell Research & Therapy* 等杂志审稿专家。

（西南医科大学附属口腔医院供稿）

徐　欣

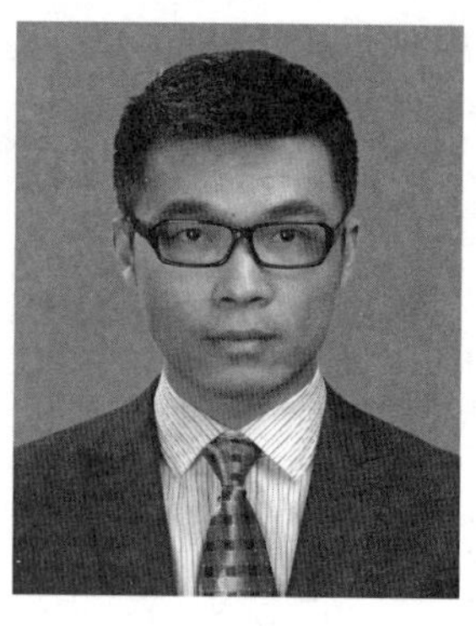

徐欣，男，1982 年 4 月出生，四川丹棱人。教授，博士生导师，四川大学华西口腔医院牙体牙髓病科副主任。2000 年就读于四川大学华西口腔医学院 7 年制专业；2007 年获口腔医学硕士学位；同年于四川大学华西口腔医学院攻读博士学位，师从周学东教授，2011 年获口腔医学博士学位。先后赴美国伊利诺伊大学芝加哥分校牙学院与美国约翰．霍普金斯大学医学院研修。自 2011 年 7 月起，任教于四川大学华西口腔医学院。

以口腔感染性疾病病因和防治为主研方向，先后主持自然科学基金等国家级、省部级项目 10 项；发表学术论文 90 余篇；主编、参编中英文学术专著编、教材 13 部；讲授“牙体牙髓病学”“口腔生物学”本科生课程，获授权国家发明专利 3 项，获国家科技进步二等奖 1 项、四川省科技进步一等奖 1 项、四川省科技进步三等奖 1 项。现任国际牙医师学院（ICD）Fellow，中华口腔医学会牙体牙髓病学专委会委员，四川省口腔医学会牙体牙髓病学专业委员会常委，四川省口腔医学会口腔生物学专业委员会委员。

（四川大学华西口腔医学院供稿）

闫志敏

闫志敏，女，1978 年 1 月出生，河北邯郸人。

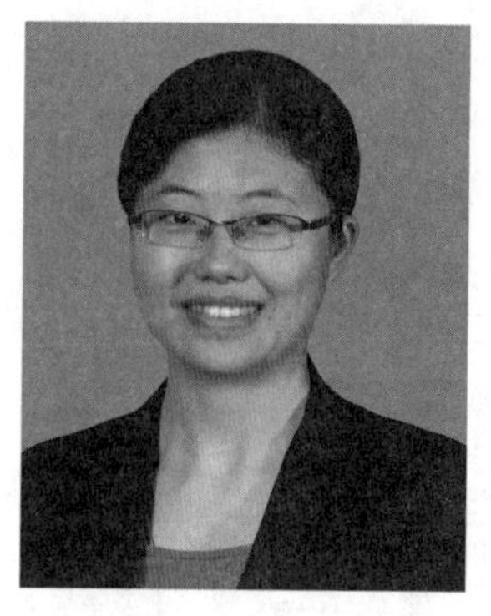

主任医师，副教授，博士生导师。2001 年毕业于河北医科大学口腔医学院，获学士学位；2001 年至 2006 年就读于北京大学口腔医学院，获得临床博士学位；2007 年至 2009 年 8 月，先后在斯坦福大学及罗格斯大学从事科学研究及专科医师培训；2009 年 9 月至今，历任北京大学口腔医院口腔黏膜科医师、主治医师、副主任医师及主任医师。现任北京大学口腔医院口腔黏膜科副主任。中华口腔医学会口腔黏膜病学专业委员会常委，北京口腔医学会口腔黏膜病学专业委员会副主任委员，美国口腔颌面部疼痛协会专科医师会员，*Oral diseases*，*Quintessence International*，*Chinese Journal of Dental Research* 等刊物审稿人。

研究方向：口腔黏膜感染性疾病，口腔黏膜微生态及中西医结合治疗口腔黏膜疾病。已培养博士生多次获得国家奖学金。作为项目负责人承担国家自然科学基金 2 项。已发表文章 40 余篇；参与编写专著 4 部、教科书 2 部。业务专长为口腔黏膜常见、复杂疾病与口腔颌面部疼痛的诊断与治疗。

（北京大学口腔医学院供稿）

严　斌

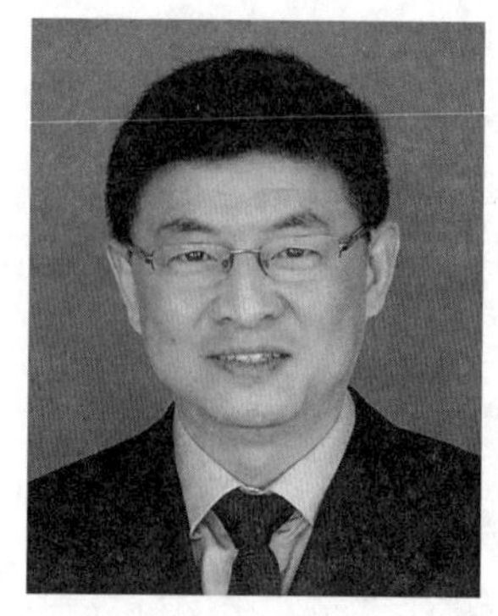

严斌，男，1975 年 2 月出生，江苏南京人。博士，博士生导师。南京医科大学口腔医学院/附属口腔医院教授，主任医师，博士生导师，副院长，口腔正畸学系主任，南京医科大学

重点实验室 - 口腔数字化医疗技术工程中心主任,国际牙医师学院院士,江苏省"333 工程""六大人才高峰"培养对象。中华口腔医学会口腔正畸专业委员会、口腔医学计算机专业委员会常委,江苏省整形美容协会副会长,江苏省医学会数字医学分会和南京医学会口腔专科分会副主任委员,*Orthodontics & Craniofacial Research* 等杂志编委。

曾赴美国俄亥俄州立大学、荷兰格罗宁根大学等院校专修口腔正畸学,并在东南大学计算机科学与技术博士后流动站研修医学图像处理技术。承担国家和省级课题 10 余项,获国家教育教学成果二等奖 1 项、江苏省教学成果一等奖 1 项,江苏省科学技术奖二等奖 1 项,江苏省医学新技术引进一等奖 3 项。主编著作 1 部;发表论文 80 余篇,其中 SCI 收录 10 余篇。授权国家发明专利 12 项,软件著作权 6 项。

主要进行牙颌面畸形的三维影像诊断,埋伏阻生牙的三维影像学研究及牙周加速成骨正畸的机制研究,从事口腔正畸的临床、教学和科研工作 20 年,擅长青少年及成人各类牙颌畸形的矫治,对埋伏阻生牙的矫治及牙颌畸形的数字化诊断有丰富的临床经验。

（南京医科大学口腔医学院供稿）

杨德琴

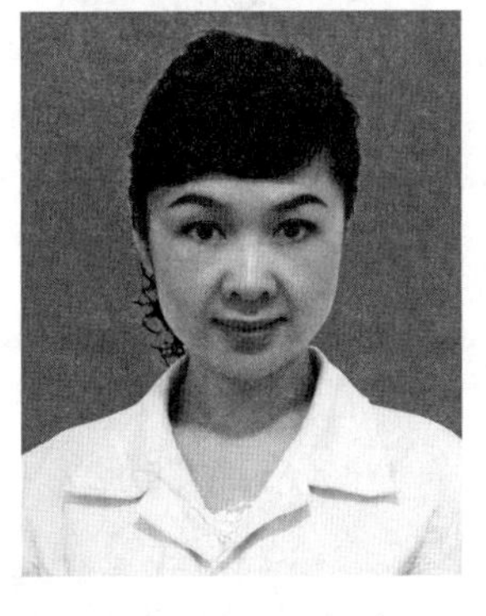

杨德琴,女,1972 年 4 月出生,广西扶绥人。教授,主任医师,口腔医学博士,博士生导师,重庆市巴渝学者,重庆市首批医学领军人才,国际牙医师学院中国区院士。重庆医科大学附属口腔医院牙体牙髓科主任、教研室主任。2005 年毕业于四川大学华西口腔医学院;2007 年至 2008 美国哈佛牙学院 Forsyth 研究中心留学。中华口腔医学会牙体牙髓病学专委会常委,中华口腔医学会口腔生物医学专委会常委,重庆市口腔医学会牙体牙髓专业委员会副主任委员,重庆市口腔医学会口腔生物医学专委会副主任委员,国家自然基金同行评议专家,国家科技奖励评审专家,重庆市卫生专业技术高级职务评审委员会评委。重庆市医学重点学科"牙体牙髓病学"学科带头人,精品课程"牙体牙髓病学"负责人。主持 4 项国家自然科学基金、多项省部级科研项目、重庆市教改重大项目,国家十二五规划教材《牙髓病学》编委。

（重庆医科大学口腔医学院供稿）

杨建军

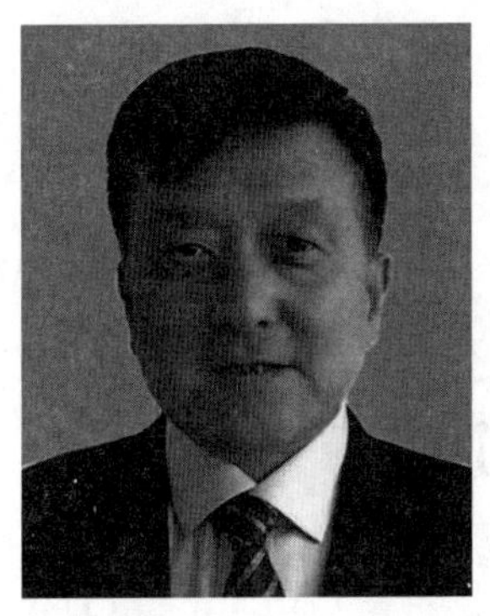

杨建军,男,1959 年 12 月出生,山东青岛人。现任青岛大学口腔医学院口腔颌面外科学教授,主任医师,口腔专业学位博士研究生导师。中华口腔医学会颞下颌关节病学及殆学专委会常委,中华口腔医学会全科口腔医学专委会常委,中华口腔医学会口腔种植学专委会委员,山东省口腔医学会口腔教育专委会常委,山东省口腔医学会口腔种植专委会常委,青岛市口腔医学会副会长,青岛市口腔医学会口腔种植专委会副主任委员。

主要研究口腔种植学、颞下颌关节病学、殆学及牙槽外科学。自 1992 年至今完成了数以万计的复杂牙列缺损及牙列缺失的种植义齿修复;创造了治疗颞下颌关节紊乱病特有效的无创治疗方法,自 2000 年至今治愈了 3 万余例颞下颌关节紊乱病患者。在医学科学研究方面完成了多项牙种植科研课题和颞下颌关节紊乱病病因、临床治疗学科研课题，获山东省科技进步二等奖、三等奖、青岛市科技进步一等奖、二等奖多项(均为第一作者)；培养研究生 50 余人；发表学术论文 70 余篇，其中以第一或通讯作者发表 SCI 论文 7 篇；主编著作 1 部；获发明专利 2 项、实用新型专利 3 项。2004 年被评为首届山东省医药卫生中青年重点科技人才。

(青岛大学口腔医学院供稿)

袁国华

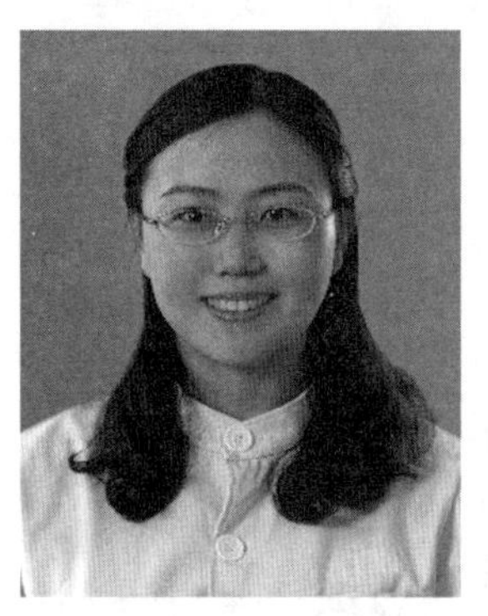

袁国华，女，1980 年 5 月出生，山西运城人。教授，主任医师，博士生导师。毕业于武汉大学口腔医学院，获医学博士学位；于美国德州大学圣安东尼奥医学中心进行博士生联合培养；于美国杜兰大学进行博士后研究。现任职于武汉大学口腔医院儿童口腔科。主持 3 项国家自然科学基金；发表 SCI 论文和教学论文共 30 余篇。担任中华口腔医学会儿童口腔专业委员会常务委员，湖北省口腔医学会儿童口腔专业委员会副主任委员。担任 *Journal of Dental Research*、*Oral disease*、口腔医学研究等杂志审稿人。

主要研究牙发育的信号通路调控机制。业务专长于儿童期年轻恒牙活髓保存治疗、牙外伤的序列治疗、乳牙龋病牙髓根尖周病的治疗，将儿童心理学与儿童口腔就诊行为结合，对儿童口腔行为管理有丰富经验。

(武汉大学口腔医学院供稿)

袁　晓

袁晓，男，1970 年 6 月出生，山东青州人。

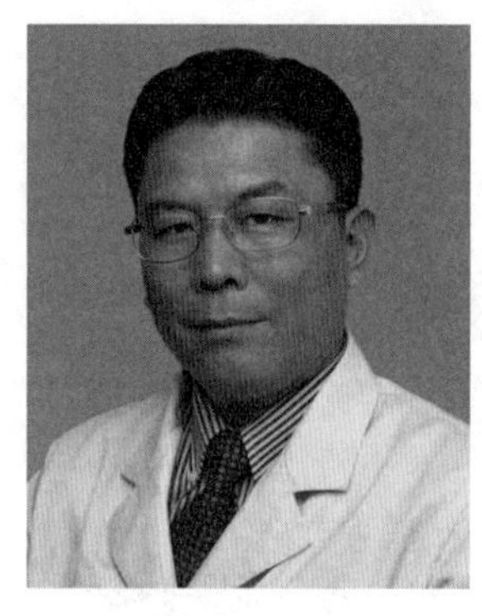

教授，主任医师，博士导师，口腔正畸学博士后。1995 年毕业于华西医科大学，获学士学位；2001 年获得上海第二医科大学(现上海交通大学)硕士学位；2004 年 6 月于华西医科大学获得口腔正畸学博士学位。2006 年 1 月于中国人民解放军第四军医大学作博士后研究工作，2008 年 8 月出站。博士毕业后，分配至上海交通大学附属第九人民医院口腔正畸科。后以“人才引进”调入青岛市市立医院口腔医学中心；2017 年 12 月再次以“人才引进”调入青岛大学附属医院，任青岛大学附属医院口腔医学中心副主任兼口腔正畸二科主任。中华口腔医学会正畸专业委员会常务委员，中华口腔医学会口腔科研管理分会委员，山东省口腔医学会正畸专业委员会副主任委员，青岛口腔医学会正畸专业委员会主任委员。《中华口腔正畸学杂志》编委会委员。连续三届被评为“青岛市拔尖人才”。

长期致力于牙颌面畸形的矫治机理的相关研究。主持国家自然科学基金面上项目 4 项、省部级科研项目 10 余项。以第一或通讯作者发表论文 50 余篇，其中 SCI 收录近 30 篇。近年来，共获得省、市级科技进步奖 11 项，其中作为主要参与人获得省科技进步一等奖 1 项，教育部科技进步一等奖 1 项。

(青岛大学口腔医学院供稿)

张　磊

张磊，男，1977 年 3 月出生，山东淄博人。医学博士，主任医师，副教授，博士生导师。2001 年毕业于北京大学口腔医学院(本硕连读)，获硕士学位；2004 年获北京大学口腔医学院博士学位，并留院工作。2011 年，作为国

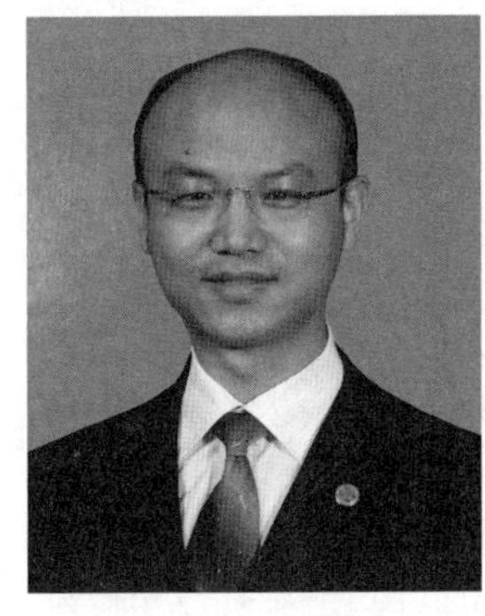

际种植学会(ITI)学者在 ACTA 做访问学者、临床医师 1 年。现任北京大学口腔医院修复科副主任、医务处副处长、质量控制办公室主任。中华口腔医学会口腔修复学专业委员会常委,中国医师协会口腔医师分会继续教育委员会副主委,国际种植学会专家组成员,北京口腔美学专业委员会委员,*Journal of Prosthodontics* 和中国组织工程研究等杂志审稿人等。

研究方向为种植修复、牙殆学、口腔生物力学,临床业务专长为种植修复、咬合重建、微创粘接修复。主持国家和省部级基金 5 项。作为副主编、编委参编教材和专著 7 部;发表中英文专业期刊学术论文 38 篇。获专利 2 项。获第六届北京优秀医师奖。

(北京大学口腔医学院供稿)

张向宇

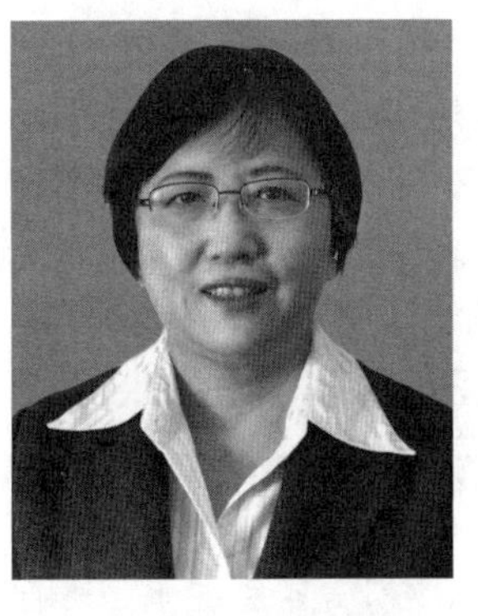

张向宇,女,1963 年 3 月出生,辽宁大连人。教授,主任医师,博士生导师。1985 年本科毕业于华西医科大学口腔系;2007 年获天津医科大学病原生物学硕士学位。1985 年起在天津医科大学口腔医学院、口腔医院工作。1998 年起任天津医科大学口腔医学院口腔预防医学教研室主任,口腔医院儿童口腔及预防科科主任。中华口腔医学会口腔预防医学专业委员会常务委员,中华预防医学会口腔卫生专业委员会常务委员,中华口腔医学会儿童口腔医学专业委员会委员,天津市口腔医学会理事。

主要研究方向:先天缺牙的遗传学诊断和综合序列治疗研究;天然产物对口腔疾病防治作用的研究;儿童口腔疾病的临床研究。从事口腔预防医学及儿童口腔医学的临床医疗、教学和科研工作。先后主持及参与完成多项包括国家自然科学基金项目、天津市科技发展基金项目、天津市卫计委重点攻关项目、天津市教委科技基金项目、天津医科大学科研基金项目等多项科研课题的研究。作为第一作者和通讯作者发表学术论文 30 余篇,其中 5 篇 SCI 收录。主持的一项科研项目获天津市科技进步奖,四项儿童口腔医疗技术填补天津市引进新技术空白。

(天津医科大学口腔医学院供稿)

张　旭

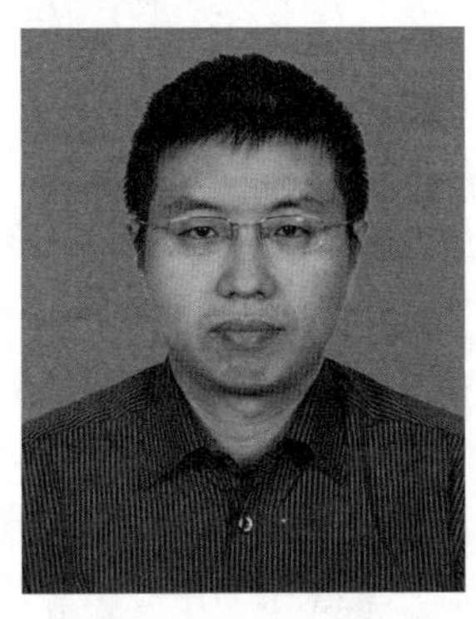

张旭,男,1977 年 4 月出生,辽宁西丰人。教授,博士生导师。2011 年 6 月毕业于新加坡国立大学口腔医学院,获得博士学位。现任职于天津医科大学口腔医学院。医院“十三五”学科建设团队项目负责人,学院口腔医学专业教学指导委员会委员,入选天津市教委高校中青年骨干创新人才计划,入选天津市“131”人才工程第二层次人才计划。*Journal of Endodontics* 杂志 Scientific advisory board 委员,中国生物材料学会骨修复材料与器械分会口腔生物材料及应用专委会,中华口腔医学会口腔生物医学专委会,天津市生物医学工程学会口腔医学工程和组织工程专委会委员,中华口腔医学会口腔材料学专委会青年委员。

主要从事牙体硬组织再矿化材料,引导组织再生膜和组织工程支架材料以及种植体表面改性方面的研究。主持 3 项国家自然科学基金项目和参与多项国家科技支撑计划等国家级和省部级课题。提出了利用羧甲基壳聚糖以/无定形磷酸钙纳米复合物再矿化牙体硬组织和仿生肽和相转变溶菌酶修饰种植体表面促进软组织生物学封闭和骨结合的策略和方法。以第一作者和通讯作者在 *Advanced Functional Materials*, *ACS Applied Materials & Interfaces*, *Dental Materials* 等国际学术期刊发表相关学术论文 30 余篇;获得国家发明专利 4 项。作为第一作者出版英文论著 1 章,参编人民卫生出版社教材《医用材料概论》。

(天津医科大学口腔医学院供稿)

赵保东

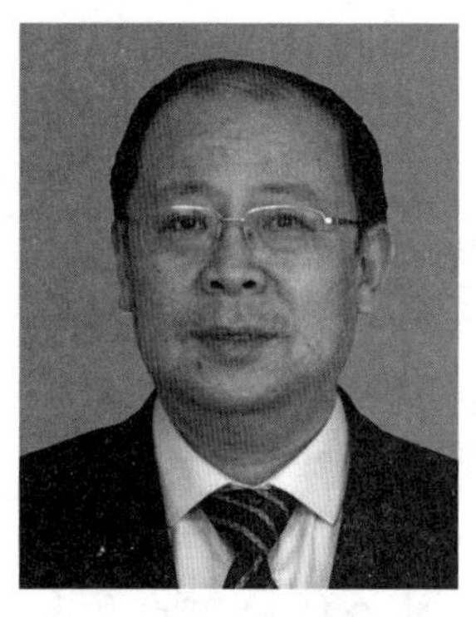

赵保东,男,1966 年出生,山东菏泽人。教授,主任医师,博士生导师,青岛大学附属医院口腔医学中心副主任,口腔种植科主任。国际牙种植学会(ITI)专家组成员(fellow),中华口腔医学会种植专业委员会常委,山东省口腔医学会口腔种植分会副主任委员,山东省医师协会口腔种植医师分会副主任委员,青岛市口腔医学会常务理事,口腔种植专业委员会主任委员,卫生部口腔医学专家库成员,青岛市崂山区专业技术拔尖人才,院级突出贡献人才。2004 年 6 月获青岛大学医学院医学硕士,1999 年于德国费亚丹牙种植培训中心学习,2007 年 1 月于台北市牙种植会学会学习,2007 年 4 月于韩国 osstem 牙种植培训中心学习,2007 年 12 月于韩国亚洲 APSUN 口腔种植研究与技术中心学习。

从事牙种植及口腔颌面外科工作近 30 年,开展了多项牙种植新技术、新项目和科研课题,尤其在上颌窦提升的基础与临床研究方面成绩突出。近年来作为课题主要负责人承担山东省自然科学基金项目 2 项及多项省市级课题项目。在国内外核心期刊发表论文近百篇;获山东省科技进步奖 5 项、青岛市科技进步奖 4 项、青岛大学科技进步奖 2 项,获省、市科委资助项目 5 项;申请专利 2 项;编写著作 2 部;承担山东省自然科学基金课题 2 项。

(青岛大学口腔医学院供稿)

赵 彬

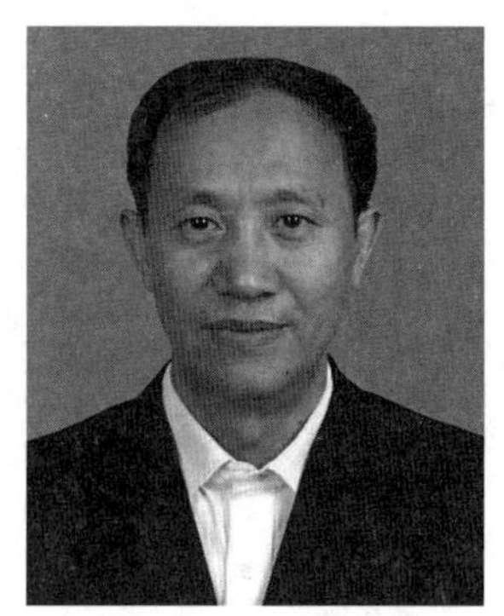

赵彬,男,1966 年 10 月出生,山西代县人。医学硕士。十二届山西省政协常委,主任医师,教授,博士生导师。现任山西医科大学口腔医(学)院、山西省口腔医院院长。

1990 年毕业于山西医学院首届口腔医学专业,同年留校从事医疗、教学和科研工作至今。历任口腔医学系基础综合实验室主任、口腔医院修复科主任、口腔医学系及修复教研室主任、山西医科大学口腔医院副院长及院长等职务。目前兼任中国儿童口腔疾病干预项目山西地区项目办主任、国际牙医师学院院士、教育部高等学校口腔医学专业教学指导委员会委员、中华口腔医学会理事、中华口腔医学会口腔修复学专委会常委、中华口腔医学会医院管理分会理事、山西省口腔医学会口腔修复学专委会主任委员、山西省口腔医学会常务副会长、山西省医学会常务理事等职务。

主要从事口腔新材料的开发及口腔组织

再生的研究。主持并参与国家和省部级科研项目 10 余项，获得专利 1 项，获省部级科学技术进步奖 2 项。在国家和省级学术刊物上发表论文 70 余篇，其中 SCI 11 篇（9 篇为第一作者或通讯作者）。已培养硕士 40 余名。

（山西医科大学口腔医学院供稿）

郑大利

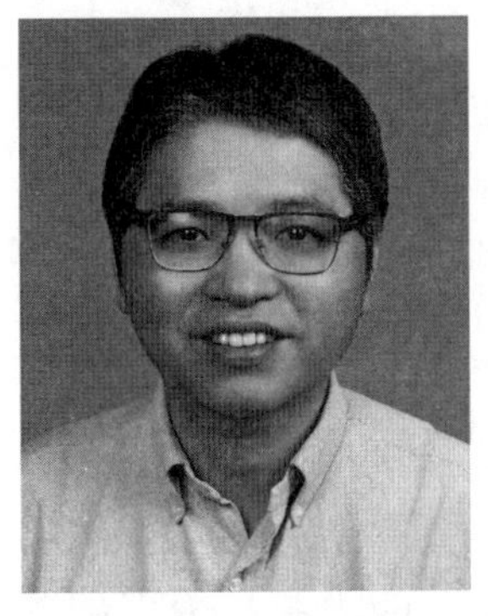

郑大利，男，1973 年 5 月出生，福建大田人。理学博士，博士生导师，教授。1995 年 7 月毕业于复旦大学生命科学院，获理学学士学位；2001 年 7 月毕业于福建医科大学免疫学系，获医学硕士学位；2008 年 7 月毕业于上海交通大学医学院，获理学博士学位。2009 年 12 月到 2013 年 8 月，在美国密苏里大学医学院、圣路易斯华盛顿大学医学院进行博士后研究。2013 年 9 月到 2017 年 12 月，担任美国墨菲特癌症研究中心、南佛罗里达大学副研究员。

福建省“闽江学者特聘教授”，中国抗癌协会肿瘤标志物专委会 CTC 技术专家委员会委员，福建省口腔医学会第四届理事会理事，*Cancer Letters*、*International Journal of Oncology*、*Journal of Cellular Biochemistry* 等国际专业期刊特邀审稿专家。主要进行口腔肿瘤分子生物学、口腔微生态调控等方面的研究，目前主持 2 项国家自然科学基金，在 *Nature Biotechnology*、*Oncogene*、*JCI*、*PNAS* 等专业学术期刊发表研究论文 40 余篇，其中 SCI 期刊 29 篇，获得教育部自然科学奖一等奖 1 项（第四完成人），福建省科技进步二等奖 1 项（第二完成人）。

（福建医科大学口腔医学院供稿）

郅克谦

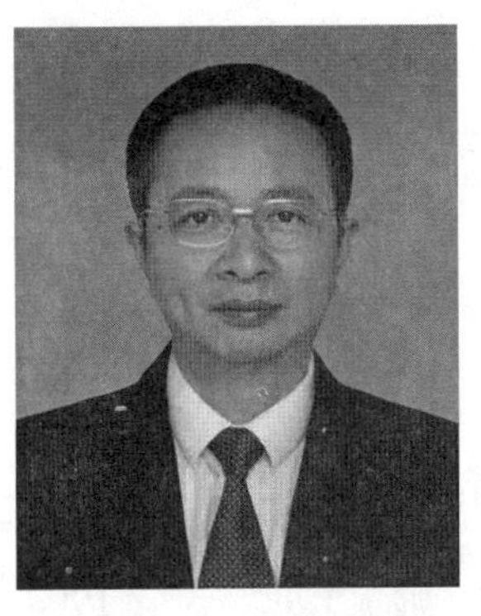

郅克谦，男，1968 年 2 月出生，新疆维吾尔自治区昌吉人。教授，主任医师，博士生导师，西海岸新区领军人才。现任青岛大学附属医院口腔医学中心副主任、口腔颌面外科副主任、西海岸院区口腔颌面外科及种植科主任、口腔临床重点实验室主任。1991 年 6 月，获得西安交通大学口腔医学学士学位；2004 年获得四川大学口腔临床医学博士学位。历任西安交通大学口腔医院口腔颌面外科教研室主任、头颈肿瘤外科主任。2016 年 6 月以“团队引进”方式入职青岛大学附属医院。担任中华口腔颌面外科专业委员会脉管性疾病（脉管瘤）学组委员，中华医学会组织修复与再生分会头颈部组织修复与再生专委会委员，中国医促会肿瘤整形与功能外科分会全国委员，陕西省口腔医学会颌面外科专委会常委，陕西省抗癌协会头颈肿瘤专业委员会副主任委员，青岛市口腔医学会颌面外科专委会常委。

长期致力于口腔颌面肿瘤的规范治疗，口腔颌面部缺损及先天畸形的修复重建，口腔颌面创伤诊治，各类牙列缺损的复杂种植修复，专注于口腔颌面部肿瘤的机制研究。目前以第一及通讯作者发表学术论文 70 余篇，其中 SCI 收录 33 篇，Medline 收录 11 篇；主持国家自然科学基金面上项目 2 项，教育部博士点基金 1 项，省级重大项目 1 项，省、市校级课题 8 项。获专利 1 项。以第一完成人身份获山东省高等学校科学技术奖、山东医学科技奖及青岛市科技进步奖 3 项。主编《口腔颌面外科学》双语教材；参译美国耳鼻喉头颈外科经典参考书《Ballenger 耳鼻咽喉头颈外科学》。已培养硕士研究生 16 名,博士研究生 2 名,在读博士后 4 名。

（青岛大学口腔医学院供稿）

朱慧勇

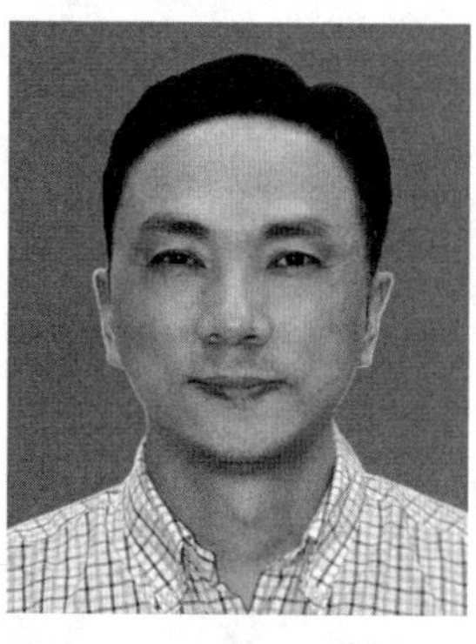

朱慧勇,男,1971 年 3 月出生,浙江绍兴人。医学博士,主任医师,博士生导师。1989 年至 1994 年就读于浙江医科大学口腔医学系,获学士学位;1994 年至 1997 年就读于浙江医科大学口腔医学院,获硕士学位;1999 年至 2003 年攻读浙江大学口腔医学博士研究生,获博士学位。

1997 年 8 月起至今在浙江大学医学院附属第一医院口腔颌面外科工作,为科室副主任,其中 2006 年 5 月至 2007 年 10 月,在德国哥廷根大学从事博士后研究和临床进修。从事口腔颌面部软硬组织缺损的功能性修复重建、骨组织工程和干细胞、口腔生物材料的研究。目前为浙江省医学重点学科 - 口腔颌面外科后备学科带头人。

中华口腔医学会口腔颌面外科专委会委员兼唾液腺疾病学组委员,中华口腔医学会口腔生物医学专委会委员,浙江省口腔医学会理事,浙江省口腔医学会口腔颌面外科专委会委员兼秘书,浙江省抗癌协会口腔颌面肿瘤专委会副主委,浙江省抗癌协会头颈肿瘤专委会常委,青委会副主委。擅长口腔颌面部肿瘤的诊断和治疗、颌骨和颌面部软组织缺损的修复、牙颌面畸形和创伤骨折的矫正手术、涎腺疾病的诊治、牙槽外科、数字化外科等。以第一作者或通讯作者已发表论文 29 篇,其中 SCI 收录论文 10 篇;主持国家自然科学基金 1 项,主持省部级和厅级课题 8 项,获浙江省科技进步奖 4 项、浙江省医药卫生科技创新奖 2 项。

（浙江大学口腔医学院供稿）

逝世人物

李秉琦(1933—2018)

中国著名口腔医学教育家、中国现代口腔黏膜病学的开拓者、口腔黏膜病学首席科学家、中华口腔医学会口腔黏膜病学专委会创会主任委员、全国卫生系统先进工作者、四川省医疗卫生终身成就奖获得者、博士生导师。四川大学华西口腔医学院李秉琦教授因病医治无效,于 2018 年 3 月 17 日在成都逝世,享年 85 岁。

李秉琦教授,男,生于 1933 年,河南开封人。1951 年考入华西协合大学牙学院,1955 年获口腔医学学士学位。毕业后留校,历任助教、讲师、副教授、教授,硕士、博士研究生导师,曾任口腔黏膜病研究室主任。中华口腔医学会口腔黏膜病学专委会创会主任委员,国务院学位委员会学科评议组成员,卫生部科技进步奖评审委员,卫生部口腔医学专业教材评审委员,中华口腔医学会理事,国务院临床专业学位指导委员会委员,中华医学会口腔黏膜病学组副组长,口腔中西医结合学组成员,中华医学会四川分会口腔专业委员会副主任委员。曾任《中国口腔医学年鉴》《中华医学百科全书 · 口腔医学》《中国医学科学院学报》《华西医科大学学报》《中华口腔医学杂志》《华西口腔医学杂志》《国际口腔医学杂志》《现代口腔医学杂志》《口腔医学纵横》等编委或特约编委。

李秉琦教授热爱口腔医学事业，在口腔黏膜病的病因和防治方面取得了令人瞩目的成就。在国内率先提出“中西医结合防治口腔黏膜疾病”的具有中国特色治疗理念。先后主持 20 余项国家、部省级科研课题，获 8 项成果奖。在国内最早应用活体微循环形态学及血液流变学方法研究口腔黏膜病的病因及发病机制，提出微循环障碍学说。主持开发出一批具有较高应用价值的药品如口炎宁冲剂、口疮膜、消斑膜、复方苔藓片等，创造了较大的经济效益和社会效益。他领导研制的“口疮膜”“口腔消斑膜”获得 1986 年四川省科技进步二等奖，“口炎冲剂”获 1990 年四川省科技进步三等奖。他率先提出自由基损伤与黏膜病发病相关的观点，并首创用超氧化物歧化酶治疗复发性阿弗他溃疡，成果获 1994 年四川省科技进步三等奖。他主持拟定了有关复发性阿弗他溃疡、口腔扁平苔藓的疗效标准及治疗方案，并编入卫生部规划教材，为在全国行业范围内规范上述疾病的诊治奠定了坚实的基础。他领导的专业组参与口腔白斑和口腔扁平苔藓研究取得显著成绩，获 1986 年卫生部科技进步乙等奖。李秉琦教授笔耕不辍，主编专著共 18 部。其中，主编的《口腔癌前病变——白斑与扁平苔藓》《李秉琦实用口腔黏膜病学》成为口腔黏膜病学领域的权威著作；主编的首版卫生部规划教材《口腔黏膜病学》获国家级优秀教材二等奖。共发表学术论文 200 余篇，科普短文 300 余篇，并于 1990 年获四川省优秀科普作家称号。

李秉琦教授为中国培养了一批口腔黏膜病学的最强的学术传人和学术骨干，现活跃于全国各大院校。他爱护患者，高尚的医德受到广大医护人员和患者的一致好评。1992 年起，李秉琦教授享受国务院特殊津贴；1995 年被评为全国卫生系统先进工作者；2017 年被授予四川省医疗卫生终身成就奖。

索 引